高等学校规划教材

微生物药物学简明教程

陈代杰　江　曙　罗敏玉　编著

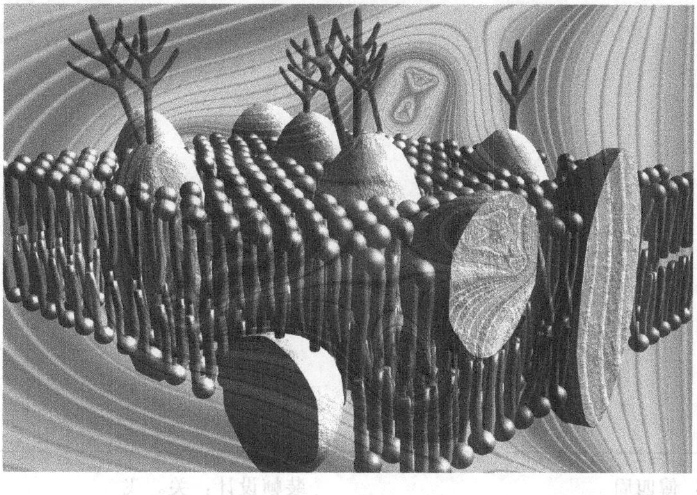

化学工业出版社
·北京·

图书在版编目（CIP）数据

微生物药物学简明教程/陈代杰等编著．—北京：化学工业出版社，2009.8（2024.9重印）
高等学校规划教材
ISBN 978-7-122-05954-3

Ⅰ．微…　Ⅱ．陈…　Ⅲ．微生物学：药物学-高等学校-教材　Ⅳ．R914.4

中国版本图书馆 CIP 数据核字（2009）第 099592 号

责任编辑：傅四周　　　　装帧设计：关　飞
责任校对：战河红

出版发行：化学工业出版社（北京市东城区青年湖南街 13 号　邮政编码 100011）
印　　装：北京七彩京通数码快印有限公司
720mm×1000mm　1/16　印张 13¼　字数 254 千字　　2024 年 9 月北京第 1 版第 11 次印刷

购书咨询：010-64518888　　售后服务：010-64518899
网　　址：http://www.cip.com.cn
凡购买本书，如有缺损质量问题，本社销售中心负责调换。

定　　价：39.00 元　

前言

微生物药物是在抗生素的基础上发展起来的。国内较早全面和系统地总结和阐述抗生素方面的专著主要有马誉徵教授主编的《抗菌素》(1955 年第一版，1959 年增订第二版，1965 年修订第三版，人民出版社)、王岳教授主编的《抗生素》(1988 年，科学出版社）以及童村教授主编的《抗生素发酵染菌的防止》(1987 年第二版，化学工业出版社)。期间，国内较早设立抗生素等相关专业的华东理工大学、中国药科大学和沈阳药科大学等学校教授也相继编撰出版了不少有关抗生素专业方面的教科书，为培养我国抗生素研究和制造方面的专业人才奠定了基础。作者 1999 年编撰出版的国内第一本《微生物药物学》(华东理工大学出版社）就是在这些前辈著作的基础上，结合这一领域最新的研究成果编写而成，很多大学都将它作为“微生物与生化药学”研究生课程的教材，经过长达 8 年多的文献积累、教学积累和科研积累后，作者于 2008 年在 1999 年版的基础上重新编写出版了《微生物药物学》(化学工业出版社)。

由于新版《微生物药物学》内容偏多偏深，且价格高，很多在一线为高年级本科生讲授“微生物制药”以及“抗生素”等有关课程的老师希望作者在此基础上精编出版一本《微生物药物学简明教程》，以满足教学的需要。当作者把此想法与出版社交流时，大家有不谋而合的感觉。

在编撰《微生物药物学简明教程》时，除了对新版《微生物药物学》内容的精编外，还根据教学的要求，增添了“微生物菌种和发酵”的内容以及每章的复习思考题，以使学生能够更好地掌握教学内容。

本书系统地介绍了微生物药物的研究、开发和制造的原理、方法和技术，反映了微生物药物研究领域的新进展。并注意前瞻性与现实性的结合，理论性与实践性的结合，以及系统性与专业性的结合，着力使本书不仅具有比较系统的理论指导意义，同时具有专业性的实践作用，特别是对于作者自己的研究领域，有不少内容是多年研究实践的总结和体会，从而有助于培养和提高学生从事微生物药物研究、开发与生产的能力。

《微生物药物学简明教程》是一门涉及微生物学、医学、生物化学、生物技术、化学、工程学以及药学等多门学科基本原理、基本方法和基本技术的综合性教材。本书是在完成微生物学、分子生物学、生物化学等基础课程之后开设，可作为微生物学、药学、生物技术、生物工程与生物制药等高等院校相关专业的专业课教材，也可作为微生物生产单位、微生物药品检验部门等生物医药科技人员的培训用书和参考书。

微生物药物研究发展迅速，涉及的知识领域广泛，本书可能有错误和不足之处，敬请广大读者提出宝贵意见。

目 录

第一章 绪论

第一节 微生物药物的定义和组成以及微生物药物学的研究内容

一、微生物药物的定义和组成

微生物产生的次级代谢产物具有各种不同的生理活性，抗生素是人们熟悉的具有抗微生物、抗肿瘤作用的微生物次级代谢产物。自从20世纪40年代初青霉素用于临床以来，抗生素为人类做出了卓越的贡献。随着这一领域的迅速发展，抗生素一词的含义也在不断充实。1942年链霉素的发现者Waksman首先下的定义是："抗生素是微生物在其代谢过程中所产生的、具有抑制它种微生物生长及活动甚至杀灭它种微生物性能的化学物质。"我国最初是将"antibiotic"按其英文原意译为"抗生素"的，但在当时这类物质都是抗"菌"的情况下，又将它改译为"抗菌素"，并一直沿用至20世纪80年代初期。之后，由于抗肿瘤、抗寄生虫等抗生素的不断发现，这类化合物的作用已远远超出了仅仅对微生物作用的范围。因此，一般认为抗生素的定义应是："抗生素"是在低微浓度下有选择地抑制或影响它种生物机能的、是在微生物生命过程中产生的具有生理活性的次级代谢产物及其衍生物。曾有人认为将动植物来源的这类物质如鱼素、蒜素、黄连素等也归入抗生素的范畴，但多数学者主张抗生素的概念应该限于微生物产生的次级代谢产物及其衍生物比较合适。另外，大多数学者通常将那些完全通过化学合成方法制备的磺胺类、氟喹诺酮类和噁唑烷酮类等抗细菌药物，以及像酮康唑类抗真菌药物称为抗菌药物，而不属于抗生素的范畴。而对于像磷霉素和氯霉素这些原来是来源于微生物的次级代谢产物，但由于结构简单而用化学合成的方法代替微生物发酵法来生产制备的品种，以及像源于微生物次级代谢产物硫霉素，后完全用化学合成方法制备的一系列碳青霉烯类β-内酰胺抗生素等，通常将其归纳在抗生素的范畴。

近年来，由于基础生命科学的发展和现代生物技术的应用，由微生物产生的除抗感染、抗肿瘤以外的其他生理活性物质的报道日益增多，如特异性酶抑制剂、免疫调节剂、受体拮抗剂和抗氧化剂等，其生理活性又超出了抑制某些生物生命活动的范围。为了与一般抗生素区别并强调其在医疗上应用的可能性，Monaghan 等将这类物质称为“生物药物素”（biopharmaceutin）。国内不少学者认为，这类物质和一般抗生素均为微生物次级代谢产物，其在生物合成机制、筛选研究程序及生产工艺等多方面都有共同的特点，当这类物质一旦有了实用价值，它们和一般的抗生素统称为微生物药物（microbial medicine）。因此，微生物药物的定义应该是：由微生物（包括重组微生物）在其生命活动过程中产生的、在低微浓度下具有生理活性的次级代谢产物及其衍生物。这些具有生理活性的次级代谢产物包括：具有抗微生物感染、抗肿瘤和抗病毒作用的所谓传统的抗生素，以及具有调节原核生物和真核生物生长、复制等生理功能的特异性酶抑制、免疫调节、受体拮抗、抗氧化等作用的化学物质。

二、微生物药物学的研究内容

微生物药物学（microbial pharmaceuticals）是药学的一个分支，它与生化药学一起构成微生物与生化药学二级学科。微生物药物学的研究内容包括：微生物药物生物合成的代谢调控、产物的分离纯化、作用机制和耐药机制的研究、产生菌的菌种选育及寻找新微生物药物的方法和途径等。

第二节　从抗生素到微生物药物的发展概况

一、开创抗生素时代的渊源

古代利用自然界物质治疗疾病的方法很多，利用微生物治病的例子在几千年前就已经有所记录，我国先民在 2500 年前已经知道利用霉菌来医治疾病，他们用豆腐上的霉来治疗疮和痈等疾病，并取得了相当好的成效。欧洲和南美等地的人们在几百年前也曾用发霉的面包和玉蜀等来治疗溃疡、肠感染和化脓创伤等疾病。

在确认抗生素是微生物在其新陈代谢过程中产生的次级代谢产物，其具有能够抑制或杀灭其他微生物的作用，即所谓的拮抗作用之前，随着细菌学的发展，从 19 世纪 70 年代起各国学者已经观察到了一些微生物间的拮抗作用。如最初意大利的 Cantani 在 1885 年将命名为 Bact termo（该菌对动物没有致病力）的一个混合菌混合到白明胶里，然后将其喷到一个重症结核病人的喉部，结果发现在病人的痰里找不到结核菌而能找到 Bact termo，同时，病人的情况也见好转。这是人们最早利用微生物的拮抗作用为人类治病的方法，这种方法被称为“替代疗法”或“细菌疗法”，即用相对人体无害而对病原菌有抑制作用的细菌来替代病原菌。

二、抗生素时代的开创

在 20 世纪的最初 10 年，抗生素研究只继承着 19 世纪的尾声，毫无新的进展。从 1910 年到 Fleming 发现青霉素的 1929 年，也只有从某种真菌中分离出来的曲酸（kojic acid，1912 年）和青霉烷酸（penicillic acid，1913 年），以及白放线菌素（actinomycetin，1924 年）、绿脓蓝菌素（pyocyanin，1924 年）、紫色杆菌素（violacein，1927 年）等寥寥数种抗生素。青霉素发现后到 1939 年 Dubos 等宣布短杆菌素（tyrothricin）的又一个 10 年间，共发现橘霉素（1931 年）和枝霉黏毒素（gliotoxin）等十几种新抗生素。这些物质的抗菌活力不高，纯度较低且毒性较大，因此没有实用价值。

1929 年，英国科学家 Fleming 发表了他在研究葡萄球菌变异的时候，偶尔观察到的一个从空气中污染的霉菌的现象。这一霉菌原先被认为是 *Penicillium rubrum*，后来经过鉴定确定为音符型青霉菌（*Penicillium notatum*，也有译为点青霉）。在这一青霉菌菌落周围出现了细菌不能生长的现象。他把这个青霉菌分离出来后加以培养，发现其培养液能抑制各种细菌生长，并经动物试验证实其没有毒性。他依照产生菌 *Penicillium* 的名字把其中的活性成分命名为 penicillin（青霉素、盘尼西林），并建议用这种培养液作局部外敷治疗溃疡之类的表皮感染。虽然当时 Fleming 没有分离出这种物质，但提示了将其用于临床作为化学治疗的可能性。

一直到 1940 年，Chain 和 Florey 重新进行音符型青霉菌的研究，制得了青霉素结晶的干制品，并进行了毒性和一系列的生物学试验证明了它是一个有效的抗菌物质，才肯定了青霉素的价值。在第二次世界大战中，为了治疗细菌感染，美国政府于 1941 年邀请了 Chain 和 Florey 到美国帮助开发青霉素的生产。采用 X 射线照射法进行诱变育种，提高其产生青霉素的能力，使用玉米浆培养基进行发酵，获得了青霉素工业生产的成功，从而开创了抗生素时代。

三、抗生素发展的黄金时代

青霉素在临床上的奇异疗效，激发了世界各国学者的研究热情。美国科学家 Waksman 在 1940 年发现链丝菌素（streptothricin）后，继续在链霉菌属里寻找，终于在 1944 年找到了在临床上具有令人振奋疗效的链霉素。在发现链霉素后的几年里，世界各处发现新抗生素的报道平均每年一两百种，其中不少被用于临床，由此造就了一个抗生素发展的黄金时代。

这一时期抗生素研究的各个方面都非常活跃，发展迅速，成就也特别多，归纳起来主要是三个方面的贡献：一是研究系统化——进行了有目的、有计划的科学研究，并且所使用的方法也十分严谨；二是生产方法工业化——建立了大规模的抗生素制药工业，且产品达到一定的纯度以及有明确的作用和疗效；三是传染病治疗方式的改变——推广了化学治疗的范围并开辟了新的用途。

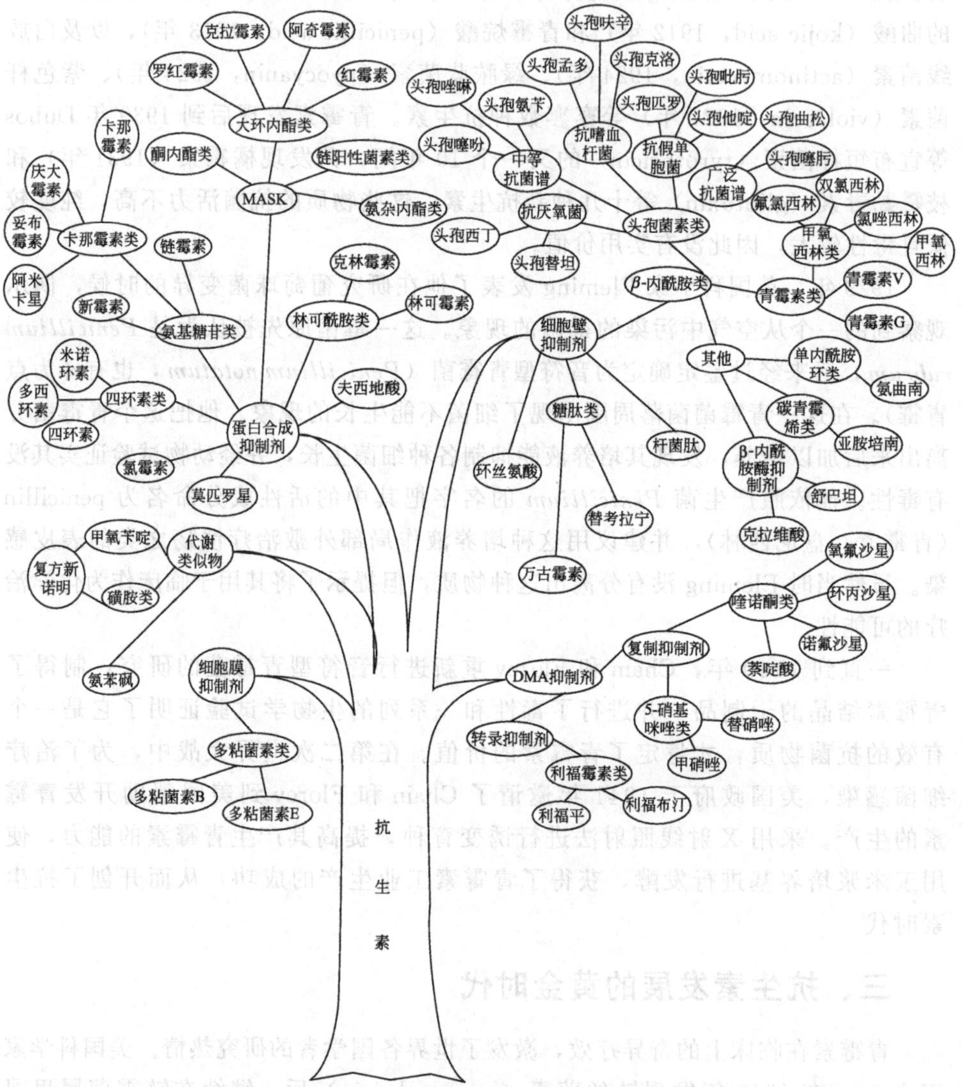

图 1-1 已经形成的抗生素产品树

抗生素发展的黄金时代，是以在短时期内发现并很快投入临床应用的大量的天然抗生素品种，即直接来源于微生物的次级代谢产物，以及随后出现的大量的比天然抗生素品种更具有特色的半合成抗生素品种投入临床应用为标志，即传统抗生素的发展和半合成抗生素的发展。目前，所发现的抗生素已经形成了一个庞大的，其他药物无可替代的大家族，如图 1-1 所示。

四、微生物来源的其他生理活性物质——微生物药物的最新组成

日本科学家梅泽滨夫是继 Fleming 和 Waksman 后，在抗生素研究领域中作出卓越贡献的第三位科学家。20 世纪 50 年代，由他领导的科研小组发现了卡那霉素，后来在此基础上合成得到了阿米卡星，并很快被应用于临床。60 年代，他把研究方向确立在寻找抗肿瘤抗生素上，首先发现了抗肿瘤抗生素sakamycin。随后又很快发现了具有临床应用价值的抗肿瘤抗生素博莱霉素（国内曾称争光霉素），并通过应用定向生物合成原理，筛选获得了更为有效的第二代博莱霉素——培罗霉素（peplomycin）。从传统抗生素的研究开发转到从微生物的代谢产物中寻找具有其他生理活性物质的研究，可追溯到 20 世纪 60 年代初由梅泽滨夫领导的研究小组所开创的酶抑制剂的研究。经过他们不懈的努力，终于发现了一系列可作为生化工具的酶抑制剂，如亮肽素（leupeptins）、抗蛋白酶（antipain）、抑糜蛋白素（chymostatin）、弹性蛋白酶抑制剂（elastatin）和乌苯美司（bestatin）等。

作为微生物药物最新组成的重要成员，从微生物次级代谢产物中寻找各种具有临床应用价值的酶抑制剂是最为成功的。如作为 HMG-CoA（β-hydroxy-β-methylglutaryl-CoA，β-羟基-β-甲基一戊二酰辅酶 A）还原酶抑制剂，由美国默克公司从微生物次级代谢产物中发现的洛伐他汀（lavostatin），以及由日本三共公司发现的普伐他汀（pravastatin）用于临床治疗高血脂症具有极佳的效果。近年来，由德国拜耳公司研究开发的阿卡波糖（acarbose）（直接来源于微生物的代谢产物）、米格列醇（miglitol），以及日本武田公司开发的伏格列波糖（voglibose）（两者可以通过化学与微生物发酵相结合的方法来制备），可通过抑制体内葡萄糖苷酶的活性作为降糖药物用于治疗糖尿病。还有如瑞士罗氏公司开发的赛尼可（奥利司他，olistat），由微生物次级代谢产物泥泊司他汀（lipstatin）经过化学修饰获得，其通过抑制人体内肠道脂肪酶的活性达到减肥的效果。

从微生物次级代谢产物中寻找得到的免疫抑制剂，是微生物药物最新组成的又一重要成员。1978 年，瑞士山道士公司把由真菌产生的、由 11 种氨基酸组成的环状聚肽环孢菌素 A 用于临床肾移植，从而开发了一种强有效的免疫抑制剂。环孢菌素 A 开始是作为抗真菌抗生素被发现的，后来才测

得其有很强的免疫抑制活性，在临床上取得了十分突出的疗效。由链霉菌产生的、具有23元大环内酯结构的他克莫司（tacrolimus，FK-506）是第一个应用定向免疫抑制剂筛选模型获得并应用于临床的免疫抑制剂，其疗效比环孢菌素A还好。西罗莫司（sirolimus；也称雷帕霉素，rapamycin）是很早作为抗真菌抗生素发现的大环内酯类抗生素，后来研究发现西罗莫司的免疫抑制活性不仅与他克莫司相似甚至更强，且与环孢菌素A合并使用具有协同作用。目前，这些微生物来源的免疫抑制剂已经成为临床治疗免疫排斥的首选药物，开辟了免疫抑制疗法的新纪元。

随着对各种疾病发生机理的逐步阐明，药物作用靶的发现以及体外筛选模型的建立，使愈来愈多的、以往不可能被发现的微生物来源的生理活性物质被发现并开发成为药物，如与抑制肿瘤细胞生长有关的血管生成抑制剂模型、抗氧化剂模型和肿瘤细胞分化诱导物模型，以及促进神经生长防止，神经退化和病变的神经生长因子增强剂模型等各种模型层出不穷，为从微生物代谢产物中找到这些生理活性物质提供了无限的可能性。

第三节　寻找微生物药物的基本途径和方法

作为微生物次级代谢的产物，据统计，在20世纪40年代，仅发现了20种抗生素；50年代为300～400种；60年代大约800～1000种；至70年代已经发现了2500种抗生素；从那时起，大约每隔10年被发现的化合物数量翻倍；至80年代约发现了5000种；至90年代约发现了10000种；至2000年已经发现了20000种抗生素类化合物；至2002年，在各种文献和专利中发表的具有生理活性的微生物次级代谢产物数量已经超过22000种，目前还以每年发现约500种新化合物的速度增加。实施一个成功的筛选新微生物药物的计划，理论上应该是一个将几门主要学科融于一体的科学分支，它们包括微生物学、分子生物学、药理学以及天然产物化学等。

从微生物代谢产物中寻找一种真正具有临床应用价值的药物流程如图1-2，在整个筛选过程中初筛是非常重要的步骤，这意味着所采用的筛选模型不仅必须是新的药物作用靶，且可以进行一定规模的筛选以及具有检测的灵敏性和实际作用的可靠性，否则，采用经典初筛模型往往难以获得微生物新药。在微生物新药的筛选过程中，重新评估已知的抗生素可以发现微生物新药。一个最典型的例子是环孢菌素A，其最初是作为抗真菌药筛选获得的，后来才发现它具有免疫调节作用。目前，在临床肾移植治疗中，它是一个强有效的免疫抑制剂。由微生物产生的抗生素已发现了上万种，但是在临床上应用的以及包括在农业上和其他方面应用的天然抗生素不过数十种。因此，有必要应用新建立起来的筛选模型重新评价这些已知的抗生素，从中探索发掘微生物新药。

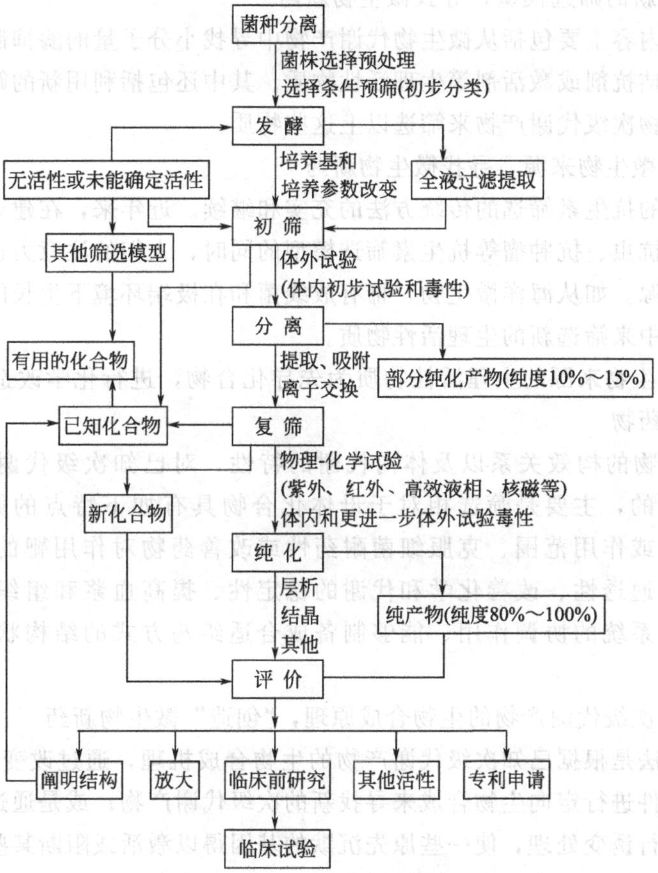

图 1-2　发现微生物新药的基本途径

当经初筛发现某粗提物在筛选检测中有活性后，在阐明活性化学结构之前需要进行大量工作。为了不浪费人力和物力，快速鉴别已发现的结构是非常重要的，这一过程称为“排重”。有两类以前发现的化合物需要在排重过程中排掉，一类是在筛选系统中显示活性的已知化合物；另一类是以前已描述过结构的化合物，只是那时未发现在目前采用的筛选模型中具有活性。

第四节　当前寻找新微生物药物的主要途径

目前微生物仍是产生生理活性物质的取之不竭的源泉，在世界范围内，科研人员从以下几方面来获得人们所需要的微生物新药（或称之为生理活性物质）。

1. 建立新的筛选模型，寻找微生物新药

研究的内容主要包括从微生物代谢产物中寻找小分子量的酶抑制剂、免疫调节剂和受体拮抗剂或激活剂等生理活性物质。其中还包括利用新的筛选模型，从已知的微生物次级代谢产物来筛选以上这些物质。

2. 扩大微生物来源，寻找微生物新药

这是新的抗生素筛选的传统方法的充实和继续。近年来，在建立一些新的抗生素，包括抗虫、抗肿瘤等抗生素筛选模型的同时，人们的注意力也集中到扩大微生物的来源，如从海洋微生物、稀有放线菌和在极端环境下生长的微生物的次级代谢产物中来筛选新的生理活性物质。

3. 以微生物来源的生理活性物质为先导化合物，进行化学改造寻找效果更好的微生物药物

根据药物的构效关系以及体内代谢的特性，对已知次级代谢产物进行结构改造的目的，主要是筛选相对于母体化合物具有如下特点的微生物新药：扩大抗菌谱或作用范围、克服细菌耐药性或改善药物对作用靶的敏感性、改进对细胞的通透性、改善化学和代谢的稳定性、提高血浆和组织浓度、增强与宿主免疫系统的协调作用、能够制备成合适给药方式的结构状态及减少毒副作用等。

4. 应用次级代谢产物的生物合成原理，"创造"微生物新药

这种方法是根据已知次级代谢产物的生物合成机理，通过改变培养基成分、控制发酵条件进行定向生物合成来寻找新的次级代谢产物；或是通过对已知抗生素产生菌进行诱变处理，使一些原先沉默的基因得以激活或阻断某些生物合成途径中的某些基因而产生新的生理活性物质。

5. 利用基因工程技术，构建能产生"非天然的天然"微生物新药的基因工程菌

这是一个当今世界范围内令人瞩目的研究领域，尽管在这一研究领域中所取得的成绩没有前面述及的那般辉煌，但已有的研究结果已给人们展现了一种美好的前景，可以深信，随着对微生物次级代谢产物生物合成途径和代谢调控机制的深入了解，最终人类能够"理性化"地构建产生"非天然的天然"所需目的产物的基因工程菌。

6. 利用宏基因组技术，培养难培养的微生物

宏基因组技术是指某一特定的环境中全部微生物的总 DNA 提取后，利用适宜的载体克隆到宿主细胞中以构建成宏基因组文库，再筛选新的活性物质或基因。环境中约有 99%的微生物在现有的条件下不能被培养，这使微生物资源的开发利用受到了限制，该技术在微生物资源的开发利用上将会有巨大的发展潜力。

复习思考题

1. 分别举例说明抗生素和微生物药物的概念。
2. 微生物药物学包括哪些研究内容?
3. 当前寻找微生物药物的基本途径和方法主要有哪些?
4. 简要阐述从抗生素到微生物药物的发展历程。
5. 简要阐述从微生物代谢产物中发现新药的基本流程。

第二章 微生物资源多样性与微生物新药发现

微生物次级代谢产物来源的多样性、生理活性的多样性以及化学结构的多样性，是吸引科研工作者不断发现微生物新药的不竭动力。由 Waksman 建立的新抗生素筛选系统主要是从土壤微生物，且主要是放线菌中的链霉菌属的代谢产物中来寻找新的抗生素。目前这一筛选系统正被大大地扩充，人们在继续从生长在土壤中的放线菌、真菌和细菌的代谢产物中寻找抗生素的同时，注意从生长在土壤中的稀有放线菌、生长在海洋中的微生物、生长在植物中的内生菌，以及生长在极端环境下的微生物的代谢产物中发现微生物新药。

第一节 微生物次级代谢产物的来源、生理活性以及结构多样性概述

微生物次级代谢产物所具有的最重要的固有特性包括三个方面：一是特异性的微生物产生菌；二是这些物质具有与环境生物发生交互作用，即生理活性的多样性；三是独特性的化学结构。

一、微生物次级代谢产物来源的多样性

几乎所有类型的生物体能够产生像抗生素以及相似天然产物那样的次级代谢产物，如原核生物、真核生物包括植物以及动物，但其产生的能力极其不同。原核的单细胞细菌、真核的真菌以及所有的丝状放线菌是几类最为重要和普遍的次级代谢产物产生菌，尤其是放线菌。

在原核的单细胞细菌中，枯草杆菌和假单胞菌是最为普遍的次级代谢产物产生菌。近年来，黏细菌（Myxobacterium）和藻青菌（Cyanobacterium）似乎也已经成为重要的产生次级代谢产物的产生菌。黏细菌、Mycoplasmatales 和 Spirotheces 作为次级代谢产物的产生菌还不普遍。目前，由这些细菌产生的具有生理活性的次级代谢产物约为3800种，占所有微生物次级代谢产物的17%；由放线菌产生的超过10000种，占45%，其中7600种来源于链霉菌，2500种来源于

所谓的稀有放线菌。

由真菌产生的约为 8600 种，占 38%。其中不完全真菌、子囊菌、几种其他丝状真菌以及内生真菌是最为重要的产生菌。也常常有报道担子菌类能够产生一些具有生理活性的次级代谢产物，但酵母、菌藻和黏霉（slime mould）几乎都不能产生这样的物质。

在已知的 22500 种抗生素和其他生理活性物质中，仅有不到 1%（150 种）的化合物被直接用于临床、农业和畜牧业。在临床应用的 100 种左右的化合物中，其中大多数来源于链霉菌。加上目前还没有发现具有生理活性的化合物，估计为 20000～25000 种，目前已知的微生物次级代谢产物的总数在 50000 种左右。

二、微生物次级代谢产物生理活性的多样性

今天在对微生物次级代谢产物的筛选过程中，仅仅注意的是那些具有生理活性，如抗微生物、抗肿瘤、抗病毒和其他药理活性物质。尽管一些特殊的化学结构、结构中的元素以及特殊的基团，如大环内酯类、环肽类的骨架以及特殊的基团等常常是更多地在那些具有生理活性的化合物中出现，但这些结构特征往往也在目前认为是“不具生理活性”的化合物中出现。这些特征似乎是所有次级代谢产物所具有的，而并不是那些生理活性物质所特有的。就目前所发现的生理活性化合物而言，有些基团和结构特征与抗菌活性有关，而有些未曾认识的结构特征往往与其他未知的新生理活性有关。

在不能精确解释次级代谢产物功能的情况下，从其他一些生态学的观点看：微生物次级代谢产物可以设想为是一种化学界面——放大微生物与其他生物之间各种各样的交互作用。这些交互作用包括拮抗、协同、调节或介导，以及任何其他生物学或生理学的。微生物通过它们的次级代谢产物与其他生物系统以及物理环境进行连接。微生物次级代谢产物参与了微生物与微生物之间，以及与非微生物系统如较高等植物、低等动物或哺乳类包括人体的交互作用。表 2-1 列示了一些已知的微生物次级代谢产物参与的交互作用（生理活性）。

表 2-1　一些已知的微生物次级代谢产物参与的交互作用

微生物-微生物	抗微生物抗生素、微生物调节剂、生长因子、信号化合物、交配激素等
微生物-低等动物（无脊椎动物）	杀虫、杀螨、抗寄生虫、杀藻、拒食（无脊椎）排斥、杀软体动物和抗蠕虫等
微生物-高等植物	除草剂、植物毒素、植物生长调节剂、萎黄诱导物和植物抗毒素等
微生物-哺乳类动物（人体）	抗肿瘤抗生素、酶抑制剂、免疫调节剂、饲料添加剂等

目前发现的微生物次级代谢产物具有丰富多样的生理活性，其中最多的是抗微生物活性。在目前的文献中可以发现，用于抗菌活性物质筛选的有数百种不同

的致病菌和其他微生物，包括革兰氏阳性菌、革兰氏阴性菌、真菌和酵母等。其中最多的有：枯草芽孢杆菌、金黄色葡萄球菌、藤黄微球菌 [*Micrococcus*(Sarcina) *lutea*]、大肠埃希菌、铜绿假单胞菌、酿酒酵母和白色念珠菌等。从微生物中寻找非抗生素类生理活性物质的筛选模型有：各种酶抑制剂、免疫调节剂、受体拮抗剂以及直接应用细胞等，所发现的次级代谢产物所具有的生理活性种类已经达到1000多种。

三、微生物次级代谢产物结构的多样性

至目前为止，90%以上的具有生理活性的已知微生物次级代谢产物的化学结构已经得以阐明。大约有40%左右的化合物已经可以通过化学合成方法得到，但大多数还不具备工业化价值。最为常见的这些化合物的结构特征是：环肽/环肽内酯、depsip肽骨架以及大环内酯/内酰胺环系统。

在这些微生物次级代谢产物中，具有氨基酸衍生的各种不同肽结构化合物最多，包括小分子的β-内酰胺类抗生素和较大分子的肽类，达5000多种化合物。其次是具有大环内酯、聚内酯和ansalactones结构的化合物，包括简单的8～12元环的内酯、大环内酯、其他具有18～20元环和各种稠大环内酯类，如milbemycins和cytochalasins等，达2400～2600多种化合物。第三大类是具有简单和稠环结构的醌类衍生物，达1600～1800种化合物。除此之外是简单的或复杂的糖衍生物、*N*-杂环苯和*O*-杂环苯以及其他芳香衍生物、各种脂环属和脂肪属化合物，包括萜类和各种脂肪酸衍生物。

第二节　扩大微生物来源是发现微生物新药的重要途径

一、稀有放线菌是发现微生物新药的重要源泉

到目前为止，大多数具有生理活性的次级代谢产物来源于放线菌。早期的放线菌包括根据Waksman等所阐述的链霉菌（*Streptomyces*）、小单孢菌（*Micromonospora*）和嗜热放线菌（*Thermoactinomycetes*）三个属。后来发现了小双孢菌（*Microbispora*）和嗜热多孢菌（*Thermopolyspora*），当时也被作为放线菌来描述。到1974年止，放线菌来源的抗生素几乎都是由链霉菌属产生的（约占2000种抗生素中的95%）。但在随后6年的报道中，由放线菌产生的仅占25%。事实证明，稀有放线菌是发现新抗生素的极好来源，且它们产生各种不同抗生素的能力不亚于链霉菌属。

在小单孢菌属中种、亚种和变种近百个，产生了740多个生理活性物质，化

学结构类型多样，生理活性各异，主要为抗生素和一些人体酶抑制剂。20 世纪 50 年代分离得到棘孢小单孢菌和紫色小单孢菌及其变种，成功地研发出庆大霉素。之后，不间断地从小单孢菌中筛选新抗生素和其他生理活性物质，获得了一些有实用价值的化合物如西梭霉素（sisomicin）等数十个氨基糖苷类抗生素，玫瑰霉素（rosamicin）等多个大环内酯类抗生素，寡糖类抗生素和安莎类抗生素等。从陆地小单孢菌中筛选到几种人体酶抑制剂如黑色素酶、凝血酶和弹性蛋白酶抑制剂。近来，从海洋青铜小单孢菌中分离到具有抗肿瘤作用的脂肽类抗生素 rakicindins 新成员。从碳样小单孢菌中分离到原来由豆科植物产生的大豆黄素（daidzein）和染料木素（genistein）。

当前在小单孢菌产生的次级代谢产物中最吸引人的是从陆地或海洋小单孢菌中分离的烯二炔类抗肿瘤抗生素。其化学结构独特，对 DNA 作用方式不同，对肿瘤细胞作用强。1987 年从陆地分离的棘孢小单孢菌的一个亚种 *M. echinospora* ssp. *calichensis* 产生的卡利霉素 γ_1（calicheamicin γ_1）历经 20 年研究，美国食品与药物管理局（FDA）于 2001 年 5 月 18 日核准用于急性骨髓性白血病（acute myelaid leukaemia，AML）的治疗。人们已从海洋小单孢菌中寻找到醌类的腰野他汀（kosinostatin），环二聚硫环缩肽的喹可拉林（thiocoraline）和大环内酯新抗生素 IB-96212 以及河豚毒素等细胞毒的抗肿瘤活性物质。卡利霉素 γ_1（结构如图 2-1 所示）与肿瘤细胞作用时，分子中烯二炔部分起“分子核弹头”作用，三巯基部分起“扳机”作用，寡糖部分起“识别”作用，能选择性地结合并切除 DNA 双链中的特定片段，如 TCCT、TCTC 和 TTTT。由于它的结构新颖、作用机制独特，引起了人们对卡利霉素类抗肿瘤药物研究的关注。

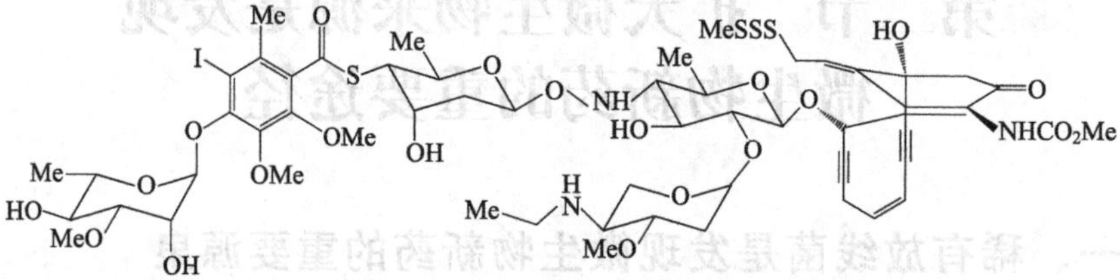

图 2-1　卡利霉素 γ_1 的化学结构

二、黏细菌是一类值得关注的微生物新资源

1. 黏细菌的基本特性

黏细菌（Myxobacterium）是一类值得关注的能够产生多种生理活性物质的微生物。在黏细菌的生命周期中，有一个非常特殊的生物学行为，即随着复杂的子实体的发育其形态分化达到顶点，这使人们联想到这种发育过程很像真核黏菌或真菌，而不像原核细菌。黏细菌在其分化过程中能够产生具有各种生理活性的

次级代谢产物，这一点与细菌和放线菌相似。研究表明黏细菌是原核生物中已知的具有最高级生活周期的极不寻常的微生物。在缺乏营养的情况下，黏细菌可以经过成千上万细胞的共同努力，形成一种可变的复杂结构——子实体，约 0.1～0.5mm 高，在暗处常常具有鲜亮的黄色、橙色、红色和棕色。在成熟的子实体中，营养细胞变短加厚，成为休眠状抗干燥的黏孢子。黏细菌，特别是黄色黏球菌，作为个体发育和形态发育模式，具有重要的研究价值。

黏细菌并不是一种稀有生物。它们生活在土壤、粪便、朽木以及其他腐烂的有机质上，几乎到处可见且数量庞大。它们的营养谱与一般的细菌不同，以不溶于水的有机物，如纤维素、微生物的细胞壁、细菌和一些酵母菌的蛋白质等为营养物质。它们主要的生活环境是温和的土表层和腐烂的植物。黏细菌广泛存在于各类土壤中，每克土约含 10^3～10^6 个黏细菌，此外在动物粪便，尤其是草食性动物的粪便，活树皮以及腐败的植物上也很多见。

2. 黏细菌产生的生理活性物质

有关黏细菌产生的活性次级代谢产物首次报道（三烯吡喃菌素，ambruticin）是在 20 世纪 70 年代。但直到 80 年代末，德国国家生物技术研究中心（GBF）才开始将黏细菌作为药源菌作较多的筛选。目前从黏细菌中已发现大约 600 多种生理活性物质。

与其他的药物产生菌相比，黏细菌具有独特的优势和巨大的潜力。第一，黏细菌次级代谢产物的种类多。已报道的黏细菌活性产物包括芳香族、杂环、酮类、大环、聚醚、多烯、肽类等，这一点与放线菌十分相似，从而为筛选获得全新结构的生理活性化合物提供了广泛的基础。第二，一株黏细菌菌株可以产生一种基本结构的许多类似物。例如纤维堆囊菌（*Sorangium cellulosum*）Soce26 菌株可产生 50 多种索腊芬（soraphen）族化合物，黄色黏球菌（*Myxococcus xanthus*）的一株菌产生的黏硫菌素（myxothiazol）类有 35 种类似物，从而为筛选高效低毒的新药提供了巨大的可能。第三，黏细菌的代谢产物以其结构新颖而著名。目前分离到的 70 多种基本结构，600 多种化合物中，仅有三种类型是在其他微生物中报道过的。第四，黏细菌次级代谢产物丰富，产生理活性物质的阳性菌率高，菌株特异性强。在一株黏细菌中可以同时合成多种不同类型的化合物，各种组分可以达到数百种之多。抑菌活性阳性率分析表明，溶细菌群黏细菌中 55%的菌株可产生抑菌活性，而溶纤维素群黏细菌甚至高达 96%，高于链霉菌。同种的不同菌株产生生理活性物质的差异很大。对黏细菌代谢产物发酵合成的研究结果表明，随条件不同，黏细菌的代谢产物不仅仅是某些组分的出现或消失，而且是代谢物组分的显著转移。第五，黏细菌的代谢产物不仅种类多、结构新，而且生理活性类型多种多样，常常显示独特的作用机制。

从黏细菌中筛选获得的大多数生理活性物质对真菌和细菌有作用，分别达到 54%和 29%。最令人兴奋的是从黏细菌纤维堆囊菌（*Soarngium cellulosum*）的代谢产物中发现了埃坡霉素类抗肿瘤物质。它是一种新的16元环多酮大环内酯，含有一个噻唑基和环上的一个环氧结构。该菌产生A和B两种主要组分、C～F四种次要组分以及36种极微量成分。这类物质的作用机制与紫杉醇类相似，通过稳定微管来达到抗肿瘤的作用。近年来，对这类物质的化学合成、构效关系以及药效学等的研究进展很快，有望成为比紫杉醇更好的临床抗肿瘤药物。图2-2所示为从 *Sorangium cellulosum* 发酵液中分离到的埃坡霉素A、B、C、D和F的化学结构。

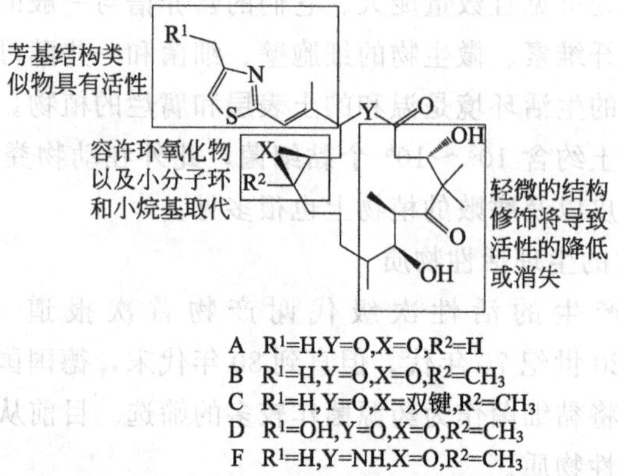

图2-2 来源于黏细菌 *Sorangium cellulosum* 代谢产物的埃坡霉素类化学结构

三、从植物内生菌中筛选微生物新药

近年来，一些研究表明药用植物中个别内生菌能产生与宿主植物相同或相似的生理活性成分，因而有关内生菌的研究越来越引起人们广泛的关注。植物内生菌分布广，种类多，几乎存在于所有目前已研究过的植物中，其中有对宿主植物体内某些活性物质的形成有重要影响者，也有能产生与宿主植物相同或相似的生理活性成分者。它们与宿主植物的关系从共生到致病不尽相同。然而，绝大多数植物内生菌还没有被研究过，因此，在数目繁多的植物中发现新的有价值的内生菌的概率是很大的。

关于植物内生菌的定义较为混乱，仍有很多争论和分歧。植物内生菌（endophyte）一词首先由Bary(1866年）提出，是指生活在植物组织内的微生物，用以区分那些生活在植物表面的表生菌，按此定义植物的致病菌、菌根菌也归属于内生菌的概念范畴。后来Clay(1988年）将植物内生菌定义为在植物内完成其生活史的部分或全部，但又不引起任何病症的微生物，包括细菌和真菌，突出内生菌与植物的互惠共生关系，因此这个内生菌概念的范畴不包括植物致病菌和菌根菌。目前，较常用的宽泛的内生菌概念是由Stone J K等提出的，是指那些在其生活史的一定阶段或全部阶段生活于健康植物的各种组织和器官内部的真菌或细菌，被感染的宿主植物（至少暂时）不表现出外在病症，可通过组织学方法或从严格表面消毒的植物组织中分离或从植物组织内直接扩增出微生物 DNA 的方法来证明其内生。

内生菌是一个多样性十分丰富的生物类群，其产生的丰富多样的次级代谢产物，也具有多种生理活性，其中包括一些抗生素类物质、水解酶类、促生长物质等。它们在农业和医药业中具有重要的应用潜力。特别是已经分离得到了能够产生紫杉醇的内生菌。提取自高等裸子植物红豆杉（*Taxus* spp.）的树皮和根、叶等部位的紫杉烷类化合物，许多已被证明具有细胞毒性和抗肿瘤活性，其中紫杉醇（taxol）和紫杉萜（taxotere）已逐渐进入实用阶段。然而，植物中极低的含量和植物资源的有限是人类大规模利用这些化合物所面临的主要困难。自1993 年 Stierle 等首次分离出能产紫杉醇的内生真菌后，微生物工程成为一个极具潜力的发展方向。现已从红豆杉及其近缘植物分离到了许多种产紫杉烷类化合物的内生菌。例如 Wang J 等从南方红豆杉中分离出一株内生真菌 *Tubercularia* spTF5，从其培养物有机相提取物中分离出的紫杉醇在体外对 KB 细胞和 K388 癌细胞具有很强的细胞毒性。这些发现为人们利用植物内生菌来工业化生产重要植物药物提供了新的思路。

四、从海洋微生物中筛选微生物新药

1. 海洋微生物的生活习性及其多样性

来自海洋的微生物常与陆栖生物有许多共同的特征，而且难以确定其是否为固有的海洋细菌。从近海分离到一株链霉菌，除了能液化琼脂和有高的耐盐性外，几乎与陆栖分离物的分类学特征相同。这提示着：海洋微生物可能曾经来自陆地，由于获得了液化琼脂和耐受盐能力而适应海洋环境。一般地讲，海洋细菌的盐耐受性使之最适宜生长于含 2%～4% NaCl 的培养基。从放线菌来说，大多数海洋链霉菌比陆栖链霉菌有较广的盐耐受性（1%～7% NaCl），尽管有一些对小于 1%的 NaCl 仍敏感，另一些能耐受大于 7%的 NaCl。由此可见，某些链霉菌的先祖可能来自陆地。事实上，由近海分离到的链霉菌，与由远洋或深海分离到的链霉菌相比较，可以明显地看出其来自陆地。沉积层里放线菌的数量多于近海海水里的，也暗示着放线菌来自陆地。

在近海区链霉菌占优势，而在深海里小单孢菌和诺卡型放线菌占优势。静压力是深海的很重要的环境参数。只有那些嗜压和耐压的细菌才能在深海的高静压下生存。这些细菌主要是革兰阴性假单胞菌属。虽曾从深海分离到某些放线菌，但还没有分离到嗜压放线菌。在压力罐的静压力相当于 2000m 水深处压力的高压下，放线菌仍能够生长；在相当于 3000m 水深处压力的高压下，放线菌还能以某种程度生长，随后即很快地死亡。

2. 海洋微生物活性成分的研究及药物的开发

海洋微生物包括海洋细菌、海洋真菌和海洋放线菌，它们或是存在于沉积物中、或是共栖于其他生物，或是共生于其他生物，海洋微藻也是一大类重要的海洋微生物。它们有产生生理活性物质的巨大潜力，目前发现的海洋生理活性物质大多分离自海洋微生物，其化学结构丰富多样，许多分子结构新颖独特，是陆地生物所不具有的。它们大多具有很强的生理活性，包括抗肿瘤、抗病毒、抗菌、降压、抗凝血等，具有广阔的药用前景。

开发海洋微生物资源的意义是重大的，表现在几个方面：①海洋丰富的微生物资源为新药发现提供了多样的物种基础，它的开发将使人类进一步认识自然；②海洋来源的生理活性物质由于结构与作用机制可能有别于陆生来源的化合物，将极大地克服目前的抗药性，同时为新药的合成提供新的“母核”；③微生物易于培养、发酵，可无限再生而无需过度开采野生资源，经济和社会价值较大。1947年首次对海洋微生物的抗生素活性展开了大规模的系统研究，共分离到58个来自海洋的纯菌株，选择人类病原菌炭疽杆菌作为受试菌，在营养琼脂平板上研究其抑菌活性。得出的结论是大多数的拮抗菌属于革兰氏阳性菌。另外，进一步的实验表明拮抗物质存在于细胞壁中，而非扩散到水相环境中去。这些重要的结果都被以后其他人的实验基本证实。随后，20世纪60年代中期，许多科学家相继对海洋微生物进行了一系列研究，其结果今天看来仍有指导意义的一点是，培养基的组成对于菌株拮抗活性物质的产生非常重要。

近年来，人们已经从海洋微生物的代谢产物中分离得到了化学结构多样性的抗生素类物质、抗心血管疾病类化合物、各种毒素和酶等生理活性物质。

复习思考题

1. 举例说明产生生理活性的微生物的多样性。
2. 举例说明微生物次级代谢产物生理活性的多样性。
3. 举例说明微生物次级代谢产物的结构多样性。

第三章 微生物菌种和发酵

第一节 微生物菌种选育技术和保藏

尽管生产菌种最初均是来自于自然界，但天然菌种的生产性能一般比较低下。20 世纪 40 年代抗生素工业的兴起，推动了微生物遗传学的快速发展，也为微生物发酵工业优良菌种的人工选育奠定了理论基础。优良菌种的选育为生产提供了各种类型的突变株，大幅度提高了菌种产生有利用价值代谢产物的水平，还可以改进产品质量，去除不需要的代谢产物或产生新的代谢产物。特别是基因工程、细胞工程和蛋白质工程等较为定向技术的发展，使菌种选育技术不断更新，而研制出众多有价值的微生物工程产品。

自然选育、诱变选育、抗噬菌体菌种的选育、杂交育种、原生质体融合技术、基因工程技术等都被用于优良生产菌种的选育。

一、自然选育

不经人工处理，利用微生物的自然突变进行菌种选育的过程称为自然选育。这类突变没有人工参与并非是没有原因的，一般认为自然突变有两种原因引起，即多因素低剂量的诱变效应和互变异构效应。所谓多因素低剂量的诱变效应，是指在自然环境中存在着低剂量的宇宙射线、各种短波辐射、低剂量的诱变物质和微生物自身代谢产生的诱变物质等的作用引起的突变。互变异构效应是指四种碱基第六位上的酮基或氨基的瞬间变构，会引起碱基的错配。例如胸腺嘧啶（T）和鸟嘌呤（G）可以酮式或烯醇式出现，胞嘧啶（C）和腺嘌呤（A）可以氨基式或亚氨基式出现。平衡是倾向于酮式或氨基式的，因此 DNA 双链中以 AT 和 GC 碱基配对为主。但在偶然的情况下，当 T 以烯醇式出现时的一瞬间，DNA 链正好合成到这一位置上，与 T 配对的就不是 A，而是 G；若 C 以亚氨基式出现时的一瞬间，新合成的 DNA 链这一位置上，与 C 配对的就不是 G，而是 A。在 DNA 复制过程中发生的这种错误配对，就有可能引起自然突变。据统计，这种碱基对错误配对引起自然突变的几率为10^{-9}～10^{-8}。

自然突变可能会产生两种截然不同的结果：一种是菌种退化而导致目标产物产量或质量下降；另一种是对生产有益的突变。为了保证生产水平的稳定和提高，应经常地进行生产菌种自然选育，以淘汰退化的，选出优良的菌种。在工业生产上，由于各种条件因素的影响，自然突变是经常发生的，也造成了生产水平的波动，所以技术人员很注意从高生产水平的批次中，分离高生产能力的菌种再用于生产。自然选育是一种简单易行的选育方法，可以达到纯化菌种，防止菌种退化，稳定生产，提高产量的目的。但是自然选育的效率低，因此经常与诱变选育交替使用，以提高育种效率。自然选育的一般程序是将菌种制成菌悬液，用稀释法在固体平板上分离单菌落，再分别测定单菌落的生产能力，从中选出高水平菌种。

二、诱变选育

微生物在长期的进化过程中，形成了一套严密的代谢调控机制。其自身代谢过程是被严格调控的，并且还存在着代谢产物的分解途径，所有的代谢产物都不会过量积累。因此从自然环境中分离的菌种的生产能力有限，一般不能满足生产的实际需要。诱变育种是提高菌种生产能力，使所需要的某一特定的代谢产物过量积累的有效方法之一。

1. 诱变育种的原理

诱变育种的理论基础是基因突变，突变主要包括染色体畸变和基因突变两大类。染色体畸变指的是染色体或DNA片段发生缺失、易位、逆位、重复等。基因突变指的是DNA中的碱基发生变化即点突变。诱变育种就是利用各种被称为诱变剂的物理因素和化学试剂处理微生物细胞，提高基因突变频率，再通过适当的筛选方法获得所需要的高产优质菌种的育种方法。常用的诱变剂包括物理、化学和生物的三大类。物理诱变剂如紫外线、快中子、X射线、γ射线、激光等；化学诱变剂如2-氨基嘌呤、5-溴尿嘧啶、8-氮鸟嘌呤、硫酸二乙酯（DES）、甲基硫酸乙酯（EMS）、亚硝基胍（NTG）、氮芥（NM）、吖啶类物质、吖啶氮芥等；生物诱变剂如噬菌体、转座子等。

2. 诱变育种的基本方法

诱变育种一般包括诱变和筛选两个部分，诱变部分成功的关键包括出发菌株的选择、诱变剂种类和剂量的选择，以及合理的使用方法。筛选部分包括初筛和复筛来测定菌种的生产能力。诱变育种是诱变和筛选过程的不断重复，直到获得高产菌株。

（1）出发菌株的选择　用来进行诱变的出发菌株的性能对提高诱变效果和效率十分重要，选择出发菌株应注意，诱变出发菌株要有一定的目标产物的生产能力。其他生产性能如生长繁殖快、营养要求低、产孢子多且早。对诱变剂敏感，则变异幅度大等。还必须了解用作诱变的出发菌株的产量、形态、生理等方面的情况。可选择已经过诱变处理的菌株，因为这样的菌株对诱变剂的敏感性会有所提高。

(2) 诱变剂的使用方法　在微生物诱变育种中，诱变的方法有单一诱变剂处理和复合诱变剂处理。复合诱变剂处理是指用两种以上的诱变剂处理菌种。对野生菌株单一诱变剂处理有时也能取得好的效果。但对经过多次诱变处理的老菌种，单一诱变因素重复处理，效果甚微。可以采用复合诱变剂处理来提高诱变效果。

复合诱变处理包括同一诱变剂多次处理，两种以上诱变剂先后分别处理和两种以上诱变剂同时或多次处理。例如，青霉菌的选育中先用不足以引起突变的氮芥短时处理，再用紫外线处理，可使诱变频率大大提高。其他如乙烯亚胺和紫外线、氯化锂和紫外线的复合处理，都是常用的方法，也有一定的效果。

(3) 诱变剂的剂量选择　对不同的微生物使用的剂量不同，诱变剂的剂量与致死率有关，而致死率又与诱变率有一定的关系。因此可用致死率作为诱变剂剂量选择的依据。一般来说，诱变率随诱变剂剂量的增加而提高，但达到一定程度以后，再提高剂量反而使诱变率下降。因此近年来已将处理剂量从过去的致死率99%～99.9%降至70%～80%，甚至更低。但诱变剂剂量也不宜过低，高剂量诱变可导致一些细胞的细胞核发生变异，也可使另一些细胞核破坏，引起细胞死亡，形成较纯的变异菌落。并且高剂量会引起细胞遗传物质发生难以恢复的巨大损伤，促使变异菌株稳定，不易产生回复突变。

(4) 突变菌株的筛选　诱变处理后，正向突变的菌株通常为少数，须进行大量的筛选才能获得高产菌株。通过初筛和复筛后，还要经过发酵条件的优化研究，确定最佳的发酵条件，才能使高产菌株的生产能力充分发挥出来。经诱变后，菌种的性能有可能发生各种各样的变异，如营养变异、抗性变异、代谢变异、形态变异、生长繁殖变异和发酵温度变异等。

三、杂交育种

杂交育种的目的是将不同菌株的遗传物质进行交换、重组，使不同菌株的优良性状集中在重组体中，克服长期诱变引起的生活力下降等缺陷。通过杂交还可以扩大变异范围，改变产品的产量和质量，甚至创造出新品种。由于多数微生物尚未发现有性世代，因此直接亲本菌株应具有适当的遗传标记，如颜色、营养要求（即营养缺陷标记）或抗药性等。

四、原生质体融合技术

原生质体融合技术提供了充分利用遗传重组杂交的方法。原生质体融合技术首先是在动植物细胞融合研究的基础上发展起来的，然后才应用于真菌、细菌和放线菌。由于这一技术可以打破种属间的界限，提高重组频率，扩大重组幅度，而备受关注。

1. 原生质体融合的优越性

原生质体融合的方法是首先用酶分别酶解两个出发菌株的细胞壁，在高渗环境中释放出原生质，将它们混合，在助融剂或电场作用下，使它们互相凝集，发生细胞融合，实现遗传重组。原生质体融合技术具有以下多种优点。

① 受接合型或致育型的限制小，两亲株没有供体和受体之分，有利于不同种属微生物的杂交。

② 重组频率高于其他杂交方法。有报道，放线菌原生质体融合频率达 $10^{-2}\sim10^{-1}$，丝状真菌达 $10^{-3}\sim10^{-2}$，细菌和酵母也可达 $10^{-6}\sim10^{-5}$。

③ 遗传物质的传递更加充分、完善，既有核配又有质配。原核微生物可以有两个以上完整基因组融合的机会。放线菌还能形成短暂的或拟双倍体，真菌中也能形成暂时的或稳定的双倍体。

④ 可以采用温度、药物、紫外线等处理纯化亲株的一方或双方，然后使其融合，筛选再生重组子菌落，提高筛选效率。

⑤ 用微生物的原生质体进行诱变，可明显提高诱变频率。

2. 原生质体融合方法

原生质体融合技术的一般程序包括原生质体的制备、原生质体的融合、原生质体的再生和融合子的筛选等步骤。

3. 原生质体制备

使用各种酶分别酶解两个出发菌株的细胞壁，使其细胞壁全部消化或部分破裂，释放出原生质体，为防止原生质体内部渗透压过高而破裂，必须将原主质体释放到高渗溶液中。由于各种微生物细胞壁的组成不同，须采用不同的原生质体制备方法。

革兰阳性细菌枯草杆菌和巨大芽孢杆菌的细胞壁用溶菌酶进行消化。而革兰阴性细菌则要采用 EDTA 加溶菌酶，或甘氨酸-溶菌酶-EDTA，或在含青霉素培养基培养等条件下制备原生质体。链霉菌一般在含甘氨酸的培养基中培养后，用溶菌酶消化。酵母的原生质体制备是首先接种在巯基乙醇和 EDTA 的溶液中培养，再用细胞壁溶解酶消化获得，或者用蜗牛酶或纤维素酶消化时，添加巯基乙醇来提高原生质体的形成率。几丁质酶、蜗牛酶、纤维素酶、硫酸脂酶等多用于制备霉菌的原生质体。

4. 原生质体融合和再生

两个出发菌株制备好的原生质体可以通过化学因子或电场诱导的方法进行融合。化学因子诱导多采用聚乙二醇 4000 和 6000 作为融合剂，并加入 Ca^{2+} 和 Mg^{2+} 等阳离子。电融合过程是原生质体在电场中极化成偶极子，再加直流脉冲击穿原生质体膜，导致原生质体发生融合。

融合后的原生质体具有生物活性，但由于缺少细胞壁，不是正常的细胞，不能在普通培养基上生长。所以要涂布在高渗培养基上令其再生，可以增加高渗培养基的渗透压或添加蔗糖来增加再生率。

5. 融合子的检出

融合子是在选择性培养基上检出的，即通过两个遗传标记互补确定的。如利用营养缺陷型互补，在基本培养基上识别融合子。

五、基因工程技术

将外源 DNA 通过体外重组后，导入受体细胞，使其在受体细胞中复制、转录、翻译表达的技术称为基因工程或 DNA 体外重组技术。这项在微生物遗传学和分子生物学基础理论上发展起来的新兴技术，不仅是生命科学研究发展的里程碑，也使现代生物技术产业发生了革命性的变化。自 1973 年第一个目的基因重组成功以来，已用微生物细胞表达和生产了许多重组基因产物，包括受体细胞自身原有的和原来不能产生的各种物质。基因工程菌产生的主要程序包括：目的基因的克隆，DNA 重组体的体外构建，重组 DNA 导入宿主细胞以及基因工程菌的选择。对工业生产有重要意义的是基因的表达产量、表达产物的稳定性、产物的生物活性和产物的分离纯化。

六、菌种保藏的原理和方法

微生物是具有生命的，其世代周期一般很短，在传代过程中容易发生变异、污染甚至死亡，因此常常造成生产菌种的退化，并有可能使优良菌种丢失。菌种保藏的重要意义就在于如何保持优良菌种其优良性状的稳定，满足生产的实际需要。

菌种保藏对于基础研究和实际应用都有非常重要的意义。在基础研究中，菌种保藏可保证研究结果获得良好的重复性。对于有经济价值的生产菌种，可靠的保藏条件可保证菌种的高产稳产。

菌种的保藏方法很多，其基本原理都是根据微生物的生理生化特性，人为地创造条件，使微生物处于代谢不活泼，生长繁殖受到抑制的休眠状态，以减少菌种的变异。一般可以通过降低培养基营养成分、低温、干燥和缺氧等方法，达到防止突变、保持纯种的目的。菌种保藏的方法很多，一种好的保藏方法除了能长期保持菌种原有的优良性状不改变外，还应简便、经济，以便在生产上能广泛使用。

1. 斜面保藏法和穿刺保藏法

（1）斜面保藏法　斜面保藏法是一种短期的保藏方法，广泛适用于细菌、放线菌、酵母、丝状真菌等的短期保藏。将微生物在适宜的斜面培养基和温度条件下培养并生长良好后，放入 4～5℃冰箱中保藏，一般保存期为 3～6 个月，到期后须重新传种再行保藏。对不同的菌种，其保藏的温度和时间并非绝对相同。有个别菌种甚至在37℃保藏为宜，也有的需要1～2周传代一次。这种保藏方法的弊端在于短期内多次传代容易引起菌种发生变异，杂菌污染的机会也随之增多。

（2）穿刺保藏法　穿刺保藏法是斜面保藏法的一种改进，常用于各种好气性细菌的保藏。其方法是配置1%的软琼脂培养基，装入小试管或螺口小管内，121℃灭菌后，不制成斜面而使其凝固，用接种针将菌种穿刺接入培养基的1/2处。经培养后，微生物在穿刺处和培养基表面均可生长，然后覆盖约2～3mm的无菌液体石蜡，放入冰箱保藏，可保藏6～12个月。液体石蜡能够防止培养基失水并隔绝氧气，降低微生物的代谢作用，因此保藏效果比斜面要好。如果直接将液体石蜡加入生长好菌种的斜面上，也可以得到相似的效果。在保藏期间如果发现液体石蜡减少，应及时补充。这种方法的适用范围较广，也可用于放线菌和真菌的保藏。

2. 沙土管干燥保藏法

这种保藏法适用于产生孢子的丝状真菌和放线菌，或形成芽孢的细菌。其原理是造成干燥和寡营养的保藏条件。它的制备方法是首先将沙和土分别洗净烘干并过筛，按沙与土的比例为（1～2）∶1混合均匀，分装于小试管中，分装高度约为1cm，121℃高压间歇灭菌2～3次，无菌实验合格后烘干备用。菌种可制成浓的菌液或孢子悬液加入，放线菌和真菌也可直接刮下孢子与载体混匀。接种后置干燥器真空抽干封口（熔封或石蜡封口），放在干燥器中在5℃冰箱内保藏。保藏期一般为2年，有的微生物可保藏长达10年之久。

3. 真空冷冻干燥保藏法

由于这种菌种保藏方法的保藏期长、变异小、适用范围广，是目前较理想的保藏方法，是各保藏机构广泛采用的主要保藏方法。其原理是创造干燥和低温的保藏环境。基本方法是在较低的温度下快速将微生物细胞或孢子冻结，保持菌种的细胞完整，然后在减压情况下使水分升华，这样使细胞的生长代谢等生命活动处于停止状态，得以长期保藏。

4. 液氮保藏法

液氮保藏法保藏菌种的效果好，方法简单，保藏对象也最为广泛。其方法是将浓的菌悬液加入灭菌的保护剂中，如细菌加入终浓度为10%的甘油或5%的二甲亚砜（DNS）作为防冻保护剂。每个安瓿管分装0.2～1cm菌悬液，立即封口。封口后要严格检查安瓿管，不能有裂纹，确保液氮不致渗入安瓿管，以免取用时安瓿管破裂。经过检验的安瓿管开始以每分钟降低1℃的速度冷却至－25℃左右，再放入液氮罐。有的菌种在放入液氮罐之前，须用干冰-乙二醇等制冷剂冷却至－78℃。安瓿管保藏在－150℃或－196℃的液氮中，保藏期一般为2～3年，长的可达9年之久。

第二节 培养基

培养基是人工配制的、适合微生物生长繁殖或产生代谢产物的营养基质。无论是以微生物为材料的研究，还是利用微生物生产生物制品，都必须进行培养基的配制。因此，培养基的制备是微生物学研究和微生物发酵生产过程中最基本的工作。

一、培养基的成分

培养基的成分大致可分为碳源、氮源、无机盐、微量元素、生长因子、促进剂、抑制剂和水等几大类。对于不同的微生物、不同的微生物生长阶段、不同的发酵产物以及不同的发酵工艺条件，所使用的培养基是不同的，这些都是培养基配制中需要考虑的因素。

1. 碳源

碳源是指在微生物生长和代谢过程中为微生物提供碳素来源的物质。微生物利用碳源物质可合成自身的细胞物质（如糖类、脂类、蛋白质等）和含碳代谢产物，对于异养型微生物来说，其碳源物质往往同时又是能源物质。

碳源物质是组成培养基的主要成分之一，这是因为碳源物质在微生物的细胞中含量相当高，通常可占细胞干物质的50%左右。微生物能利用碳源的种类及形式极其广泛，既有简单的无机含碳化合物如CO_2和碳酸盐等，也有复杂的天然有机化合物，如糖类、醇类、有机酸、脂类、芳香族化合物等。其中糖类通常是许多微生物最广泛利用的碳源与能源物质，其次是醇类、有机酸类和脂类等。从微生物对糖类的利用情况看，单糖优于双糖和多糖，己糖优于戊糖，葡萄糖、果糖优于甘露糖、半乳糖；在多糖中，淀粉明显地优于纤维素或几丁质等多糖。

2. 氮源

氮源是指在微生物生长和代谢过程中为微生物提供氮素来源的物质。氮源物质用来合成微生物细胞和含氮代谢物，一般情况下，氮源物质不能用作能源，只有少数细菌能利用铵盐、硝酸盐等作为氮源和能源。

不同的微生物能利用不同的氮源。除了固氮微生物能利用大气中的分子态氮外，其他微生物的生长都需要在培养基中添加化合态的含氮物质作为氮源。常用的氮源包括有机氮源和无机氮源两大类。

有机氮源包括尿素、蛋白质及其降解产物（多肽、氨基酸）等，这些均可被不同微生物所利用，其中蛋白质水解产物是许多微生物的良好氮源。实验室常用的有机氮源有蛋白胨、牛肉膏、酵母膏等。工业发酵中利用的有机含氮化合物，主要来源于动物、植物及微生物体，例如鱼粉、蚕蛹粉、黄豆饼粉、花生饼粉、麸皮、玉米浆、酵母膏、酵母粉、发酵废液及废物中的菌体等。

无机氮源主要包括铵盐、硝酸盐等。因为只有铵离子才能进入有机分子中，硝酸盐和亚硝酸盐必须先还原成 NH_4^+ 后才能用于生物合成。一般利用无机氮化合物作为唯一氮源培养微生物时，培养基可能表现出生理酸性或生理碱性现象。例如，以硫酸铵为氮源时，由于 NH_4^+ 被吸收，造成培养基 pH 值下降，故将其称为生理酸性盐；当以硝酸盐为氮源时，由于 NO_3^- 被还原并利用，会使培养基 pH 值上升，故将其称为生理碱性盐。为避免培养基 pH 变化对微生物生长和代谢造成不利影响，需在培养基中添加缓冲物质。

3. 无机盐和微量元素

微生物的生长繁殖和产生代谢产物时都需要无机盐和微量元素，如磷、硫、镁、钙、钠、钾、铁、铜、铅、氯、锌、锰、钼等。它们在机体中的生理功能主要是作为细胞结构物质的组成成分、参与酶的组成并调节酶的活性、维持生物大分子和细胞结构的稳定性、调节并维持细胞的渗透压平衡、控制细胞的氧化还原电位和作为某些微生物生长的能源物质等。这些物质一般在较低浓度时对细胞的生长和产物合成有促进作用，而在高浓度时常表现出显著的抑制作用。因此，培养基中的无机盐和微量元素的加入不能超量。但不同微生物对无机盐和微量元素的需要程度是不同的，同一种微生物的不同生长阶段对这些物质的最适需求量也会不同，因此必须参考有关文献或根据试验结果区别并加以控制。

4. 生长因子

生长因子通常指微生物正常生命活动所必需而且需要量很少，但微生物自身不能合成或合成量不足以满足机体生长需要的有机化合物，主要包括维生素、氨基酸、嘌呤、嘧啶等。维生素类主要是作为酶的辅基或辅酶参与新陈代谢，氨基酸主要参与细胞物质的合成，嘌呤和嘧啶类主要是作为酶的辅酶或辅基以及用来合成核苷、核苷酸和核酸。不同的微生物需求的生长因子的种类和数量是不同的。大部分微生物不需外源生长因子也能生长，但有些种类自身合成生长因子的能力有限，必须在培养基中补充外源生长因子才能正常生长。

5. 促进剂和抑制剂

在生产某些微生物制品如氨基酸、抗生素、酶制剂等过程中，可在培养基中加入某种或某些对发酵起一定作用的物质，这些物质称为促进剂或刺激剂。促进剂是一类刺激因子，它们并不是前体或营养。促进剂的加入或者影响微生物的正常代谢，或者促进中间代谢产物的积累，或者提高次级代谢产物的产量。

常用的促进剂种类繁多，它们的作用机制也不相同。例如，加入微量的赤霉素或其他植物刺激剂，可以促进某些放线菌的生长，缩短发酵周期，提高抗生素的产量。在培养基中加入一些表面活性剂如聚乙烯醇、聚丙酸钠等，可以改变发酵液的物理性质，达到改善通气效果、增加细胞渗透性的目的。在发酵过程中加入抑制剂会抑制某些代谢途径的进行，同时刺激另一代谢途径，以至于可以改变微生物的代谢途径。

6. 水

水是维持微生物生命活动不可缺少的物质。水在细胞中的功能主要有：①水是微生物细胞的重要组成成分，约占微生物体湿重的70%～90%；②水使原生质体保持溶胶状态，保证了代谢活动的正常进行，如原生质体失水过多，引起原生质体胶体破坏，可导致菌体死亡；③水是物质代谢的原料，如一些加水反应过程，没有水将不能进行；④水作为一种溶剂，能起到胞内物质运输介质的作用，营养物质只有呈溶解状态才能被微生物吸收利用，代谢产物的分泌也需要水的参与；⑤水又是热的良好导体，因为水的比热容高，故能有效地吸收代谢过程中放出的热并将其迅速散发出体外，从而有效地控制细胞内温度的变化。

二、培养基的配制原则和类型

（一）培养基的配制原则

1. 根据不同微生物的营养需要配制不同的培养基

由于微生物营养类型复杂，不同的微生物对营养物质的需求不同，所以要根据不同微生物的营养需求配制针对性强的培养基。自养型微生物能从简单的无机物合成自身需要的糖类、脂类、蛋白质、核酸、维生素等复杂的有机物，因此培养自养型微生物的培养基应由简单的无机物组成；培养异养型微生物需要在培养基中添加有机物，而且不同类型异养型微生物的营养要求差别很大，因此其培养基组成也相差很远。微生物的主要类型有细菌、放线菌、酵母菌、霉菌、藻类及病毒等，培养它们所需的培养基各不相同。在实验室中常用牛肉膏蛋白胨培养基（或称普通肉汤培养基）培养细菌，用高氏Ⅰ号合成培养基培养放线菌，培养酵母菌一般用麦芽汁培养基，培养霉菌则一般用查氏合成培养基。

2. 注意各种营养物质的浓度及配比

培养基中营养物质浓度合适时微生物才能生长良好，营养物质浓度过低时不能满足微生物正常生长所需，浓度过高时则可能对微生物生长起抑制作用，例如高浓度糖类物质、无机盐、重金属离子等不仅不能维持和促进微生物的生长，反而起到抑菌或杀菌作用。另外，培养基中各营养物质之间的浓度配比也直接影响微生物的生长繁殖及代谢产物的形成和积累，其中碳氮比（C/N）的影响较大。碳氮比是指培养基中碳元素与氮元素物质的量的比值，有时也指培养基中还原糖与粗蛋白之比。例如，在利用微生物发酵生产谷氨酸的过程中，培养基碳氮比为4∶1时，菌体大量繁殖，谷氨酸积累少；当培养基碳氮比为3∶1时，菌体繁殖受到抑制，谷氨酸产量则大幅增加。因此对每种微生物的最适碳氮比需要通过试验确定。

3. 控制适当pH

每种微生物都有其最适的pH，一般来说，丝状真菌和酵母菌适于微酸性

（pH 4.5～6.0），而放线菌、细菌适于中性或微碱性（pH 7.0～7.5）。有些微生物在培养过程中，常会因产生的代谢产物而使培养基的 pH 升高或降低，因此在配制培养基时常加入缓冲剂来保持 pH 相对恒定。

4. 注意经济节约

在保证培养基成分能满足微生物生长和代谢需要的前提下，尽可能选用价格低廉、资源丰富的材料作为培养基成分，特别是在发酵工业中，培养基用量很大，利用低成本的原料能带来更高的经济效益。大量的农副产品或制品如麸皮、米糠、玉米浆、酵母浸膏、酒糟、豆饼、花生饼等都可作为发酵工业原料。

（二）培养基的类型

1. 按培养基成分组成分类

根据对培养基的化学成分组成，可将培养基分成天然培养基、合成培养基和半合成培养基。

天然培养基是指利用各种动物、植物或微生物的原料构成或以其为基础加工而成的培养基，其成分难以确切知道，如牛肉膏蛋白胨培养基和麦芽汁培养基就属于此类。天然培养基的主要原料有牛肉膏、麦芽汁、蛋白胨、酵母膏、玉米粉、麸皮、各种饼粉、马铃薯、牛奶、血清等。用这些物质配成的培养基虽然不能确切知道它们的化学成分，但一般来讲，营养是比较丰富的，微生物生长旺盛，而且来源广泛，配制方便，所以较为常用，尤其适合于配制实验室常用的培养基和工业上的培养基。

合成培养基又称化学限定培养基，是指由化学成分完全清楚的物质配制而成的培养基，如高氏Ⅰ号培养基和查氏培养基等。这类培养基化学成分精确，重复性强，但与天然培养基相比其成本较高，一般多用于实验室的微生物营养需求、代谢、分类鉴定、遗传分析等方面的研究工作。

半合成培养基是指主要以化学试剂配制，同时还加入某种或几种天然成分的培养基，如马铃薯蔗糖培养基等。半合成培养基介于天然培养基与合成培养基之间，是两者结合的产物，适合于大多数微生物的生长代谢，且来源方便，价格较低，在生产实践和实验室中使用较多。

2. 按培养基的物理状态分类

根据在培养基中是否加入凝固剂以及加入量的多少，可将培养基分为液体培养基、固体培养基和半固体培养基。

液体培养基是液态的，不加任何凝固剂。在使用液体培养基时，可通过振荡或搅拌增加培养基的通气量，同时使营养物质分布均匀。液体培养基在实验室和生产实践中应用广泛，常用于大规模地培养微生物。

固体培养基，在液体培养基中加入一定量的凝固剂即成固体培养基。常用作凝固剂的物质有琼脂、明胶、硅胶等，以琼脂最为常用。琼脂的用量一般为1.5%～2.0%。在实验室中，固体培养基一般是加入到培养皿或试管中，制成平板或斜面，用来进行微生物的分离、鉴定、活菌计数、微生物检验及菌种保藏等。

半固体培养基，如果把少量的凝固剂加入到液体培养基中，就制成了半固体培养基。以琼脂为例，其用量一般在0.2%～0.7%之间。半固体培养基常用来观察微生物的运动性、进行趋化性研究、进行厌氧菌培养、噬菌体效价滴定，有时也用来保藏菌种。

3. 按培养基的营养成分是否完全分类

根据培养基的营养成分是否完全分类，可以分为基本培养基、完全培养基和补充培养基。

基本培养基又称“最低限度培养基”，是指只能满足某微生物的野生型菌株生长所需的最低营养成分的合成培养基。这种培养基往往缺少某些生长因子，所以经过诱变的营养缺陷型菌株不能生长。

完全培养基，如果在基本培养基中加入一些富含生长因子的物质，以满足某微生物各种营养缺陷型要求，即成为完全培养基。一般可在基本培养基中加入一些富含氨基酸、维生素、核苷酸和碱基类的天然物质（如酵母膏、蛋白胨等）配制而成。

补充培养基，如果往基本培养基中有针对性地加进某一种或几种营养成分，以满足相应的营养缺陷型菌株生长的需要，这种培养基称为补充培养基。

第三节　灭菌和染菌的防治

发酵工业是利用某种特定的微生物在一定环境中进行生长繁殖、产生某些产物而进行生产的。绝大多数工业发酵是纯种发酵，而微生物广泛存在于自然界中，为了保证工作不受其他微生物的干扰，发酵过程中所使用的培养基、各种设备和附件以及通入罐内的空气均须彻底灭菌，这是防止发酵过程染菌、确保正常生产的关键。一旦发酵过程中污染杂菌，杂菌的生长繁殖会消耗培养基中大量的营养物质，更重要的是杂菌能分泌一些物质，这些物质或抑制生产菌的生长，或严重改变培养液的性质，或抑制产物的生物合成，或产生某种能破坏所需代谢产物的酶类。因此发酵过程污染杂菌会对发酵产生很不利的影响，轻者影响生产，重者导致发酵彻底失败。所以工业发酵中杂菌污染是极大的威胁，而灭菌技术就成了生产和实验成败的关键，必须严格做好培养基、通入的空气、发酵设备、管道与附件的灭菌，严格控制生产操作的各个环节，杜绝杂菌污染。

一、灭菌原理与方法

灭菌是指用物理化学因子，使存在于物体中的所有微生物（包括最耐热的细菌芽孢）永久地丧失生存能力的技术或工艺过程。灭菌与消毒概念不同，消毒是指杀死或消除所有病原微生物的措施，它只是杀死营养细胞而不能杀死细菌芽孢。实验室和生产上常用的灭菌方法有化学物质灭菌、辐射灭菌、过滤介质除菌和热灭菌（包括干热灭菌和湿热灭菌）等。

1. 化学物质灭菌

许多化学物质可用于消毒和防腐，如甲醛、洁尔灭、乙醇等。这些化学物质改变了微生物细胞膜的渗透性，或者损伤了细胞膜，影响了微生物细胞的正常代谢。有些化学物质具有氧化作用，可使细胞内的某些物质氧化。有些化学物质能改变原生质体的胶体性质，使菌体发生沉淀或凝固。生产上使用的培养基里含有的蛋白质等营养物质也容易与这些化学物质发生反应，另外药物加入培养基中很难除掉，所以化学物质不适合于培养基的灭菌，只适合于局部空间或某些器械的消毒。

2. 辐射灭菌

辐射灭菌是利用高能量的电磁辐射和微粒辐射来杀灭微生物，通常用紫外线、高速电子流的阴极射线、X射线和γ射线等进行灭菌，以紫外线最常用。紫外线的杀菌作用主要是因为它诱导了胸腺嘧啶二聚体的形成，从而抑制了DNA的复制；另外，空气在紫外线的照射下，可产生臭氧，臭氧也具有一定的杀菌作用。紫外线对芽孢和营养细胞都能起作用，但是细菌芽孢和霉菌孢子对紫外线的抵抗力强。紫外辐射是非电离辐射，它使被照射物质的分子或原子的内层电子提高能级，但不引起电离，因此紫外线透过物质的能力很差，只适用于空气及物体表面的灭菌，一般用于无菌室、培养间等空间灭菌。波长在250～270nm之间杀菌效率高，以波长260nm左右的灭菌效率最高。X射线和γ射线含的能量极高，被菌体吸收后，使菌体内的水和有机物产生强烈的离子化反应，形成OH^-、过氧化氢和有机过氧化物，这些过氧化物能阻碍微生物的代谢活动而导致菌体迅速死亡。

3. 过滤介质除菌

过滤除菌即利用过滤的方法截留微生物，从而达到除菌的目的。这种方法适合于澄清流体的除菌。工业上利用过滤的方法制备大量的无菌空气，供好氧微生物的深层培养使用；对于热敏性培养基也可采用过滤的方法实现除菌处理；在产品提取过程中，也可利用无菌过滤的方法处理料液，以获得无菌产品。

4. 干热灭菌

干热灭菌是指在干燥高温条件下，微生物细胞内的各种与温度有关的氧化反应速度迅速增加，使微生物的致死率迅速增高的过程。干热对微生物有氧化、使蛋白质变性和电解质浓缩引起中毒等作用，氧化作用导致微生物死亡是干热灭菌的主要依据。在干热处理下，只要有足够高的温度和足够长的时间，所有微生物都可被杀灭。干热灭菌包括火焰灼烧法和干热空气灭菌法。火焰灼烧法是最简单的干热灭菌，它是利用极高的火焰温度，使微生物的有机体经火焰的灼烧在短时间内化成灰烬。而干热空气灭菌法是将平皿、三角瓶、试管等玻璃器皿在140～160℃下维持2～3h，以杀死微生物细胞。由于微生物对干热的耐受力比对湿热强得多，所以干热灭菌所需要的温度更高，时间更长。干热灭菌主要是用于要求灭菌后物料能保持干燥状态的物品。

5. 湿热灭菌

湿热灭菌主要是通过加热煮沸或热蒸汽杀死微生物的方法。热蒸汽释放的热能使微生物细胞中的蛋白质、酶和核酸内部的化学键，特别是氢键受到破坏，引起不可逆变性，使微生物死亡。在同一温度下，湿热灭菌比干热灭菌的杀菌力强，因为在湿热下，菌体吸收水分，蛋白质容易凝固。这是因为蛋白质的凝固温度随其含水量大小而有所不同，含水量越高，凝固温度越低。另外，蒸汽的穿透力大，并且湿热蒸汽有潜热存在，当被灭菌物体的温度比蒸汽温度低时，蒸汽在物体表面上凝结为水，同时放出潜热，这种潜热能迅速提高灭菌物体的温度。蒸汽的价格低廉，来源方便，灭菌效果可靠，所以培养基、发酵设备及管道、实验用器材的灭菌，普遍使用湿热灭菌的方法。通常的湿热灭菌条件为121℃维持20～30min。

二、培养基灭菌

（一）实验室培养基灭菌

1. 高压蒸汽灭菌法

高压蒸汽灭菌法也称为饱和蒸汽灭菌法，是发酵工业、医疗保健及微生物实验室最常用的一种灭菌方法。它利用水的沸点随蒸汽压力的增加而上升，从而达到高温灭菌的目的。加压只是为了提高蒸汽的温度，单纯的加压并不能达到灭菌的目的。很多微生物经过几十个兆帕的压力处理几个小时后，仍能正常生长，所以高压蒸汽灭菌法只有当灭菌锅内的空气完全排尽后，才能充分体现水蒸气的穿透力，达到灭菌的最佳效果。

高压蒸汽灭菌所需要的设备是高压蒸汽锅（灭菌锅），它是由铁、铝、不锈钢等金属制成的圆柱形或长方形容器，并能承受一定的压力。有立式、卧式和手提式三种，实验室中以手提式和立式灭菌锅最常用。一般来说，在试管、三角瓶中装有的小容量培养基，在121℃灭菌15～30min即可；大容量的固体培养基因为传热速率慢，灭菌时间就要延长至1h或更长。灭菌时间应从达到要求的温度开始算起。近年来又出现了一种全自动灭菌锅。采用全自动灭菌锅灭菌时，关闭排气阀，设定灭菌温度和时间，即可由开始到结束全自动进行。这种灭菌锅只有在灭菌温度达到设定值后，灭菌计时才开始，灭菌（和干燥）结束后发出提示声音并关闭电源。

2. 液体除菌器

对于那些热不稳定、体积小的液体培养基，不适合用高压蒸汽灭菌，可采用过滤除菌的方法。过滤除菌是将带菌的液体通过一个称为滤菌器的装置，借助机械的方法，把微生物截留在过滤介质上，从而达到除菌的目的。这种方法的最大优点是不破坏培养基中的化学成分。液体除菌器的种类很多，有瓷制、玻璃制、石棉制以及火胶棉一类胶体制的。每个种类的滤菌器又有许多型号。

（二）工业生产中培养基的灭菌

1. 分批灭菌

培养基分批灭菌是将配好的培养基放在发酵罐或其他容器中，通入蒸汽加热，达到灭菌的温度和压力后维持一段时间，再冷却至发酵要求的温度，也称为实罐灭菌（或实消）。培养基的分批灭菌不需要专门的灭菌设备，设备投资少，灭菌效果可靠。另外，分批灭菌对蒸汽压力的要求也较低，一般在 0.3～0.4MPa 就可满足要求。但是分批灭菌的灭菌温度较低、时间较长，对培养基的成分破坏较大；另外在灭菌过程中蒸汽的用量变化较大，造成锅炉负荷波动大。不过分批灭菌仍然是中小型发酵罐常用的一种灭菌方法。

2. 连续灭菌

培养基的连续灭菌是将配制好的培养基在向发酵罐输送的过程中灭菌，要经过加热、保温、冷却过程，也称为连消。连续灭菌的显著特征是高温快速，它可以克服分批灭菌由于升温时间长而对培养基成分破坏大的缺点。连续灭菌可在比分批灭菌更高的温度下进行，而保温时间则很短，这样有利于减少营养物的破坏。

培养基采用连续灭菌时，发酵罐应在连续灭菌开始前先进行空罐灭菌（空消），以容纳经过灭菌的培养基。加热器、维持罐和冷却器也应先行灭菌，然后才能进行培养基的连续灭菌。组成培养基的耐热性物料和不耐热性物料可在不同温度下分开灭菌。也可将糖和氮源分开灭菌。

（三）空气净化

好氧发酵和微生物生长繁殖培养过程都需要氧气，通常以空气作为氧源。空气中含有各种各样的微生物，如果这些微生物随着空气进入培养液，在适宜的条件下，它们会迅速大量繁殖，消耗培养液中的大量营养物质，并能产生多种代谢产物，对预定的发酵过程产生不良影响，严重时甚至破坏正常的发酵，使发酵产品的质量和产量下降，效率降低。因此空气的除菌就成为好氧发酵工程中的一个重要环节。除菌的方法很多，如过滤除菌、热杀菌、静电除菌、辐射杀菌等，各种方法的除菌效果、设备条件、经济指标各不相同。实际生产中所需的除菌程度根据发酵工艺要求而定，既要避免染菌，又要尽量简化除菌流程，以减少设备投资和正常运转的动力消耗。

过滤除菌法是目前发酵工业中经济适用的空气除菌方法。它是使空气通过经高温灭菌的介质过滤层，将空气中的微生物等颗粒阻截在介质层中，而达到除菌的目的。常用的过滤介质有棉花、活性炭、玻璃纤维、有机合成纤维以及有机烧结材料、无机烧结材料、金属烧结材料等。图 3-1 为空气过滤除菌流程。

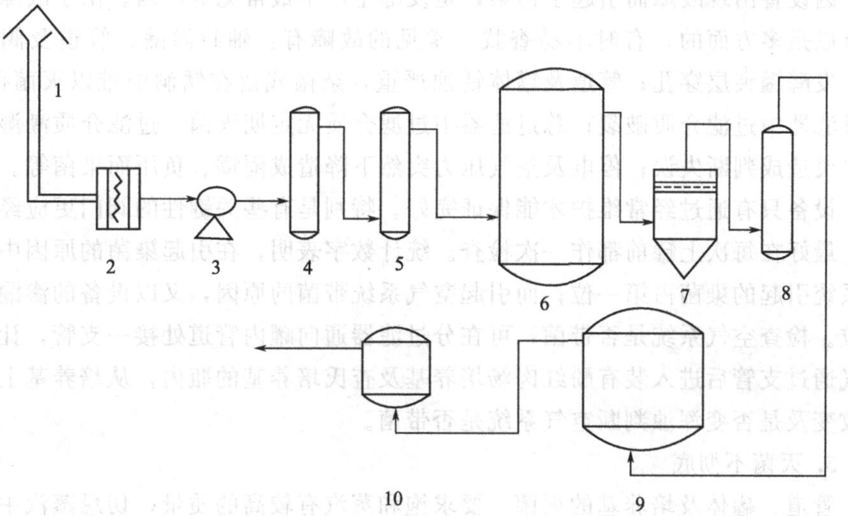

图 3-1 空气过滤除菌流程

1—采气管；2—过滤网；3—空气压缩机；4，5—冷却器；6—贮气罐；
7—旋风分离器；8—冷却器；9—总过滤器；10—分过滤器

（四）发酵生产中染菌率的控制

发酵生产过程中一旦出现发酵液污染杂菌，除造成物力、人力、时间的浪费外，还给下一罐的正常生产带来很大威胁。使染菌率下降到最低点，是生产获得较大经济效益的关键问题。

通常，发酵液易感染的杂菌有：①细菌，常见的有醋酸杆菌、乳酸杆菌、大肠杆菌、链球菌及产气荚膜杆菌等；②放线菌；③酵母菌；④霉菌，常见的有青霉菌、曲霉菌、根霉菌和毛霉菌等。污染细菌时，培养液变得浑浊，味酸臭，pH 值迅速降低。污染酵母菌时，在取样液的三角瓶中，会发现液体与空气交界处的瓶壁上沾有灰色条状附着物，俗称“酵母线”，亦容易辨认。污染霉菌时，其菌丝体在发酵液中亦形成菌球，有的使液中产生酒香味，较难辨认。但如果是青霉、曲霉这类菌落颜色与培养菌株菌落颜色相差较大的杂菌，取样液在三角瓶内静置培养时，会在瓶壁上发现异样菌落，或者在棉花塞下面也容易发现异样菌落。

造成染菌的原因很多，但归纳起来有四种：①菌种带杂菌；②设备出问题；

③培养基灭菌不彻底；④操作失误。

1. 菌种染菌

接入罐体的菌种本身带有杂菌，则造成染菌倒罐是必然的。上罐用的摇瓶种子务必保证100%合格。摇瓶菌种应多做些，从中选择正常无污染菌种。接种用的摇瓶菌种应留少许涂布平板，以便备查。

2. 设备故障

因设备出现故障而引起了污染，是发酵生产中最常见的原因。由于故障的出现可以是多方面的，有时不易查找。常见的故障有：轴封渗漏、管道及阀门泄漏、发酵罐夹层穿孔；管道及罐体锈蚀严重，杂菌残留在锈洞中难以灭菌彻底；分过滤器中过滤介质破裂；总过滤器中过滤介质无定期灭菌，过滤介质潮湿；仪表失灵造成判断失误；停电及空气压力突然下降造成闷罐、负压而染菌等。

设备只有通过经常维护才能保证完好。特别是有些关键性的阀门更应经常检查，最好在每次上罐前都作一次检查。统计数字表明，在引起染菌的原因中，空气系统引起的染菌占第一位；而引起空气系统带菌的原因，又以设备的渗漏占第一位。检查空气系统是否带菌，可在分过滤器通向罐内管道处接一支管，让净化空气通过支管后进入装有酚红肉汤培养基及查氏培养基的瓶内，从培养基上颜色的改变及是否变浑浊判断空气系统是否带菌。

3. 灭菌不彻底

管道、罐体及培养基的灭菌，要求饱和蒸汽有较高的质量，切忌蒸汽中夹带有冷凝水。蒸汽压力应保持恒定，生产上使用的蒸汽压力应在3～3.5kgf/cm^2（3×10^5～3.4×10^5Pa）以上。培养基灭菌不彻底，可能是蒸汽问题，也可能是设备问题。灭菌时要注意避免“死角”，保证蒸汽畅通无阻。灭过菌的培养液要取样作无菌检查。总过滤器与分过滤器灭菌后一定用无菌空气吹干后方能使用。雨季到来时，因空气湿度大而造成过滤介质太湿，是造成染菌的重要原因，这时更应注意采取措施保证过滤介质的干燥。

4. 操作失误

由于操作不慎而导致染菌在生产上也很常见。常见的是灭菌时开错阀门或值班时开错阀门造成过滤介质弄湿，或冷水进入发酵罐，罐压降至零等。因此值班人员一定要经过培训，严格按操作规程进行操作。由于微生物发酵生产中接种量较大，以5%接种量计，50L小罐接种量就达2.5L，因此不能采用注射器接种。应用耐压的球形瓶或不锈钢瓶作接种器，利用压差法进行接种，是效率较高又不易污染的办法，但罐盖上必须有与接种器相配套的旋塞开口。无接种器，就只能采用“火把”封口接种法，这就要求接种操作迅速而又准确，稍有不慎，就易导致污染。

在微生物的发酵生产中，种子罐的染菌率一般为10%～15%，发酵罐的染菌率为5%～10%。导致污染的最主要原因是设备渗漏、过滤介质潮湿和接种操作不熟练。只要生产上控制得好，污染率可大幅度下降。

5. 染菌后的处理方法

种子罐染菌后，最佳处理方法是倒掉发酵液。由于种子罐有多个，有选择的余地，种子罐染菌一般不予挽救。对于染菌的生产罐，可通入蒸汽，对染菌发酵液及管道和分过滤器121℃灭菌30min，然后将该液排入地沟，再用水冲洗罐体和某些管道，然后在罐内加入冷水，121℃灭菌30min。若种子罐频频染菌，一时又查不出原因，可考虑用甲醛（$1m^3$ 罐体体积用甲醛0.12～0.17L）蒸汽消毒管道及罐体，然后用冷水冲洗。

发酵罐染菌后，如果罐体体积不大，培养基成本不高，以放罐为好。如果培养基比较贵重，又是发酵前期染菌，培养液中碳、氮含量仍很高，可考虑对培养液重新灭菌，然后接种。也可以放掉部分培养液，再补充部分新鲜培养液，灭菌后接种。

第四节　发酵过程的控制

发酵工艺过程，不同于化学反应过程。它既是涉及生物细胞的生长、生理和繁殖等生命活动的反应过程，又是涉及微生物细胞分泌的各种酶所催化的生化反应及其影响因素的多酶反应过程。所以，发酵是微生物、化学和工程等学科的理论和技术的综合利用。也就是说，微生物发酵及动植物细胞培养的过程，是生物细胞按照生命固有的一系列遗传信息，在所处的营养和培养条件下，进行复杂而细微的各种动态生化反应的集合。为了要充分表达生物细胞的生产能力，对一定的微生物来说，就要研究菌体的发育、生长和代谢等生物过程，以及各种生物、理化和工程环境因素对这些过程的影响。因此，研究菌体的培养规律、外界的控制因素和达到的最佳效果等问题，就成为发酵工程的重要任务。

微生物发酵的生产水平不仅取决于生产菌种本身的性能，而且要赋予合适的环境条件，才能使它的生产能力充分表达出来。为此，必须通过各种研究方法了解有关生产菌种对环境条件的要求，如培养基、培养温度、pH、氧的需求等，并深入了解生产菌在合成产物过程中的代谢调控机制以及可能的代谢途径，为设计合理的生产工艺提供理论基础。同时，为了掌握菌种在发酵过程中的代谢变化规律，可以通过各种监测手段如取样测定随时间变化的菌体浓度，糖、氮消耗及产物浓度，以及采用传感器测定发酵罐中的培养温度、pH、溶氧等参数的情况，并予以有效地控制，使生产菌种处于产物合成的优化环境之中。

由于发酵过程的复杂性，控制其过程是比较困难的，特别是控制抗生素等次级代谢产物的发酵，就更为困难。有时外界环境因素发生微小的变化，生产能力就受到明显的影响。这是因为微生物细胞在发酵过程中要进行几十个甚至几百个酶反应，并受到各式各样的调控机制的影响，它们之间相互促进，又相互制约，如果某个反应受阻，就可能影响整个代谢变化。为了使发酵生产能够得到最佳效果，只能采用各种不同的方法来测定与发酵条件和内在代谢变化有关的各个参数，以了解有关产生菌对环境条件的要求和代谢变化的规律，并根据各个参数的变化情况，结合代谢调控的基础理论，来有效地控制发酵，使产生菌的代谢变化沿着人们需要的方向进行，以达到预期的生产水平。

一、发酵过程的主要控制参数

微生物发酵是在一定条件下进行的，其内在代谢变化是通过各种检测装置测出的参数反映出来的。近代的发酵设备，都是利用各种仪表甚至计算机来控制的。这样就可在严格监视下进行发酵，使产物的产量达到理想的程度。但是由于生物反应过程的复杂性，使得发酵工业的监控比其他行业落后。其中一个重要原因是，能有效监测过程状态变量的传感器不足或质量不过关。与微生物发酵有关的参数，可分为物理、化学和生物三类。

1. 物理参数

(1) 温度　可影响发酵过程中酶反应速率及氧在培养液中的溶解度。温度和菌体代谢、代谢产物的产生有密切的关系。不同的菌种及同一种菌种在不同的代谢阶段，其适宜的温度也不同。温度的测定可采用温度计或温度自动显示器。

(2) 压力　发酵罐维持正压可杜绝罐内压力为零时造成的染菌，可增加氧在培养液中的溶解度。但二氧化碳在水中的溶解度比氧大 30 倍，因此罐压不宜太高。微生物的发酵生产罐压多控制在 $0.3\sim0.5\text{kgf/cm}^2$ ($0.3\times10^5\sim0.5\times10^5\text{Pa}$) 左右。罐压可在压力表上显示。

(3) 搅拌速度　提高罐体搅拌器的搅拌速度可增强培养液中氧的溶解速率，还可破碎菌体，有利菌体增殖，但转速过高，对于丝状真菌的菌丝机械破坏过大，也不利菌丝生长。搅拌通过安装在罐顶的电机带动搅拌轴及叶片来完成。罐体的搅拌速度一般是固定的，欲改变转速可采用变速电机。

(4) 空气流量　无菌空气是微生物发酵生产中氧的来源。不同的菌种及同一菌种在不同的生长阶段所需要的通气量不同。在微生物的发酵生产中，通常在管道上安装流量计来测定空气流量。一般通气量控制在 $0.5\sim1\text{L/(L}\cdot\text{min)}$ 范围内。

(5) 溶解氧　发酵过程中的溶解氧浓度大小和氧的传递速率与菌株的摄氧率相关联。溶解氧用于了解发酵菌株对氧的利用规律，指导发酵的异常情况，作为发酵的中间控制参数及设备供氧能力的指标。溶解氧用插入发酵液中溶氧电极测定。

(6) 排气中的氧及二氧化碳含量　测定排气中氧的含量，可以计算出菌体的摄氧率，并进一步计算出发酵罐通气的供氧系数。测定排气中的二氧化碳，可以结合产生菌的摄氧率计算出菌的呼吸商，从而了解产生菌的呼吸规律。

2. 化学参数

(1) pH值　发酵液中的pH值是发酵过程中各种生化反应的综合指标。通过了解该值的变化规律，可了解菌体的生长规律及生化反应特征。pH值用伸进发酵液中的pH测定仪测定或通过发酵液取样进行测定。

(2) 糖　发酵液中的总糖及还原糖的变化规律可通过化学测定法测得，常用蒽醌法、费林法、酚硫酸法等。通过菌体糖代谢的规律可了解菌体对碳源的利用状况。

(3) 氮　发酵液中氨基氮及氨态氮的变化显示出发酵液中氮源的变化规律。氨基氮及氨态氮含量通过对发酵液取样后测定。

3. 生物参数

生物参数包括菌体形态与含量。通过对发酵液的取样后进行镜检，观察菌体形态的变化，从中可以了解微生物的长势以及是否衰老或自溶。测定菌体含量可了解生长状况以及各种参数之间的关系。

二、发酵过程中的控制

一旦某菌株的发酵试验完成之后就制定出该菌株的发酵生产工艺及各参数的规定值。因为各参数之间有内在联系，所以实际生产中对发酵过程的控制，主要是对几个物理参数的控制，即温度、通气及搅拌速度的控制，另外也对pH值及泡沫进行控制。

1. 温度的控制

发酵过程中，影响发酵液温度变化的因素很多。温度是各因素综合作用的结果。菌体生长代谢过程中会消耗养分，释放能量。其中一部分能量供自身消耗，一部分以热的形式释放出来，称为生物热（$Q_{生物}$）。

搅拌时因机械摩擦产生的热，称为搅拌热（$Q_{搅拌}$）。

发酵液中水分蒸发会吸收热，称为蒸发热（$Q_{蒸发}$）。

排出气体会带走热量，称为显热（$Q_{显}$）。

发酵罐内外温度不同，发酵液中有部分热通过罐体向外辐射（$Q_{辐射}$）。

因此，发酵液中体现温度变化的发酵热（$Q_{发酵}$）应该符合下列公式：

$$Q_{发酵}=Q_{生物}+Q_{搅拌}-Q_{蒸发}-Q_{显}-Q_{辐射}$$

一旦发酵过程中温度出现异常变化，可结合此公式，了解温度变化的原因，从而做出相应的调整。

一般情况下，控制发酵生产的温度均应采取往发酵罐夹层中注入热水或冷水的方式升温或降温。比较先进的自动控温设备是由电脑控制的。也可采用人工控制的方法，最好制作一个能够控制恒温的水槽，让水槽中的水不断进入罐内夹层，又将水用泵打回水槽，以此温水的循环控制罐体恒温。

2. 溶解氧浓度的控制

溶解氧浓度是发酵生产中十分敏感的一个参数。如果设备的供氧不变，那么溶解氧的变化就反映出发酵菌体呼吸量的增减。正常情况下，在发酵前期，由于菌体大量繁殖，耗氧增加，表现为溶解氧浓度明显下降；到了中期，溶解氧浓度逐渐回升；发酵后期，耗氧减少，溶解氧上升。一旦菌体自溶，溶解氧浓度会明显上升。

发酵液中的溶解氧浓度，除和通气量密切相关之外，还和氧在液体中的溶解和传递相联系。而氧的传递和溶解，亦受到某些因素的制约。如温度越低，氧的溶解度越高。搅拌速度增快，有助于溶氧浓度的增加。培养基中溶质越多，氧的溶解度越小等。

在发酵生产中，溶解氧的急剧变化，往往反映出发酵液中产生了较大的变化。例如发酵液中污染好气性杂菌，溶解氧会在短时间内急降，且长时间不会回升。某些发酵中的异常代谢变化及设备的故障等也会引起溶氧的较大变化，首先要找出发生变化的原因。

如果无法测定菌液中的溶氧浓度，则无法提供每一时期精确的通气量，在微生物发酵生产中，多采用前期通气小，中期通气大，后期通气小的方式。此法虽然粗糙，但实践证明对许多菌种还是可行的。小通气量一般为 0.5L/(L·min)，大通气量一般为 0.8～1L/(L·min)。

3. 搅拌速度的控制

开动搅拌轴，能把从空气分布管中引入的空气打成细泡，增加气-液的接触面积，从而增加氧的传递。此外还可使液体形成涡流，延长气泡在液体中的停留时间，增加液体的湍动速度，降低气泡周围的液膜阻力，增大氧的传递系数。此外还可以减少菌丝结团现象，改善细胞对氧的吸收。

因此从理论上讲，搅拌速度越大，溶解氧越多。但实际上却不是这样，搅拌速度达到一定值，会形成湍流，导致叶轮不能分散空气，气流形成大气泡从轴周围逸出，导致溶氧传递系数大大下降。

4. pH 的控制

当了解到菌株在发酵各时期的适宜的 pH 时，就应想办法满足其对酸碱度的需求。可在培养基中加入碳酸钙作为缓冲物质，用以中和培养时产生的酸，以避免 pH 下降过快。此外，还可以通过补料的方式来调节 pH。当 pH 过高时，可加酸或加糖来调节；当 pH 偏低时，可加入氨水或低浓度氢氧化钠来调节。

被加物质应放入氨罐或补料罐内灭菌，加时通过计量罐计量之后再打入罐内。所加入量应事先实验过，勿过量。

5. 泡沫的控制

泡沫是深层发酵中最常见的难题。它既能造成原料大量浪费，又增加了污染机会，还可使部分菌丝黏附在罐顶、罐壁上，使该菌丝失去作用，又增加了清洗的难度。在微生物的液体深层培养中，普遍都会产生泡沫，因此消沫问题十分重要。消除泡沫的方法有机械消沫及加消沫剂两种方法。

机械消沫的最简单方法是在搅拌轴上方安装消沫器，形式多样，但效率都不高，特别是对黏性流态泡沫几乎不起作用。

消沫剂有天然油脂类，高碳醇、脂肪酸和酯类，聚醚类，硅酮类等四大类。在微生物的深层培养中，多使用天然油脂类，但注意用量要尽可能少。因为使用油脂对菌丝生长有干扰，能使发酵液减少氧的吸收，残留的油脂会造成提取及制剂的困难。如果用发酵菌体直接做成食品或药品时，油脂的气味会干扰产品的质量。

近年来已逐步采用合成消沫剂，其消沫能力为天然油脂的8～15倍，添加量仅为培养基量的0.03%～0.035%。聚醚类物质，如泡敌（聚氧丙烯甘油）是微生物深层培养中常用的消沫剂，其消沫能力是豆油的10倍以上，且亲水性好，消沫迅速，但其消沫持续性差。

生产上并非一见泡沫就打消沫剂，有时通过减少通气量、停止搅拌等方式亦能消除泡沫；改变培养基的成分，亦是减少泡沫的较佳办法。总之，应摸清产生泡沫的原因和产生泡沫的时间，有针对性地采取最佳消沫方式，尽可能少用消沫油或消沫剂。

复习思考题

1. 简述微生物菌种选育技术的种类。
2. 简述自然分离以及诱变育种的基本操作步骤。
3. 微生物菌种选育工作有何重要性？
4. 菌种保藏的原理是什么？主要保藏方法有哪些？
5. 培养基中的成分及其在微生物发酵中的作用是什么？
6. 培养基的种类及其特点是什么？
7. 简述灭菌的主要方法和原理。
8. 常见的染菌原因及防治措施有哪些？
9. 发酵过程工艺控制包括哪些内容？

第四章 抗细菌抗生素及细菌耐药性

第一节 β-内酰胺类抗生素及细菌耐药性

一、β-内酰胺类抗生素的基本结构特征

β-内酰胺类抗生素是发展最早、临床应用最广、品种数量最多和近年研究最活跃的一类抗生素。这类抗生素包括天然青霉素、半合成青霉素、天然头孢菌素、半合成头孢菌素以及一些新型的β-内酰胺类。它们结构上的共同特点是都含有一个β-内酰胺环（图 4-1）。

目前，通常把含有 6-APA 结构的青霉素类和含有 7-ACA 结构的头孢菌素类产品称之为“典型的β-内酰胺类抗生素”，已经合成了成千上万的衍生物，临床上应用的也有数十种。1976 年以后发现了一些具有特殊母核的β-内酰胺抗生素，称为“非典型β-内酰胺类抗生素”。目前临床上使用的有三种非典型β-内酰胺类结构类型：青霉烯类、单环类和碳头孢烯类。

目前临床上使用的青霉素类有三种结构类型。第一种是氧青霉烷类（oxapenams），这类主要由链霉菌产生，唯一的重要成员为克拉维酸（clavulanic acid，也称棒酸）。此化合物抗菌活力有限，但它是一个很强的β-内酰胺酶抑制剂。临床上与其他β-内酰胺类抗生素联合应用，可抗产β-内酰胺酶的耐药菌。第二种是青霉烯类（penems），此类上临床最早的是碳青霉烯类（carbapenems）。橄榄色链霉菌（*Streptomyces olivaceus*）能产生具有β-内酰胺酶抑制作用的化合物，其结构特点是分子内含有一个碳杂青霉烯核。这种新型母核的橄榄酸（olivanic acid）族化合物，不单是强的β-内酰胺酶抑制剂，而且有很高的抗菌活力和较广的抗菌谱。硫霉素（thienamycin）和亚胺硫霉素（imipenem，也称亚胺培南或亚胺配能）是这类中的两个重要药物。第三种是青霉烷类，用于临床的这类化合物目前有舒巴坦和他佐巴坦，它们是在发现棒酸具有β-内酰胺酶抑制作用的基础上发展起来的酶抑制剂。

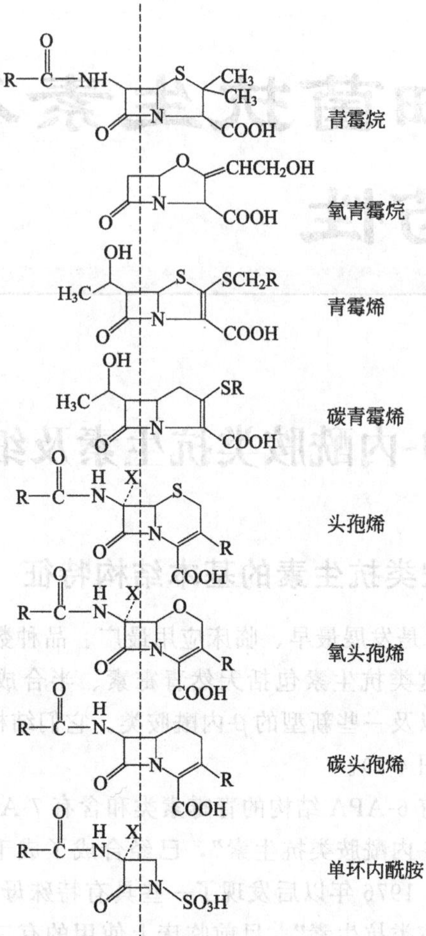

图 4-1　现有 β-内酰胺类抗生素的化学结构分类

目前临床上使用的头孢菌素类有两种结构类型。第一种是氧头孢烯类(oxacephems)，第一个出现的是拉氧头孢（latamoxef，moxalatam)，系由青霉素扩环而得，它与头孢菌素结构上的差别在于母核上1位硫被氧取代、7位上多一个甲氧基，结构上的特点使它具有许多优越性。1986年上市的第二个衍生物氟氧头孢（flomoxef，flumarin）性能更优于前者。第二种是碳头孢烯类（carbacephems)，其为头孢菌素的1位硫被碳取代，此类研究的重点是发展口服品种。1989年在日本上市的氯氧头孢（loracarbef）即属此类。

目前临床上使用的单环 β-内酰胺类，其结构特点是母核不含双环而只含一个单环 β-内酰胺。这类化合物最早是从由细菌代谢产物中发现的，而前述的双环 β-内酰胺类都是由霉菌属或放线菌属产生。1976年从均匀诺卡氏菌(*Nocardia uniformis*）发酵液中发现单环 β-内酰胺抗生素——诺卡菌素 A (nocardicin A)。1981年从嗜酸假单胞菌（*P. acidophila*）培养液中分离出一个新的β-内酰胺类抗生素——磺酰胺菌素（sulfazecin）。它对革兰阴性菌有效，对革兰阳性菌作用较弱。磺酰胺菌素的发现，使人们注意到可从细菌中找寻β-内酰胺类抗生素。通过一系列的筛选，从紫色色杆菌（*Chromobacterium violaceum*）和放射形土壤杆菌（*Agrobacterium radiobacter*）等细菌中获得了一族含有单环β-内酰胺的化合物——单菌胺素（monobactam）。其抗菌活力虽低，但对β-内酰胺酶高度稳定。通过大量衍生物的研究，获得了一个新的化合物——氨曲南（aztreonam）。它对革兰氏阴性菌活力强，对β-内酰胺酶极为稳定，但对革兰氏阳性菌和厌氧菌作用差。它作为此类中第一个临床有效药物已于1984年上市。另外一个单环类β-内酰胺的化合物卡芦莫南（carumonan）也已上市。

二、β-内酰胺类抗生素的作用机制

1. 细菌细胞壁结构

传统地可以把细菌分为革兰阳性菌、革兰阴性菌和耐酸菌三种。在这三种细菌的细胞壁中都具有肽聚糖组分，其由*N*-乙酰胞壁酸（*N*-acetylmuramic acid，NAM）和*N*-葡萄糖胺（*N*-acetylglucosamine，NAG）构成。NAM和NAG紧密连接成线状，线与线之间通过连接在NAM和NAG上的内肽桥的连接成片状（图4-2），片与片的堆积成为细胞壁的肽聚糖（图4-3）。革兰阴性菌的细胞壁外有一层厚厚的由脂多糖构成的外膜，里面有一层由磷脂构成的内膜。革兰阴性菌细胞壁中的肽聚糖层比较薄。

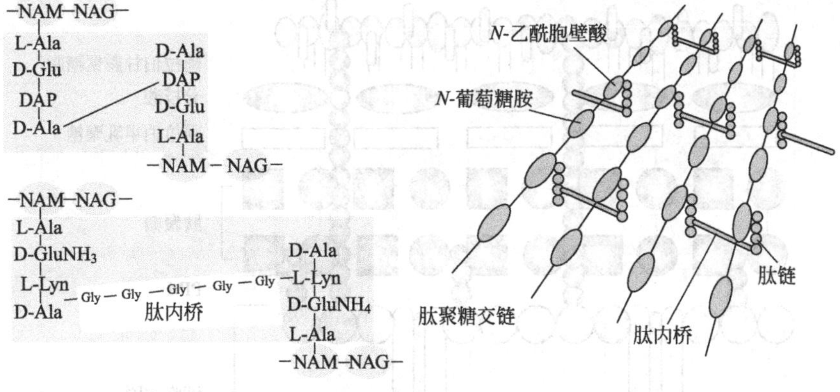

图4-2 肽聚糖片层的形成

耐酸菌（如铜绿假单胞菌和分枝杆菌）的肽聚糖层比较薄，其外膜结构也与革兰阴性菌不同，由被称之为分枝酸的蜡脂组成。这种分枝酸与阿拉伯半乳聚糖（arabanogalactan）脂可以调节和阻止某些药物或化学物质穿过细胞壁，使细胞具有较高的抗性。图4-4所示为耐酸菌的细胞表面结构。

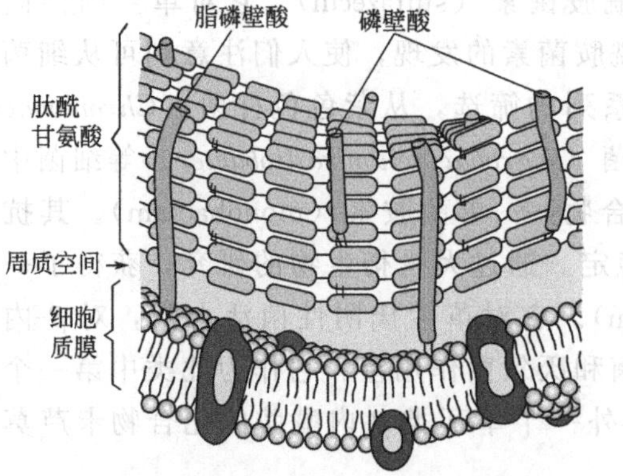

图 4-3　革兰阳性菌细胞表面结构

2. β-内酰胺类抗生素的作用机制

各种青霉素类、头孢菌素类和非典型的β-内酰胺类抗生素都能抑制黏肽合成的转肽反应而使两条聚糖链不能连接成交联结构。转肽反应包括两个步骤：首先是转肽酶与酰基-D-丙氨酰-D-丙氨酸供体底物形成酰基-D-丙氨酰酶中间体，同时释出1分子-D-丙氨酸，然后这个中间体将酰基-D-丙氨酰基团转给一个带有游离氨基酸的受体底物。青霉素等β-内酰胺类抗生素则因它们的结构与供体底物（D-丙氨酰-D-丙氨酸）结构相似（二者都有高度反应性的—C—N—键）而与转肽酶起作用，从而干扰了正常的转肽反应。如图4-5所示为青霉素和D-丙氨酰-D-丙氨酸的立体模式。

近年来对细菌细胞膜进行了深入研究，发现细菌的细胞膜上有特殊的蛋白质分子，能与β-内酰胺类抗生素结合，被称之为青霉素结合蛋白

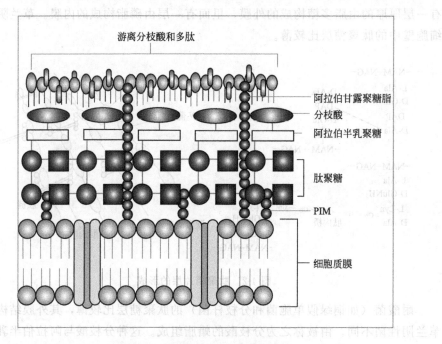

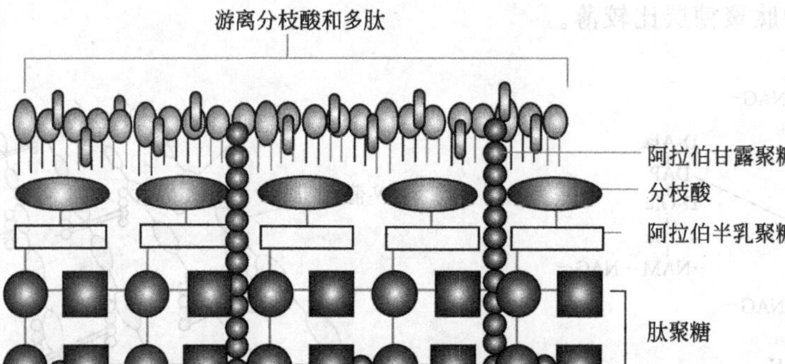

图 4-4　耐酸菌的细胞表面结构

PIM：磷脂酰肌醇甘露糖苷

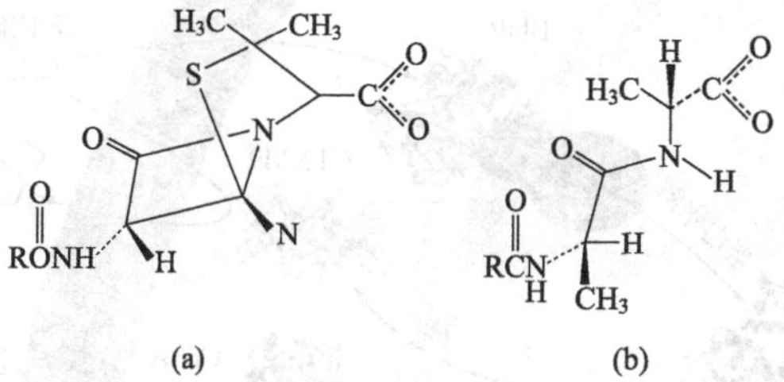

图 4-5　青霉素（a）和 D-丙氨酰-D-丙氨酸（b）的立体模式

(penicillin-binding protein，PBP)，它具有很高的转肽酶和羧肽酶活力，是这类抗生素抑制作用的靶蛋白。各种细菌细胞膜上的 PBP 数目、分子量、对 β-内酰胺类抗生素的敏感性不同，但分类学上相近的细菌，其 PBP 类型及生理功能则相似。

三、细菌对 β-内酰胺类抗生素产生耐药性的作用机制

细菌对 β-内酰胺类抗生素产生耐药性的主要作用机制包括：产生破坏 β-内酰胺类抗生素分子的 β-内酰胺酶、抗生素作用靶位 PBP 亲和力发生改变，以及药物外排机制（如图 4-6 所示）。本小节仅对特异性耐药机制，即 β-内酰胺酶介导的和 PBP 介导的耐药机制作一阐述。

1. PBP 与 β-内酰胺酶

β-内酰胺酶是引起细菌对 β-内酰胺类抗生素耐药性的主要原因，有许多结构与功能不同的 β-内酰胺酶。已有研究表明有四种结构类别的 β-内酰胺酶（A、B、C 和 D），其中三种为活性-位点丝氨酸酶（active-site serine enzyme），另一类（B 类）为锌-依赖性酶（受 EDTA 抑制）。从结构研究可以证明 β-内酰胺酶来源于细菌细胞壁合成酶，即所谓的青霉素结合蛋白（PBP）。目前，对有关编码 β-内酰胺酶和 PBP 基因的序列以及它们的结构和功能等其他一些信息都已经进行了比较深入的研究。对这些基因序列的分析有助于从进化的角度来描述这些重要细菌中各种酶之间的关系。对 β-内酰胺酶和 PBP 的结构和功能的研究，不仅有助于认识这些酶的进化过程，也有助于对细菌耐药机制的研究。

细菌细胞壁的一个重要功能是维持细菌的形态学特征，肽聚糖是担负这一功能的主要化学物质。与细菌细胞壁的合成、维持以及肽聚糖结构特征的调节等有关的一组酶通常即被称之为 PBP。PBP 大多定位在细菌的内膜，在细胞周质中可以发挥它们的活性。PBP 具有很多功能，它们具有转肽酶（transpeptidase）、转葡基酶（transglycosylase）和羧肽酶（carboxypeptidase）活性。高分子量 PBP 具有一个多重结构域结构（multidomain structure），其中有一个具有转肽酶活性的 PBP-结合结构域。许多这类蛋白的其他结构域的功能还不曾了解。PBP1a 和 PBP1b 的 *N*-末端结构域显示有转葡基酶活性。BlaR PBP 在地衣芽孢杆菌（*Bacillus licheniformis*）和金黄色葡萄球菌中对 A 型 β-内酰胺酶起着信号

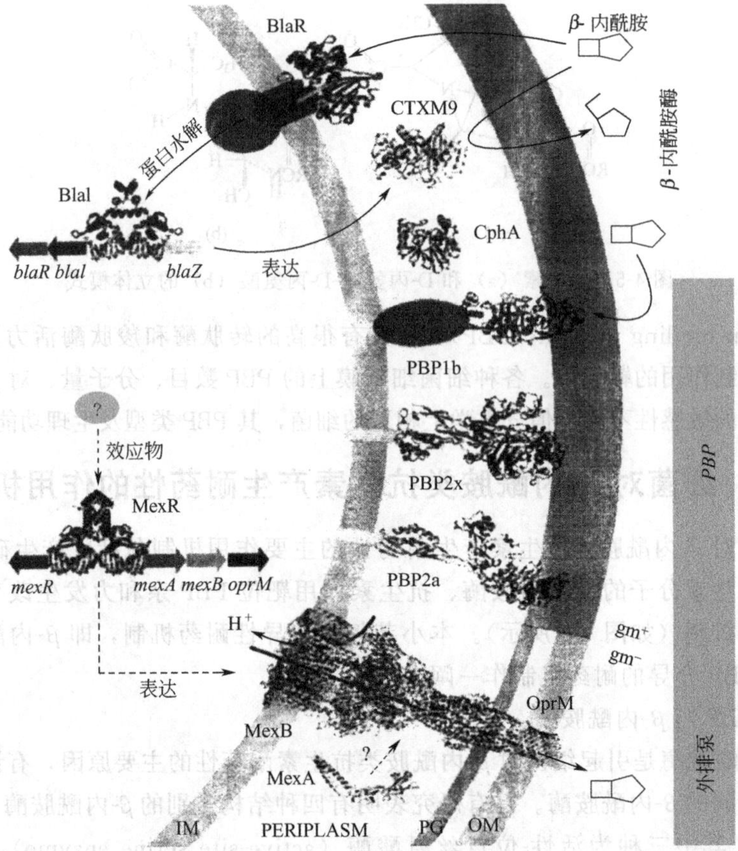

图 4-6 细菌对 β-内酰胺类抗生素产生耐药性的主要作用机制

转换器的作用；而在 MRSA 中也起着刺激 PBP2′(对 β-内酰胺类药物的亲和力较低）合成的作用。低分子量 PBP 显示有羧肽酶活性。尽管在低分子量 PBP 中含有起着膜连接（membrane linker）的插入序列，但它们多半具有单结构域(single-domain)的结构。某些低分子量 PBP 显示有转肽酶活性。

之所以把这些蛋白称之为 PBP，是因为这些蛋白在与青霉素结合后，就都失去了正常的参与细胞壁短肽合成的作用。某些细菌通过改变 PBP 使它们对 β-内酰胺类药物的敏感度下降，如在 MRSA 中的 PBP 改变成为 PBP2′、在 β-内酰胺类耐药肺炎链球菌中改变为 PBP2b 和 PBP2x、在海氏肠球菌（*E. hirae*）中由染色体介导的为 PBP5 以及由质粒介导的为 PBP3r、在屎肠球菌中为同源低亲和力的 PBP5，而这些 PBP 改变的细菌其中有些是临床上用抗生素最难对付的病原菌。

但是，至今为止细菌对 β-内酰胺类抗菌药物的主要耐药机制还是 β-内酰胺酶。β-内酰胺类药物在这类酶的作用下，使 β-内酰胺环水解开环，而 β-内酰胺环是与 PBP 结合的活性功能部位，因此，β-内酰胺环的破坏使其失去了干扰细菌细胞壁合成的功能。

已经对200种左右的β-内酰胺酶的结构和功能进行了研究，另外，也对70多种β-内酰胺酶、3种单功能转葡基酶和70多种PBP进行了序列测定，其具有多重序列排列（multiple-sequence alignment）。进一步研究表明大多数PBP与大多数β-内酰胺酶一样，活性-位点为丝氨酸酶，且从进化的角度考虑PBP似乎来源于β-内酰胺酶。

2. 由PBP介导的细菌对β-内酰胺类抗生素产生耐药性的作用机制

β-内酰胺类药物的抗菌机制是通过抑制催化肽聚糖交联反应的转肽酶的活性来实现的。青霉素作为转肽反应中的底物结构类似物与转肽酶形成一种不可逆的青霉素-酶复合物。由于转肽酶的测定非常困难，因此通常用青霉素结合蛋白（PBP）来表征。细菌在不同细胞周期合成肽聚糖的过程中，有多种不同功能的转肽酶-PBP。除了细菌在生理上重要的高分子量PBP（高M_r-PBP）外，至少还有一种或几种作为D-丙氨酸羧肽酶作用的低分子量PBP（低M_r-PBP）。低M_r-PBP的失活不影响β-内酰胺类药物的抗菌作用。

从临床分离的青霉素耐药菌往往是由于β-内酰胺酶的作用所致。较少的一些不具β-内酰胺酶的青霉素耐药革兰阴性菌的耐药机制有两个：一是细菌细胞外膜对药物的渗透性降低；二是细菌产生与药物亲和力较低的高M_r-PBP，而在革兰阳性耐药菌中，仅存在有第二种耐药机制。由PBP介导的β-内酰胺类抗菌药物的耐药机制在革兰阴性致病菌流感嗜血杆菌和淋病奈瑟氏菌，以及革兰阳性致病菌肺炎链球菌、金黄色葡萄球菌、表皮葡萄球菌、绿色链球菌和肠球菌中都已进行了比较深入的研究。

由PBP介导的β-内酰胺类抗菌药物的耐药性是由多种因素决定的，因为这种药物有多个作用靶位。因此，只有当所有的β-内酰胺类药物作用靶位的亲和力降低时细菌才能达到对药物较高的耐药性。例如，淋病奈瑟氏菌具有三种PBP：PBP1和PBP2是细菌生存所必需的酶，因而这两种酶的任一种的失活将导致细菌死亡；而PBP3是一种低分子量酶，它的失活并不会引起细菌死亡。淋病奈瑟氏菌的耐药性发展一方面是使具有最高亲和力的高M_r-PBP2的亲和力下降，另一方面是使PBP1的亲和力下降。事实上，这种革兰阴性菌的耐药性还包括细胞外膜的渗透性降低。在其他一些细菌中可能含有三种或更多种的PBP。因此，只有当这些PBP的亲和力都降低后才能达到较高的耐药性，如肺炎链球菌对青霉素耐药性的增加涉及到至少4种PBP的亲和力降低。

对由PBP介导的细菌耐药性的进一步研究表明，高分子量PBP的转肽酶结构域的活性中心发生了某些精细的变化，从而对青霉素的亲和力降低而对正常底物的亲和力没有改变。对淋球菌和其他一些革兰阴性菌来说，较高的耐药性来自于PBP亲和力的微小改变以及细胞外膜的渗透性降低。而对肺炎球菌来说，PBP亲和力的明显降低是导致耐药性的主要原因。最高耐药性的肺炎球菌对苯青霉素的耐药性是真正敏感菌的1000倍以上。实验室研究表明，单个氨基酸的改变不至于引起PBP对抑制剂和结构类似底物亲和力有很大的差异。因此，由PBP介导的耐药性的发展似乎是一个在高M_r-PBP中多个氨基酸发生改变的循序过程。

M_r-PBP的三维结构尚未被了解。对高M_r-PBP中转肽酶结构域的保守序列、丝氨酸β-内酰胺酶和低M_r-PBP的研究表明这些酶具有相同的结构。这些保守序列存在于与青霉素作用的酶的活性中心，同样，造成大肠埃希菌PBP3对头孢氨苄(cephalexin)亲和力降低的氨基酸改变的序列靠近或是就在这些保守序列内。

3. β-内酰胺酶介导的细菌对β-内酰胺类抗生素产生耐药性的作用机制

除了上面所阐述的由PBP介导的对β-内酰胺药物的耐药机制外，细菌产生β-内酰胺酶是导致细菌对这一类抗菌药物产生耐药性的又一重要原因（可以说是最重要的原因）。细菌渗透性屏障是细菌对药物产生耐药性的普遍性机制，而由PBP介导的和由β-内酰胺酶介导的耐药机制是细菌对β-内酰胺药物产生耐药性的特有机制。

在耐药性革兰阳性菌如葡萄球菌中的β-内酰胺酶是以胞外酶的形式分泌至胞外来破坏这类抗菌药物，或是细菌含有的转肽酶不能与这类药物结合而产生耐药性。在革兰阴性菌中，这类抗菌药物透过细菌细胞外膜的孔蛋白进入细菌的周质，而在细胞周质中的β-内酰胺酶能够破坏已经进入胞内的这类药物，致使药物不能与PBP结合而产生耐药性。

β-内酰胺酶既能够存在于革兰阳性菌也能够存在于革兰阴性菌中，因而它对细菌的耐药性似乎所作的贡献更大。由PBP介导的细菌耐药性仅存在于革兰阳性菌。因此，革兰阳性菌对β-内酰胺类抗菌药物的耐药性主要由β-内酰胺酶和PBP的亲和力降低或产生新的PBP所致；而革兰阴性菌对β-内酰胺类抗菌药物的耐药性主要由β-内酰胺酶和细胞膜渗透性屏障（药物难以透过或极慢透过孔蛋白）所致。

β-内酰胺酶于1940年首次在大肠埃希菌中被确定。随后这种酶在许多其他细菌中被检测到。1944年明确了产生β-内酰胺酶（青霉素酶）是金黄色葡萄球菌对青霉素耐药的机理。当时这种耐药菌的产酶水平较低，但随着青霉素的广泛应用，产酶水平和概率都随之增加。50年代末在医院分离到的大多数金黄色葡萄球菌产生这种酶。

β-内酰胺酶广泛分布于革兰阳性和阴性菌及放线菌、分枝杆菌中，它们既能在细菌壁外，也能在细菌壁内起作用。在革兰阳性细菌中，如金黄色葡萄球菌，这种酶分泌于细胞外，即为胞外酶，使菌体细胞上的抗生素失去活性；而在革兰阴性细菌中，β-内酰胺酶常存在于细胞周质内，即为胞内酶，该处也有青霉素靶酶，在这种情况下，抗生素在周质中被广泛灭活，而在细菌壁外的灭活是微不足道的。在有些情况下，产生β-内酰胺酶的遗传信息存在于染色体中；而在另一些情况下则存在于质粒中。质粒的复制可以很快地从一个细菌细胞传递到另一个细菌细胞，这种传递不仅可发生于同种细菌间，而且也可发生在不同种细菌间甚至不同的属间。因此，就产生了在不相关的细菌间耐药性散播的可能性。

β-内酰胺酶的产生，特别是在革兰阴性菌中可产生多种这类酶，从而导致了许多分类系统的出现，其中应用最广泛的一种是 Richmond 和 Sykes 分类法。这种分类系统的依据有三点：一是对不同β-内酰胺类抗生素的水解速度；二是对β-内酰胺酶抑制剂的敏感度；三是这种酶的产生是由质粒介导的还是由染色体介导的。

四、克服细菌对β-内酰胺抗生素产生耐药性的对策

一个好的β-内酰胺类抗生素，能够有效地抑制黏肽的合成，则必须具备以下三个条件：

① 有好的渗透性，使药物能达到作用部位；

② 对β-内酰胺酶稳定，使β-内酰胺环不被酶解；

③ 对靶酶，即对青霉素结合蛋白有高的亲和力，从而抑制 PBP 的酶活力，使细菌生长抑制或死亡。

因此，β-内酰胺类抗生素对各种病原菌作用的有效程度，取决于是否能满足以上三个条件或满足的程度如何，否则，就会出现不同程度的耐药性，而新的β-内酰胺类抗生素的设计和筛选都是根据以上三个条件来进行的。

（一）β-内酰胺酶抑制剂的研究开发

1. β-内酰胺酶抑制剂的发展

β-内酰胺酶作为一种耐药机理已普遍受到关注。早在 20 世纪 40 年代中期，已清楚地了解到抑制β-内酰胺酶能增强青霉素 G 的效力。抑制β-内酰胺酶的早期工作，包括抗β-内酰胺酶血清应用可能性的研究，以及各种可能成为β-内酰胺酶抑制剂的有机化合物的筛选。在这些化合物中，某些化合物显示了较弱的抑制活性，但没有一个有望用于临床。

20 世纪 60 年代随着半合成青霉素的出现，发现某些青霉素（如甲氧西林、乙氧萘青霉素和异噁唑类青霉素）有这种酶抑制剂的作用，又重新唤起了人们对β-内酰胺酶抑制剂的兴趣，并开始研究结合其他青霉素使用时的协同作用。但由于半合成青霉素作为β-内酰胺酶抑制剂有着很大的局限性而没能应用于临床。尽管如此，这些药物在临床上的潜在效果是清楚的。20 世纪 70 年代初，开始从微生物中筛选β-内酰胺酶抑制剂的研究，使这一研究领域出现了转机。抑制β-内酰胺酶的作用首次在一株橄榄色链霉菌中被检测到，这种作用是由β-内酰胺类族化合物产生的，这些化合物被称为橄榄酸。某些产生β-内酰胺酶的致

病菌，包括肺炎克雷伯氏菌和金黄色葡萄球菌，在橄榄酸存在时，由于它抑制了β-内酰胺酶，使这些致病菌对氨苄青霉素和羟氨苄青霉素变得敏感。但在另一些病原菌中，橄榄酸的作用则很小，这是因为它穿透细菌细胞壁或细胞膜的能力较差，且其在体内代谢很快，最终没能用于临床。

在1976年从棒状链霉菌的代谢产物中分离得到了具有强β-内酰胺酶抑制作用的化合物，定名为克拉维酸，是一种强β-内酰胺酶抑制剂，但对不同类型的β-内酰胺酶的敏感性不一样。金黄色葡萄球菌的β-内酰胺酶和质粒介导的酶都能被克拉维酸很快地抑制。另外，克雷伯氏菌、变形杆菌及脆弱拟杆菌所产生的染色体介导的酶也能被很快地抑制。但某些Ⅰ型β-内酰胺酶不能被克拉维酸很快地抑制。克拉维酸是第一个被应用于临床的β-内酰胺酶抑制剂，它具有氧杂青霉烯的化学结构，它本身所具有的抗菌活性很弱，但它与羟氨苄青霉素组成的复合剂奥格门汀、与羧噻吩青霉素组成的复合剂替门汀（timentin）都具有很好的协同作用。前者为口服给药，后者为注射用药，国外自20世纪80年代初已应用于临床。克拉维酸的发现及对其作用机制的探讨，开辟了寻找新β-内酰胺酶抑制剂的途径。

1978年Englikh等报道了青霉烷酸及其砜类的β-内酰胺酶抑制剂。其中青霉烷砜（舒巴坦）就是一个很好的β-内酰胺酶抑制剂。它本身不具抗菌活性，但它在较低的浓度时，对Ⅱ、Ⅲ、Ⅳ和Ⅴ型酶都具有很强的不可逆抑制作用，它与多种β-内酰胺类抗生素联合使用能产生明显的协同作用，从而对大部分耐药菌的最低抑菌浓度降至这些抗生素的敏感范围内。优立新（unasyn）是氨苄青霉素与青霉烷砜的复合剂，舒普深（sulperazon）是头孢呱酮与青霉烷砜组成的复合剂，这两个品种已经上市，国内已有许多单位在进行试制，很快也会投放市场。

青霉烷砜的缺点是吸收不良，辉瑞公司合成了它的匹呋酯以改善它在给药后的利用度。另外，为了克服青霉烷砜和β-内酰胺类抗生素联合使用时二者在吸收速率、体内分布和有效作用等方面的差异，丹麦Leo公司Baltzer等根据互为前体药物的原理，将青霉烷砜和氨苄青霉素缩合成双酯化合物舒他西林(sultamicillin)，以克服青霉烷砜和β-内酰胺类抗生素口服吸收差的缺点，并可以使青霉烷砜和β-内酰胺类抗生素在相同的时间以相同的速率吸收，且有相似的血药半衰期。表明青霉烷砜和β-内酰胺抗生素始终同时存在适当的比例，以发挥其最佳的保护作用。国外该产品已经上市，其他类似的衍生物有氮革脒青霉素，其为羟氨苄青霉素与青霉烷砜缩合成相应的双酯衍生物。

青霉烷酸及砜类的其他衍生物很多，其中的6β-溴代青霉烷酸、6β-碘代青霉烷酸、6β-氟代青霉烷酸以及含杂环青霉烷砜和磺酰胺青霉烷砜等在体外都具有较强的活性。由日本大鹏药品公司开发的他佐巴坦（tazobactam）是第三个已被应用于临床的β-内酰胺酶抑制剂，它是青霉烷砜取代甲基衍生物，其特点是抑酶谱广，它对其他一些β-内酰胺酶抑制剂不甚有效的Ⅰ型酶也有效。它与氧哌嗪青霉素组成的复合剂他佐西林（tazocillin）已被应用于临床，它可以使原来对氧哌嗪青霉素耐药的菌株变为敏感菌。该复合剂的90%的抑菌浓度（MIC_{90}）可以降低16倍甚至更多。最近又报道了它与头孢曲松组成的复合剂以及与一些临床有效的β-内酰胺类抗生素组成有效的复合剂相继地在开发研究之中。

除了上述已被成功开发的两类β-内酰胺酶抑制剂外，碳杂青霉烯类如硫霉素、橄榄酸、毯霉素、柏霉素、PS-5等不仅具有很好的β-内酰胺酶抑制作用，且具有很强的广谱抗菌作用，因此人们还将它们作为具有不寻常广谱抗菌作用的抗生素进行研究开发。特别是最近正在研究开发的青霉烷砜衍生物Ro48-1220、单环β-内酰胺衍生物Ro48-1256、青霉烯衍生物Ro48-42715以及rhodamine衍生物RWJ-157479和RWJ-313598等对C型、A型和D型β-内酰胺酶都具有较强的抑制活性；另外，青霉烷砜类衍生物CL-186195和CL-18665，以及由放线菌产生的吡啶二羧酸类衍生物LL-10G568-α和β对金属β-内酰胺酶显示强烈的抑制作用；再则，碳青霉烯类衍生物J-110441和6-(2-吡啶基)-亚甲基青霉烷砜与6-(2-吡啶基)-亚甲基头孢烯砜等对A、B、C和D型酶显示广谱抑制作用。尽管这些酶抑制剂与一些β-内酰胺类抗生素具有很好的协同作用，但研究进展不大。

2. β-内酰胺酶抑制剂的作用机制

克拉维酸对β-内酰胺酶的活性位点有高亲和力，能与催化中心相结合，以竞争性抑制剂的方式发挥作用。随后与酶分子中的丝氨酸的羟基发生反应，通过β-内酰胺羰基和β-内酰胺环打开而使酶酰化，这个反应和β-内酰胺酶与敏感底物如苄青霉素之间发生的反应是一样的。对于一般敏感底物，酰基-酶复合物迅速水解释放出活性酶和无抗菌活性的产物。而由克拉维酸与酶形成的酰基-酶复合物则相对比较稳定，水解很慢，或者与酶发生进一步反应而达到更稳定。因为β-内酰胺环的水解及随后的噁唑烷环打开暴露出了反应基团，在活性部分形成稳定的共价键。产生这种类型的抑制作用的化合物被称为自杀性抑制剂或依赖失活作用机理的灭活剂。由于这些反应具时间依赖性，因此克拉维酸可称是一个进行性抑制剂。

克拉维酸与β-内酰胺酶相互作用是复杂的，也因不同细菌种类产生的β-内酰胺酶性质不同而异。但总的来说，其与酶的作用过程包括两个步骤，即抑制和灭活。对于葡萄球菌β-内酰胺酶、酰基-酶复合物而言，是缓慢衰变（37℃时$t_{1/2}$=160min）释放自由酶的。对于在革兰阴性菌中广泛分布的TEM型质粒介导的β-内酰胺酶，在最初酰化反应后发生一系列复杂反应，酶抑制是不可逆的。克拉维酸与酶的可能相互作用见图4-7。由图可知，酶与克拉维酸的内酰胺环反应，生成强的结合物（Ⅰ）后，酶暂时被抑制，随后一部分水解为原来的酶和克拉维酸，另一部分脱酰化反应产生反应性很强的衍生物（Ⅱ和Ⅲ），再与酶作用形成无活性的不可逆的蛋白质（酶）结合物（Ⅳ、Ⅴ和Ⅵ），即酶被不可逆地钝化，抑制剂本身也被破坏。

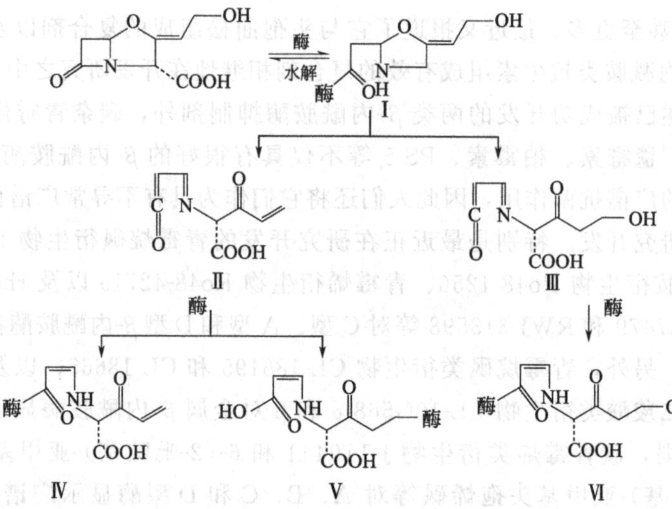

图 4-7 克拉维酸的作用机制

（二）头孢菌素类抗生素的研究进展

头孢菌素类抗生素是包括头孢烯、氧头孢烯、碳头孢烯及 7-α-甲氧头孢烯在内的一大类抗生素。这类药物经过 40 多年的研究开发，至 2000 年，已经上市了 56 种产品，其中第一代 13 种、第二代 15 种、第三代 24 种以及第四代 4 种。一般认为，头孢类抗菌药物的分代是以抗菌谱的扩展为基本标准的，它们的抗菌特征如下。

1. 第一代头孢菌素的特征

① 抗菌谱与氨苄西林等广谱青霉素相同。

② 对产青霉素酶的金黄色葡萄球菌、大肠埃希菌、肺炎杆菌的抗菌活性比广谱青霉素强。

③ 抗溶血链球菌、肺炎链球菌、肠球菌和流感杆菌的活性不如青霉素。

④ 对吲哚阳性变形杆菌、铜绿假单胞菌、沙雷菌无效。

⑤ 对青霉素酶稳定，但易被头孢菌素酶分解。

2. 第二代头孢菌素的特征

① 抗革兰阳性菌活性与第一代相似或微弱。

② 抗革兰阴性菌如流感杆菌、吲哚阳性变形杆菌、肠杆菌属和枸橼酸杆菌的活性较第一代增强。

③ 某些品种如头孢西丁、头孢美唑和头孢替坦对厌氧菌有效。

④ 某些品种如头孢孟多和头孢替安对青霉素酶稳定，但可被头孢菌素酶分

解，但头孢呋辛对青霉素酶和头孢菌素酶都稳定。往往对革兰阳性菌的活性比较强，而第二代具有比较强的抗革兰阴性菌活性。

3. 第三代头孢菌素的特征

① 抗金黄色葡萄球菌等革兰阳性菌的活性不如第一代和第二代，但头孢唑喃和氟氧头孢除外。

② 对革兰阴性菌的作用优于第二代，抗菌活性增强，抗菌谱扩展到吲哚阳性变形杆菌、肠杆菌属、枸橼酸杆菌、沙雷菌和拟杆菌；头孢哌酮、头孢他丁、头孢咪唑和头孢匹胺对铜绿假单胞菌也有效。

③ 对大部分 β-内酰胺酶（包括 TEM-1、TEM-2 和 SHV-1 等质粒介导的广谱 β-内酰胺酶）稳定，但可被超广谱 β-内酰胺酶分解。

由于第三代头孢菌素比第二代头孢菌素更优，其除具有第二代头孢菌素的抗菌作用特点外，还对铜绿假单胞菌和其他一些耐药菌有效，故也被称之为超广谱头孢菌素。

4. 第四代头孢菌素的特征

① 对青霉素结合蛋白有高度亲和力。

② 可通过革兰阴性菌的外膜孔道迅速扩散到细菌周质并维持高浓度。

③ 具有较低的 β-内酰胺酶亲和性与诱导性，对染色体介导的和部分质粒介导的 β-内酰胺酶稳定。

第四代头孢菌素对革兰阳性菌、阴性菌、厌氧菌显示广谱抗菌活性，与第三代头孢菌素相比，增强了抗革兰阳性菌的活性，特别是对链球菌、肺炎链球菌等有很强的活性。

目前临床应用的 β-内酰胺类抗生素除青霉素 G 和 V 是天然产物外，其余均为半合成产品。这类半合成产品的主要研究动向可包括以下几个方面的内容：①增加对青霉素结合蛋白的亲和力，以扩展抗菌谱和提高抗菌活性；②增强对 β-内酰胺酶的稳定性；③力图将上述两方面的改进表达在同一个新化合物上；④在青霉烷砜中寻找具有特色的新 β-内酰胺酶抑制剂。

20 世纪 90 年代以前，头孢菌素已由第一代发展到第三代，抗菌谱陆续扩展，抗菌活性不断提高，对 β-内酰胺酶的稳定性明显增强。但现有第三代头孢菌素在抗菌性能方面仍存在缺点，主要有：①抗革兰阳性菌的作用较差，不如第一、二代头孢菌素；②对铜绿假单胞菌与厌氧菌的作用仍不理想。面对这些缺点，近年研究的主要动向为：①提高抗革兰阳性菌、铜绿假单胞菌和临床上难控制细菌的活性，寻找新一代头孢菌素；②大力发展口服头孢菌素，研究开发中的基本上都是第三代的品种；③探索具有双重作用的头孢菌素，试图连接抗菌作用机制不同的喹诺酮类抗菌药，以期扩展抗菌谱、增强抗菌活性改善药代动力学性能。尽管头孢菌素类抗生素的研究开发仍然是抗菌药物研究的一个重要领域，但近年来明显减缓。从两个方面反映出这一问题：一是近年来上市品种明显减少，自1996～2000年共首次上市了12个品种，其中的10个是在1991～1995年间上市的，而1996年后仅上市4种；二是进入临床研究的品种明显减少，1993年进入临床研究的品种达到18个，而2000年进入临床研究只有4个。但研究开发仍在深入进行，发表了许多新化合物。其结构特点是：①带有杂环硫基团，取代的乙酰基，季铵基团、儿茶酚和羟吡酮等以及它们间的组合基团；②出现了新结构如头孢烯砜衍生物、7-亚甲基头孢烯、异头孢烯、异氧头孢烯、异氮头孢烯衍生物、三环头孢烯和头孢烷等。

（三）青霉素类β-内酰胺抗生素的研究进展

尽管临床应用的青霉素类的品种不如头孢菌素类的品种多，但由于这类品种具有疗效确切、毒副作用小以及价格便宜等优点，仍然广泛应用于临床，如阿莫西林和氨苄青霉素等。

（四）其他非典型β-内酰胺类抗生素的研究进展

国内外很多学者通常将β-内酰胺类抗生素分为典型的和非典型的两大类。所谓典型的β-内酰胺类抗生素是指那些具有青霉烷和头孢烯结构的抗生素；除此之外，都被称之为非典型的β-内酰胺类抗生素，如碳青霉烯类、青霉烯类、单环类和其他一些结构类别的抗生素。

近年来，尽管具有头孢烯结构的β-内酰胺类抗生素的发展还是占这类抗生素发展的主导地位，但相对于过去几年，其发展速度大大降低，而像碳青霉烯类由于其独特的作用机制其发展速度相对较快。另外，其他类别的非典型β-内酰胺类抗生素的发展也值得重视。下面简要阐述除碳青霉烯类外的其他一些非典型β-内酰胺类抗生素的进展。

1. 青霉烯类

至今青霉烯类上市的品种只有法罗培南（faropenem，furopenem），在临床研究中的有利替培南（ritipenem，已终止开发）、沙洛培南（sulopenem，CP-70429，未见继续开发报道）、TMA-230（未见继续开发报道）和氨甲酰培南（Men-10700，意大利Menarini公司正在进行临床前的研究，其对DHP-I稳定，广谱强效，口服制剂为其三甲基乙酰甲酯的前药）等几个品种。

2. 单环类

单环β-内酰胺类抗生素在20世纪70年代开始研究，很多细菌能够产生这类物质，某些诺卡菌和链霉菌也能产生这类物质。目前通过化学合成方法得到的两个药物已经被用于临床，即氨曲南（aztreonam）和卡芦莫南（carumonanm），其都选择性地抗革兰阴性需氧菌，对革兰阳性菌和厌氧菌几乎没有作用。

正在研究开发中的单环类品种有：格洛莫南（gloximonam，oximonam）、匹拉莫南（pirazmonam）、替吉莫南（tigemonam）、BO-1165、SQ-32633和RU-44790等，但这类药物开发的进展不大。

3. 碳头孢烯类（carbacephems）

其为头孢菌素的1位硫被碳取代，此类研究的重点是发展口服品种。1989年在日本上市的氯氧头孢（loracarbef）即属此类。

第二节　氨基糖苷类抗生素及细菌耐药性

氨基糖苷类（aminoglycosides，AG）抗生素是一类分子中含有一个环己醇型的配基、以糖苷键与氨基糖相结合（有的与中性糖相结合）的化合物，也常被称为氨基环醇类抗生素。这类抗生素具有明确的临床疗效，抗菌能力强，作用范围广，是临床上重要的抗感染药物；同时有些可兼作牲畜和植物用抗生素，有些则为专门的牲畜和植物用抗生素。氨基糖苷类抗生素在临床上应用时对耳、肾的毒副作用，在一定程度上限制了它们的使用对象和使用方法。随着这类抗生素在临床上的应用，不少细菌感染得到控制，但同时也出现了愈来愈多的氨基糖苷类抗生素耐药细菌，为了克服这些耐药细菌的感染，研究细菌的耐药机制并据此对原有抗生素分子结构进行化学改造，取得了很大的成功。

一、氨基糖苷类抗生素的发展

链霉素是由Waksman等于1944年首先发现的由灰色链霉菌产生的氨基糖苷类抗生素，链霉素的发现极大地刺激了世界范围内的无数学者开始系统地、有计划地筛选新抗生素，特别是注重从放线菌中筛选新抗生素，迎来了抗生素的黄金时代。氨基糖苷类抗生素品种多达200余种，其中有实用价值的品种不下30种，以抗菌谱广、疗效好、性质稳定、生产工艺简单等优势，在市场上占据了相当的份额。

根据这类抗生素结构特征，卡那霉素（KM）等被列为第一代氨基糖苷类抗生素。这一代抗生素的品种最多，应用范围涉及农牧业，其结构特征为分子中含有完全羟基化的氨基糖与氨基环醇相结合。

以庆大霉素为代表的第二代氨基糖苷类抗生素的品种较第一代氨基糖苷类抗生素的品种少。但抗菌谱更广，对上述第一代品种无效的假单胞菌和部分耐药菌也有较强的抑杀作用。结构中含有脱氧氨基糖及对铜绿假单胞菌有抑杀能力是第二代品种的共同特征。它们包括庆大霉素（GM）、妥普霉素（TOB）、西梭霉素(Siso)、地贝卡星（双脱氧卡那霉素B，DKB）、小诺霉素（NCR）和稀少霉素在内的拟三糖药物以及包括福提霉素、istamycin、sporaricin、sanamycin、dictimicin在内的拟二糖药物。GM等拟三糖类抗生素，它们之间的抗菌谱相似，品种之间存在不同程度的交叉耐药。拟二糖抗生素抗菌活性比KM还强，但抗铜绿假单胞菌活性不及拟三糖。由于拟二糖抗生素结构中含有甲基化的羟基、甘氨酰氨基及1,4-二氨基环己醇的特殊结构，所以除了具有与拟三糖类同样的抵制APH-3(3-氨基糖苷磷酸转移酶）和AAD-4(4-*O*-腺苷转移酶）酶的进攻能力外，还有不同程度的耐AAC（6′)(6′-*N*-乙酰转移酶)、AAD(2″）和AAC(3′）钝化酶的能力，显示很强的抗菌活性和抑酶能力。福提霉素A对产生AAC(6′)、AAD(2″)、AAC(2′)-Ⅰ和AAC(6′)-Ⅰ酶的革兰阴性菌都有比较强的作用。

以奈替米星（NTL）为代表的第三代产品，全系1-*N*-(2-DOS）取代的半合成衍生物。

二、氨基糖苷类抗生素的作用机制

氨基糖苷类抗生素抑制蛋白质合成起始过程的位点有三个：一是特异性地抑制30S合成起始复合体的形成，如春日霉素；二是抑制70S合成起始复合体的形成和使fMet-tRNA从70S起始复合体上脱离，如链霉素、卡那霉素、新霉素、巴龙霉素、庆大霉素等；三是这类抑制70S合成起始复合体的抗生素也能引起密码错读。链霉素等抗生素造成密码错读的原因是由于其分子中有造成读错密码的活性中心——去氧链霉胺或链霉胺的缘故，而春日霉素分子中没有这种结构，也就没有造成读错密码的作用。其密码错读的结果影响了mRNA的密码子与tRNA的反密码子间的相互作用。

细菌核糖体的沉降系数为70S，分子质量约为2500kDa，可分为30S和50S两个亚基；而真核生物的核糖体不同于原核生物的核糖体，多由RNA分子构成，其沉降系数为80S，分子质量约为4200kDa，由40S和60S亚基组成。由于细菌和真核生物的核糖体的差异性，使这类抗生素能选择性地作用于细菌，而对真核细胞影响较小。

已有研究表明，细菌30S核糖体是氨基糖苷类抗生素的主要作用靶位，但直到近年来，随着核糖体的结构以及核糖体RNA-AGs复合物结构的阐明，才得以在分子水平上真正了解这类抗生素是如何作用于核糖体，以及一些细菌的耐药性是如何产生，进而有助于我们设计新抗生素。

1. 30S核糖体的结构

细菌的核糖体作为蛋白质翻译的器官，由RNA和多种蛋白质组成，核糖体可与mRNA和tRNA相结合，在多种其他蛋白质因子的参与下完成蛋白质的翻译过程，其中30S核糖体亚基与tRNA的结合是蛋白质合成的关键步骤之一。30S核糖体有三个tRNA结合位点：A(aminoacyl)，P(peptidyl）和E(exit）位点。30S核糖体又可细分为16S的RNA分子和一些其他的蛋白质。由于核糖体的分子如此之大，要精确地了解其结构，在经典的技术手段下较为困难。直到最近10年左右，随着高分辨率细菌核糖体X射线晶体的获得，人们得以真正了解细菌核糖体的内部结构。

从30S核糖体的晶体结构中，可辨析出三个tRNA结合位点：在A位点，包括了16SRNA的H31和H34，以及保守的A1492～A1493区域，仅有少量的蛋白质在这一位点，其中S12蛋白质的K47残基较接近于A位点，S13和S19的部分区域出现在A位点的远域；P位点包含有1338～1341和1229～1230的RNA区域，以及S13和S9蛋白质的C端；E位点不同于A位点和P位点，它大多由蛋白质构成，包括有S7和S11及少量RNA碱基如G693、A794和C795等。

2. 氨基糖苷类抗生素与30S核糖体的结合

随着对细菌核糖体结构的解析，使得在分子水平上了解氨基糖苷类的作用机制有了可能性，而核糖体-氨基糖苷类复合物的结构则是了解这类抗生素是如何作用于细菌核糖体的直接而有效的途径之一。研究表明这类抗生素主要结合在30S核糖体的A位点上。

在链霉素结合于30S核糖体的晶体结构中（无mRNA和tRNA分子），链霉素可通过氢键和盐桥与16SRNA结合，其中涉及的碱基有：U14、A914(作用于链霉胍)、G527(作用于链霉胺)、C526(作用于链霉胺)、A913(作用于链霉胺)、C1490(作用于链霉胍）和G1491(作用于链霉胍)，此外，链霉素还直接作用于蛋白质S12，S12的K45残基可与链霉胍形成两个氢键。

巴龙霉素结合于30S核糖体的RNA(主要是A位点）后，使两个重要的碱基A1492和A1493外翻，该构型与核糖体与mRNA和tRNA结合后的构型相似，因而处于该构型的核糖体更易与mRNA和tRNA结合（不用改变构型)，使一些非配对的tRNA有可能结合于mRNA上，引起解码的精确性降低，同时由于A1492和A1493也可与巴龙霉素结合，它们不能再有效地接触于mRNA-tRNA复合物，使之不能监控tRNA分子与mRNA的结合，这同样引起蛋白质解码的精确性降低。这一机制也似乎广泛存在于含2-脱氧链霉胺的其他氨基糖苷类抗生素中。此外，巴龙霉素似乎并不与核糖体的蛋白质部分有紧密的相互作用。

已有研究表明，氨基糖苷类抗生素分子中的氨基和羟基对于保持抗菌活性十分重要，如被钝化酶修饰可导致丧失活性，从GMC_{1a}和16SrRNA的A位点结合部位来看，这些位点均和RNA分子有直接的相互作用，例如2-脱氧链霉胺(2-deoxystreptamine，2-DOS）是GMC_{1a}的活性中心，1位和3位氨基是乙酰化转移酶（AAC1和AAC3）的靶位，任何一个氨基如被乙酰化可使GMC_{1a}失活，在GMC_{1a}-RNA的复合物中这两个氨基分别与U1495和G1494形成氢键；绛红糖胺（purposamine）的$6'$-NH_2是另一个乙酰化转移酶（AAC$6'$）的靶位，它则作用于A1493和G1491，$2'$-NH_2(AAC$2'$的作用靶位）则作用于A1493；加拉糖胺（garosamine）中的多个羟基及一个甲胺基也可分别与16S RNA形成多个羟基。可由此推测：这些活性基团对于GMC_{1a}结合于A位点十分重要，修饰这些基团可能导致GMC_{1a}与核糖体的亲和力降低，影响其与核糖体的结合。

三、细菌对氨基糖苷类抗生素产生耐药性的作用机制

细菌对氨基糖苷类抗生素产生耐药性的主要作用机制有两种：一是细菌产生一种或多种有关的钝化酶来修饰进入胞内的活性抗生素使之失去生物活性；二是氨基糖苷类抗生素的作用靶位核糖体或是与核糖体结合的核蛋白的氨基酸发生突变，而使进入胞内的活性抗生素不能与之结合或结合力下降。当然，在进行细菌对这类抗生素产生耐药的机制的研究过程中也发现存在有其他的耐药机制，如细胞膜的渗透性下降和细菌对药物的吸收能力下降等。以下主要阐述细菌产生钝化酶的耐药机制和抗生素的作用靶位发生改变的耐药机制。

1. 钝化酶介导的耐药机制

对氨基糖苷类抗生素产生耐药的细菌往往是通过细菌产生的酰基转移酶(acetyltransferases，AAC)、腺苷转移酶（adenylytransferases，ANT）和磷酸转移酶（phosphotransferases，APH）对进入胞内的活性分子进行修饰使之失去生物活性。在这类耐药菌中，编码这些钝化酶的耐药基因通常是由质粒携带且其中很多与转座子相连，加速了这些耐药基因在种间的传递。对这些钝化酶所用的符号定义如下：AAC（酰基转移酶)、ANT(核苷酸或腺苷酸转移酶)、APH(磷酸转移酶）为酶修饰的类型；(1)、(3)、(6)、(9)、(2′)、(3′)、(4′)、(6′)、(2″)和（3″）表示酶的作用位点；Ⅰ、Ⅱ、Ⅲ、Ⅳ和Ⅴ表示独特的耐药模式；a、b、c为独特的蛋白类型。因此，AAC(6′)-Ⅰa和AAC(6′)-Ⅰb表示两种具有不同蛋白特性的同一种酶，其催化同一反应。编码这些酶的基因用相应的符号，如*aac*(6′)-Ⅰa和*aac*(6′)-Ⅰb分别编码能够催化同一反应的两种酶蛋白的基因。

在各种氨基糖苷类抗生素钝化酶的蛋白顺序之间具有很大的同源性。其中AAC(6′) 类蛋白包括AAC(6′)-Ⅰ和AAC(6′)-Ⅱ，它们是一类能够代表乙酰化妥普霉素、奈替米星和2′-*N*-乙基奈替米星的细菌蛋白，但它们对庆大霉素和卡那霉素的修饰能力差异很大。AAC(6′)-Ⅰ能够修饰阿米卡星和庆大霉素 C_{1a}、C_2，而AAC(6′)-Ⅱ能够修饰庆大霉素C的所有组分，但不修饰阿米卡星。

AAC(3) 钝化酶的种类最多。对14种AAC(3) 钝化酶之间的氨基酸同源性研究结果显示，编码AAC(2′)-$Ⅰ_a$ 的基因与已知任何序列都无同源性，但它与AAC(6′) 蛋白的疏水性相似。

ANT类酶之间的氨基酸同源性较差。其中ANT(6)-Ⅰ与其他任何氨基糖苷类抗生素钝化酶无同源性。ANT(2″)-$Ⅰ_a$ 与其他氨基糖苷类抗生素钝化酶无明显的同源性。ANT(3″)-Ⅰ与ANT(9)-Ⅰ之间的同源性为61%；ANT(4′)-Ⅰ与ANT(4′)-Ⅱ之间的同源性仅为45%。

对氨基糖苷类抗生素钝化酶基因结构的研究发现：许多基因与可转移的遗传因子相连。这些抗性基因的两侧为转座子*Tn21*，这个转座子含有特殊的区域如

整合子，抗性基因镶嵌其中。一个整合子可以携带多个抗性基因，这就可以用来解释细菌的多重耐药性现象。而抗性基因容易嵌入复制子或从其上脱落，这种性质可以用来解释这些抗性基因在细菌间广泛转移的特性。对氨基糖苷类抗生素细菌耐药性调查表明，1983 年度分离到的大多数耐药菌仅对某一种氨基糖苷类抗生素产生抗性，而最近的调查发现大多数耐药菌含有多重耐药机制，其中最多的含有六种耐药机制（即含有多种钝化酶的修饰作用）。

2. 氨基糖苷类抗生素作用靶位 16SrRNA 和 S16 核蛋白发生变异的耐药机制

20 世纪 50 年代链霉素用于治疗由结核分枝杆菌（*Mycobacterium tuberculosis*）引起的结核病在临床上取得的惊人效果，可以与当时的青霉素治疗由金黄色葡萄球菌引起的感染所取得的效果相媲美。但是，到了 60 年代由于耐药性结核分枝杆菌的出现，很快使临床上单独使用链霉素治疗结核病的效果大大地降低。当时对链霉素的作用机制还不甚了解，而像利福平、乙胺丁醇、异烟肼和吡嗪酰胺等非蛋白质抑制剂能够治疗一些对链霉素产生耐药性的由结核分枝杆菌引起的结核病，这就促使人们开始认识并通过研究证实链霉素的作用靶位是在细菌的核糖体上，它的抗菌作用是通过使 tRNA 阅读错误来实现的。

临床分离的许多细菌对氨基糖苷类抗生素产生抗性，主要通过如上所述的各种钝化酶对抗生素的修饰作用来实现的，而至今对链霉素抗性的结核分枝杆菌的研究还未发现有这种耐药机制。这种细菌对链霉素的抗性是由于链霉素的作用靶位 16SrRNA 的某些碱基发生了突变（编码该核糖体的基因为 *rrs*），或是与核糖体结合的核蛋白 S16（该蛋白起到稳定核糖体三维结构的作用）的某些氨基酸发生了突变所致（编码该蛋白的基因为 *rpsL*）。

四、具有抗耐药菌作用的新的氨基糖苷类抗生素的研究开发

到目前为止，研究开发具有抗产酶耐药菌作用的新的氨基糖苷类抗生素的最有效的方法是应用药物化学方法，即根据构效关系，在已知结构上进行各种化学修饰，而根据氨基糖苷类抗生素钝化酶的特性，来设计开发全新的氨基糖苷类抗生素尚未取得实质性的进展。

应用化学修饰的方法对那些易被各种钝化酶作用的位点进行结构改造，能够得到一系列非常有效的新的氨基糖苷类抗生素。结构修饰的位点可以是专一性酶作用的位点，也可以是多酶作用的位点。

1. 克服磷酸转移酶钝化作用的新药开发

对磷酸转移酶作用位点的结构修饰工作主要由梅泽滨夫领导的科研小组于 20 世纪 60 年代至 70 年代早期开始，他们主要是设法保护卡那霉素免遭 APH，特别是当时非常严重的 APH(3′) 对这一抗生素的钝化作用。由此开发获得了与妥普霉素性质相似的 3′-脱氧卡那霉素，以及同时可以免遭 APH(3′) 和

ANT(4′)作用的3′,4′-双脱氧卡那霉素B(地贝卡星)。后者的保护作用同样存在于天然的庆大霉素C和西梭霉素以及西梭霉素衍生物奈替米星的分子结构中。尽管3′-脱氧氨基糖苷可以免遭磷酸化，但也只能起到部分的作用，因为AHP(3)酶中的APH(3′)-Ⅰ酶虽然没有合适的底物，但也能够牢固地与这些3′-脱氧氨基糖苷分子结合，从而产生耐药性表型。

2. 克服酰基转移酶钝化作用的新药开发

在酰基转移酶中，最令人们重视的是6′-*N*酰基转移酶，特别是AAC(6′)-Ⅰ，因为这些酶不仅能够修饰天然的卡那霉素和妥普霉素，也同样能够修饰1-*N*取代的衍生物如阿米卡星和奈替米星。临床使用的庆大霉素似乎对AAC(6′)-Ⅰ是有抗性的，因为其中含有约三分之一的庆大霉素C1。确实，由于庆大霉素C1分子的N-6′含有甲基（同样在C-6′也含有甲基）从而对AAC(6′)不敏感。相模湾霉素和庆大霉素C_{2b}由于都在N-6′甲基化而对AAC(6′)也不敏感。针对其他酰基转移酶如AAC(2′)和AAC(3)的化学修饰工作进行的不多，也没有进入临床应用的产品。

3. 克服核苷转移酶钝化的1-*N*-取代的新药开发

用短链氨酰基或烷基来取代1-*N*氨基的化学修饰工作取得了很大的成功。这一研究思路受到天然产物丁酰苷菌素（butirosins）的启发。该抗生素由于在1-*N*含有氨酰基而对很多钝化酶产生抗性。尽管丁酰苷菌素本身没有应用于临床，但由此而开发获得了具有临床应用价值的阿米卡星{1-*N*-[(*S*)-4-氨基-2-羟丁酰基]-卡那霉素A}、异帕米星{1-*N*-[(*S*)-4-氨基-2-羟丙酰基]-庆大霉素B}和阿贝卡星{1-*N*-[(*S*)-4-氨基-2-羟丁酰基]-3′,4′-双脱氧卡那霉素B}。在所有这些衍生物中，1-*N*原子不再是碱性或离子化的。这些衍生物不仅对作用于2″位的钝化酶ANT(2″)-Ⅰ具有保护作用，同时对作用于3位的钝化酶AAC(3)具有保护作用，阿米卡星和异帕米星甚至对作用于3′位的钝化酶都有保护作用。这种由于化学修饰的作用，不仅对如此广泛的钝化酶具有保护作用，且对敏感菌保持原有的活性，这是出乎意料的。解释这种结果的可能原因是：1-*N*取代的氨基能够接近细菌核糖体，使之有效地提高与核糖体的结合能力；而且，这样的分子结构能够与钝化酶保持足够远的距离。

但是，1-*N*-氨酰基衍生物对许多钝化酶仍然是敏感的，除非像阿贝卡星那样在4′位进行脱氧反应。由于阿贝卡星在C-3′和C-4′位没有羟基化功能，因此不能被APH(3′)和ANT(4′)酶作用。它也不能被由金黄色葡萄球菌和表皮葡萄球菌产生的双功能酶APH(2″)-AAC(6′)和ANT(4′)-ANT(4″)作用。由于甲氧西林耐药金黄色葡萄球菌常常携带有这些双功能的酶，所以在临床上对使用阿贝卡星是非常感兴趣的。尽管阿贝卡星有一个2′位的氨基功能，因此也能被AAC(2′)慢慢地作用，但2′-*N*-取代的酰基衍生物仍然对许多细菌保持有活性。

1-*N*-取代的阿米卡星和阿贝卡星仍然受到AAC(6′)-Ⅰ酶的作用，但令人感到惊讶的是异帕米星能够免遭这类酶的攻击，推测是由于在3″位含有甲基化胺的缘故。根据耐药菌产生的钝化酶的作用位点，进行化学结构的修饰工作，可以说氨基糖苷类抗生素的结构改造工作是非常成功的。

4. 制备改变手性结构的衍生物

通过改变受钝化酶作用的手性碳分子的结构，可能会对这类酶产生抗性。对西梭霉素类抗生素的5-OH从平伏键改变为竖键即为表西梭霉素，其对ANT(2″)、AAC(2′)和AAC(3)都产生抗性。其原因可能是5位羟基位置的改变使苷元4-C和6-C上糖基的旋转自由度更大。这一研究思路在阿米卡星和阿贝卡星的分子中也进行了尝试，但至今还未曾得到临床应用的改变手性特征的药物。

5. 1-C取代衍生物

在2-脱氧链霉胺1-C位进行了一系列的侧链取代工作，最为有效的是对庆大霉素C1中的1-C位的羟甲基取代所获得的S87351，它能够免遭所有临床上对庆大霉素产生耐药的耐药菌钝化酶的作用，但令人难以解释的是，同样对卡那霉素的1-C位结构修饰并不能得到同样的结果。

6. 卤代衍生物

对氨基糖苷类抗生素进行卤代修饰的目的不仅在于试图避免钝化酶的作用，同时也能起到由于卤素的吸电子特性而保护邻近基团。对卡那霉素2-脱氧链霉胺中5位进行单氟或双氟原子的取代试验表明，它能够完全免遭ANT(2″)和APH(3′)的作用，以及部分免遭AAC(2′)的作用。将氯原子引入卡那霉素A分子中的3′和6″位以及阿米卡星分子中的6″位，尽管得到的3′-脱氧-3′-氯卡那霉素能够免遭细菌钝化酶的作用，但对敏感菌的活性仅为3′-脱氧-3′-氟卡那霉素的1/6，因此，终止了进一步的研究。

7. 其他衍生物

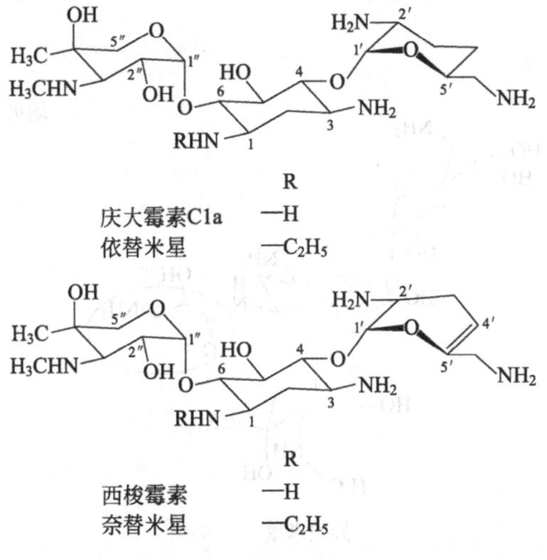

图4-8 依替米星、奈替米星及其母体庆大霉素C1a和西梭霉素

曾在卡那霉素的糖基上用氧原子来取代 C-3′内环形成双噁唑（dioxane），其构象发生了很大的变化，且由于 3′-OH 的脱去降低了分子中这部分结构的极性，从而降低了对钝化酶的敏感性，但可惜的是同时也大大地降低了其抗菌活性。图 4-8 所示为目前临床上应用的一些半合成氨基糖苷类抗生素的化学结构，如西梭霉素衍生物奈替米星（netilmicin）、庆大霉素 C1a 衍生物依替米星（etimicin）、庆大霉素 B 衍生物异帕米星（isepamicin）、卡那霉素 A 衍生物阿米卡星（amikacin）和卡那霉素 B 衍生物地贝卡星（dibekacin）、阿贝卡星（arbekacin）等。其中依替米星为我国自主开发的一类新药，是模仿奈替米星即乙基西梭霉素的创制思路，在庆大霉素 C1a 的 1-N-位引进乙基所得。

图 4-9 所示为一些根据耐药机制发展的目前临床上应用的半合成氨基糖苷类抗生素。

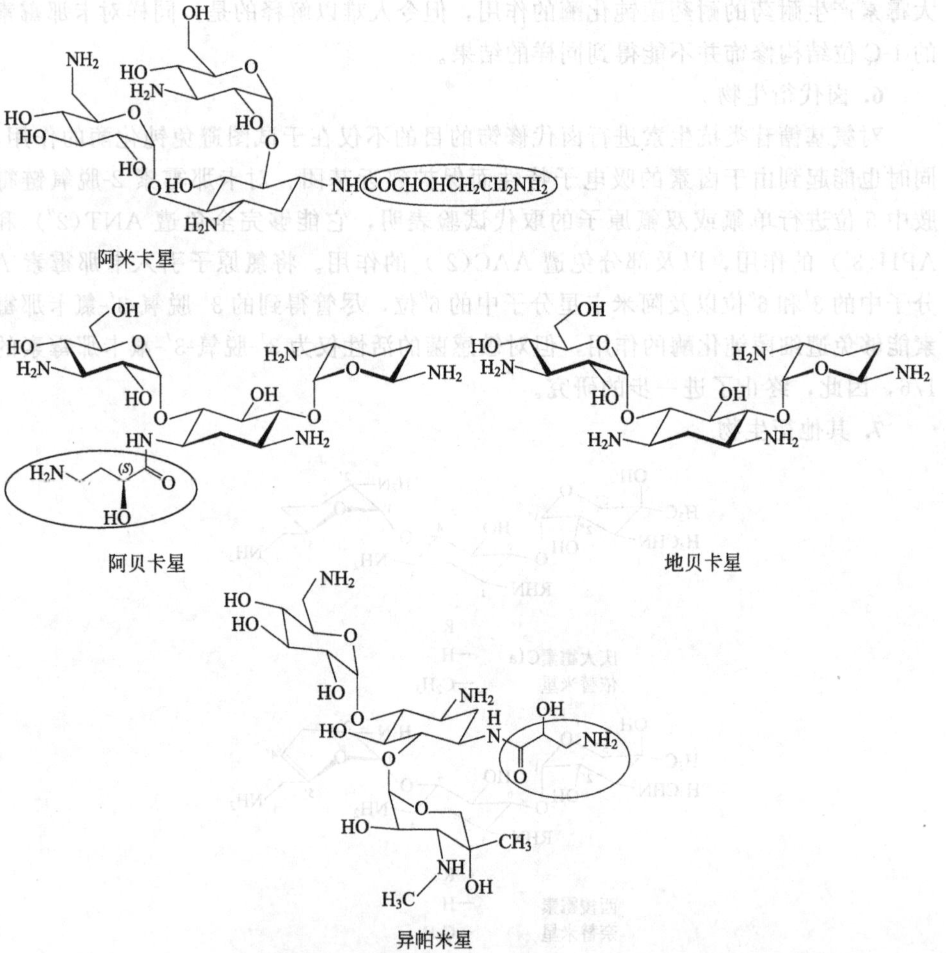

图 4-9　一些根据耐药机制发展的目前临床上应用的半合成氨基糖苷类抗生素

第三节 MLS类抗生素及细菌耐药性

一、MLS类抗生素的结构特性

MLS(macrolides-lincosamides-streptogramins，大环内酯类-林可类-链阳性菌素类）是一大类抗生素的统称，包括十四、十五和十六元大环内酯类抗生素、林可霉素类抗生素和链阳性菌素类抗生素。十四元大环内酯类抗生素主要为红霉素及其衍生物，如克拉霉素、罗红霉素、地红霉素、氟红霉素等；十五元大环内酯类抗生素主要为阿齐霉素；十六元大环内酯类抗生素主要为螺旋霉素、麦迪霉素、交沙霉素（josamycin)、柱晶白霉素（吉他霉素)、竹桃霉素(oleandomycin)、蔷薇霉素、泰乐菌素（tylosin)、罗他霉素和米欧卡霉素等。

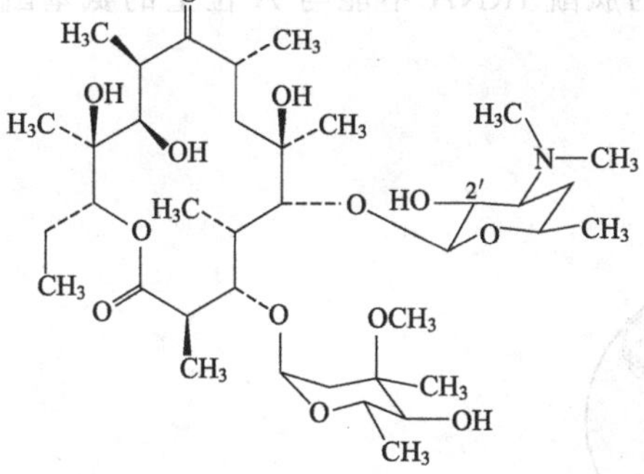

红霉素

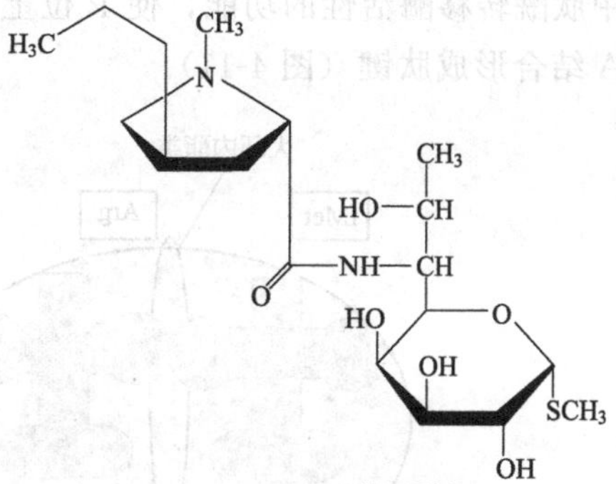

林可霉素

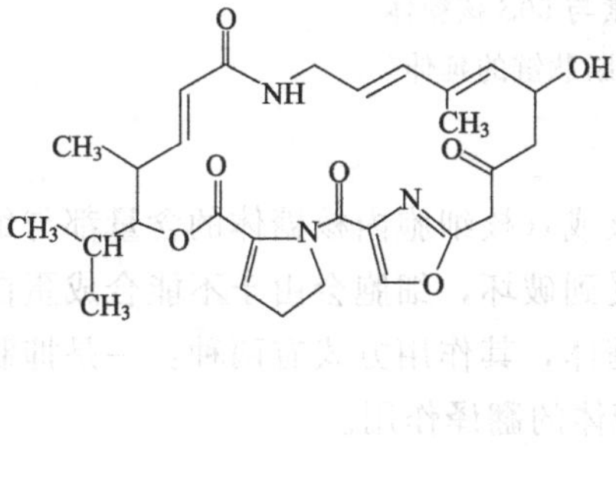

链阳性菌素A

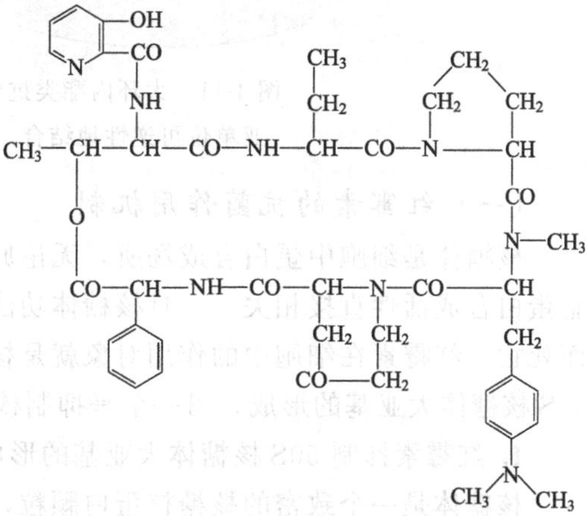

链阳性菌素B

图 4-10 红霉素、林可霉素以及链阳性菌素 A 和 B 的化学结构

林可霉素类抗生素包括林可霉素和氯林可霉素。链阳性菌素类抗生素为链阳性菌素 A(virginiamycin M1，维及尼亚霉素 M1；pristinamycin ⅡA，原始霉素ⅡA)和B(pristinamycin ⅠA，原始霉素ⅠA，mikamycin ⅠA) 的衍生物喹奴普丁(quinupristin，RP57669) 和达福普丁 (dalfopristin，RP54476) 的化学结构，后两者 3∶7 之混合物称为共杀霉素 (synercid)，已经用于临床。尽管这类抗生素的化学结构差异甚大，但其抗菌机制和细菌耐药性机制非常相似。它们的抗菌谱较窄，对革兰阳性球菌 (特别是葡萄球菌、链球菌和肠球菌) 和杆菌以及革兰阴性球菌有效。这些药物尤其是氯林可霉素对厌氧菌也有效。革兰阴性杆菌通常对这类药物不敏感，但某些肠杆菌和嗜血杆菌在体外对阿齐霉素敏感。图 4-10 所示为红霉素、林可霉素以及链阳性菌素 A 和 B 的化学结构。

二、MLS 类抗生素的作用机制

一般认为 MLS 和氯霉素等抗生素为第Ⅰ类蛋白质合成抑制剂，即具有阻断 50S 中肽酰转移酶活性的功能，使 P 位上的肽酰 tRNA 不能与 A 位上的氨基酰 tRNA 结合形成肽键 (图 4-11)。

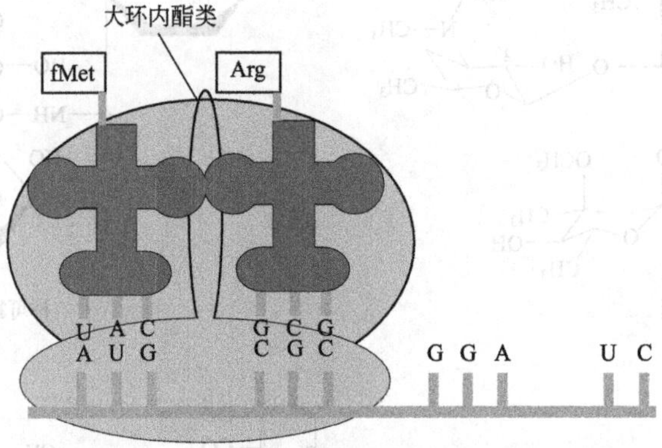

图 4-11 大环内酯类抗生素与 50S 核糖体亚单位可逆性地结合，阻断肽链的延伸

(一) 红霉素的抗菌作用机制

核糖体是细胞中蛋白合成场所，无论原核或真核细胞内核糖体的含量都与细胞蛋白合成活性直接相关。一旦核糖体功能受到破坏，细胞会由于不能合成蛋白而死亡。红霉素在细胞中的作用对象就是核糖体，其作用方式有两种：一是抑制 50S 核糖体大亚基的形成，另一个是抑制核糖体的翻译作用。

1. 红霉素抑制 50S 核糖体大亚基的形成

核糖体是一个致密的核糖核蛋白颗粒，原核生物的核糖体经解离后可以分为 50S 大亚基及 30S 小亚基，每个亚基都是由 rRNA 及多种蛋白质组成。有文献报道红霉素及与之相关的 14 元大环内酯抗生素能阻止正在生长的细菌细胞核糖体

50S大亚基的形成。

Champney小组提出了红霉素抑制核糖体50S大亚基形成的作用模型：50S大亚基是由23SrRNA、5SrRNA和20多种蛋白组装而成的，组装过程中先后有32S、42S中间产物产生。当细菌生长环境中存在红霉素时，正在组装中的尚未有功能的50S亚单位就可能会和红霉素结合上（结合位点与红霉素在成熟50S大亚基上的结合位点相似但不完全相同），于是50S大亚基的组装就被停止，而这个无功能的50S大亚基中间产物因不能进一步形成有功能的核糖体，最终会被核糖核酸酶（如RNaseE）降解掉。从细胞水平上看，细胞核糖体数量下降，蛋白合成能力降低，细菌的生长被抑制。

2. 红霉素抑制核糖体的翻译

核糖体是蛋白质合成场所，它能把翻译中的各种组分聚集起来完成遗传信息mRNA到多肽链的转变。核糖体上与多肽合成有关的活性位点有5个：mRNA结合部位，结合或接受AA-tRNA的部位，结合或接受肽基tRNA的部位，肽基转移部位（P位）及形成肽链的部位（肽酰转移酶中心）。红霉素抑制核糖体的翻译作用实际上是通过两个效应实现的：一是红霉素可抑制蛋白合成延伸；二是红霉素能促进肽酰tRNA的脱落，也就是当AA-tRNA结合到核糖体A位并与P位上的肽链形成肽键时，红霉素能阻断肽酰tRNA(ptRNA）从核糖体A位到P位的转位，并刺激ptRNA从核糖体上脱落，脱落下来的ptRNA会被ptRNA水解酶降解释放出未成熟的肽链。

由于红霉素结合位点2058残基的N1离肽酰转移酶中心A2451大约有15nm的距离，所以当新生肽链的长度达到3～5个氨基酸时红霉素就能通过与2058位置结合而阻断肽链的延伸。另外红霉素能结合在L22及L4形成的释放隧道最狭小位置，在空间上阻断蛋白进入隧道而进一步促使多肽链无法延伸。以上两点解释了红霉素为何能抑制核糖体蛋白合成延伸的原因。既然翻译是在新生肽链插入释放隧道之前就被阻断，那么已合成好的ptRNA就会因不能进入释放隧道而必然从核糖体上脱落下去被ptRNA水解酶降解掉。

（二）链阳性菌素类抗生素及其协同作用机制

普那霉素（pristinamycins）属于链阳性菌素类抗生素，链阳性菌素（streptogramins）是由链霉菌产生的一类结构独特的抗生素，于20世纪50年代末发现。链阳性菌素是由具有协同作用的A族链阳性菌素（streptogramin A，Sa）和B族链阳性菌素（streptogramin B，Sb）构成，其中Sa为多不饱和环内酯，Sb为环六缩肽内酯。普那霉素系始旋链霉菌（*Streptomyces pristinaespiralis*）产生，由普那霉素Ⅰ（pristinamycinⅠ，PⅠ）和普那霉素Ⅱ（pristinamycin Ⅱ，PⅡ）组成。普那霉素Ⅰ由普那霉素$PⅠ_A$、$PⅠ_B$、$PⅠ_C$、$PⅠ_D$、$PⅠ_E$、$PⅠ_F$、$PⅠ_G$、$PⅠ_H$、$PⅠ_I$等一系列同系物组成；普那霉素Ⅱ由普那霉素$PⅡ_A$、$PⅡ_B$、

PⅡ$_C$、PⅡ$_D$、PⅡ$_E$、PⅡ$_F$、PⅡ$_G$ 等一系列同系物构成，其中PⅠ$_A$ 和PⅡ$_A$ 是普那霉素的主要组分。

链阳性菌素类化合物很多是同一类物质或类似物，但由不同产生菌产生，其命名也与其产生菌有关。PⅠ$_A$ 也称链阳性菌素 B，与维及尼亚霉素 S1（virginiamycin S1）同质；PⅡ$_A$ 也称链阳性菌素 A，与维及尼亚霉素 M1（virginiamycin M1）同质；PⅡ$_B$ 与维及尼亚霉素 M2（virginiamycin M2）同质。

天然链阳性菌素药物 Pyostacine（商品名）主要是由PⅠ$_A$ 与PⅡ$_A$ 以30：70（质量比）制成，由法国 Rhone-Poulenc Rorer 公司推出，在20世纪60年代仅在法国上市，1999年开始在多个国家上市。由于该药物水溶性差，不易制成肠外制剂，限制了它在重症感染患者中的应用。随后该公司又推出共杀霉素（synercid、RP59500、quinupristin/dalfopristin），为半合成水溶性链阳性菌素，由普那霉素的衍生物喹奴普丁和达福普丁以30：70（质量比）混合制成，其中喹奴普丁为5-*δ*-*R*-[(3*S*)-奎宁环基] 硫甲基普那霉素Ⅰ$_A$，达福普丁为26*S*-二乙基氨乙基磺酰PⅡ$_A$。该药物在 pH 4.5 左右溶解度为5%，剂型为注射用甲烷磺酸盐。

链阳性菌素具有独特的作用机制，因为它所含有的A和B两个组分具有协同作用。这种协同作用具有明显的定量和定性关系，即当有A组分存在时，B组分的抗菌活力比单独作用时高100倍，这是因为单组分链阳性菌素的抗菌机制为抑菌作用，而当多组分存在时表现为杀菌作用。另外，链阳性菌素混合物的这种特殊作用机制使细菌产生耐药性的概率大为降低，即对一种药物产生耐药性的概率如为10^{-6}，对两种药物的概率则降至10^{-12}。作用机制研究发现：当A组分与细菌核糖体结合就会诱导其构象发生变化，从而增加对B组分的特殊亲和力。十四元、十六元大环内酯抗生素以及林可霉素的抗菌作用仅是抑菌作用，因而对细菌蛋白质合成的抑制是可逆的。

链阳性菌素独特的作用机制表现为：①与核糖体非共价结合的强度异常大；②当其A组分与50S亚基结合后能够诱导产生永久性（即使A组分去除）的构象变化，这种变化一直保持到核糖体解离至亚基准备进入第二次循环。

尽管链阳性菌素与大环内酯类抗生素和林可霉素类抗生素的作用位点都是50S核糖体，即其关键反应是阻断50S核糖体中肽酰转移酶活性的功能，使P位（供位）上的肽酰 tRNA 不能与A位（受位）上的氨基酰 tRNA 结合，从而起到抑制蛋白质合成的作用。但链阳性菌素对50S核糖体表现有特殊的作用机制：链阳性菌素A阻断底物附着于肽酰转移酶中心的供位和受位，即阻断肽链延长的开始；而链阳性菌素B和其他一些大环内酯类抗生素一样阻断肽链的延长；另外，链阳性菌素A仅能结合在50S中不含氨基酰 tRNA 的A位和P位，这种结合后能够诱导核糖体产生永久性的构象变化并产生一个多余的60S亚基（这可能是由70S亚基分离而来），从而增加对B组分的特殊亲和力，使达到杀菌作用，而链阳性菌素 B 和其他大环内酯类抗生素能够在任何步骤与核糖体结合。因此，链阳性菌素 A 和 B 的混合物就是通过这种双重代谢阻断来达到抗菌作用的。

三、细菌对 MLS 类抗生素产生耐药性的作用机制

尽管 MLS 类抗生素的抗菌作用机制与其结构特征基本无关，但细菌对这类抗生素产生耐药性的作用机制是不同的，它包括内在性耐药（intrinsic resistance）和获得性耐药（acquired resistance）。所谓的内在性耐药即为细菌的天然耐药性，如许多革兰阴性杆菌尤其是一些肠杆菌、假单胞菌和不动杆菌对 MLS 类抗生素的耐药似乎是由于细胞外膜的渗透性所致。这些细菌的细胞外膜限制脂溶性抗菌药物和分子量大于 500 的 MLS 类抗生素进入胞内。细菌的这种内在性耐药影响了所有的 MLS 类抗生素的抗菌活性。细菌对 MLS 类抗生素获得性耐药的机理至少有三种，即药物作用靶位分子发生了变异、抗生素活性分子被钝化以及细菌产生药物主动转运。

（一）细菌对红霉素产生耐药性的作用机制

红霉素是一类广谱的大环内酯类抗生素，它通过与细菌核糖体上 50S 大亚基的结合作用抑制蛋白合成延伸。自 20 世纪 50 年代红霉素开始在临床上使用以来，红霉素病原菌耐药性问题就不断地出现。由于红霉素耐药病原菌数量不断增加，红霉素在临床上的使用也受到了很大影响。细菌产生耐药性的分子机理很多，但总的来说细菌主要通过三个途径影响红霉素与核糖体的结合而抵制红霉素抗菌作用，即：①影响红霉素在胞内的积累（大环内酯的外排机制）；②破坏红霉素的结构使其失去抗菌作用；③改造或修饰红霉素在核糖体上的结合作用位点。

1. 外排机制介导的细菌对大环内酯类抗生素的耐药性

蛋白合成场所——核糖体定位在胞内的细胞质中，红霉素要抑制蛋白的合成就必须穿过细胞膜进入胞内。另外，红霉素与核糖体结合的分子数之比是 1∶1，要结合胞内大量的核糖体就需要在一定的时间在胞内积聚足够浓度的红霉素。

革兰阳性菌和革兰阴性菌都可以通过过量表达外排泵这种膜蛋白来产生红霉素抗性。外排泵是一种运输蛋白，用于将有毒物质（包括临床上所用的抗生素）排出细胞外。当细胞膜上的外排泵蛋白将红霉素泵出细胞外的速度远远快于红霉素流进细胞内的速度时，胞内的红霉素浓度就会降低，于是大部分核糖体因没有红霉素的结合而继续合成蛋白，细胞也就能在存在红霉素的环境中存活下来。

2. 钝化酶机制介导的细菌对大环内酯类抗生素的耐药性

已经发现了很多作用于 MLS 类抗生素活性分子的钝化酶。在乳酸杆菌中发现有大环内酯类抗生素钝化酶的存在，但其作用机制和相应的基因还不甚了解。通常在使用红霉素治疗的病人中分离的对红霉素具有高度耐受性的肠杆菌中，普

遍存在有红霉素钝化酶；也从病人的血液中分离得到含有红霉素钝化酶的大肠埃希菌。在所有红霉素耐药肠杆菌中都存在有红霉素酯酶。这些酯酶具有酯解红霉素和竹桃霉素的大环内酯部分的功能，且似乎专一性地作用于十四元环的大环内酯类抗生素，因为它们对交沙霉素、麦迪霉素、蔷薇霉素和螺旋霉素都没有作用。编码红霉素Ⅰ型酯酶和红霉素Ⅱ型酯酶的基因 *ereA* 和 *ereB*（其均定位于质粒）的核苷酸顺序都已经被测定。尽管这两种基因都来自于临床大肠埃希菌分离株，但其氨基酸仅有17%同源性（Ⅰ型酯酶含349个氨基酸，Ⅱ型酯酶含419个氨基酸），*ereA* 基因的G+C含量为50%，而 *ereB* 基因的G+C含量为36%，推测 *ereB* 基因来自其他革兰阳性球菌。

ereB 基因常常共存于含有 *ermB* 基因（编码rRNA甲基化酶）的对红霉素产生高度耐药性的肠细菌中。在临床分离株大肠埃希菌BM1527中，这两种基因同时定位于自转移（self-transferable）质粒pIP1527，其间隔3.6kb。由 *ereB* 和 *ermB* 相似的密码子推测它们来自一个共同的外源基因。由质粒介导的红霉素和竹桃霉素钝化酶也已在从人体分离的链球菌和葡萄球菌中被发现。在大肠埃希菌中还发现了另一种大环内酯类抗生素钝化酶大环内酯糖基转移酶，将大环内酯的6-脱氧己糖2′-OH糖基化，而大环内酯2′-磷酸转移酶则将ATP上的γ-磷酸转移到大环内酯上的2′-OH。

3. 核糖体改变或修饰机制介导的细菌对大环内酯类抗生素的耐药性

红霉素在核糖体上的作用位点主要是50S大亚基上的23SrRNA，具体就在结构域Ⅱ的发夹环35及结构域Ⅴ的肽酰转移酶上。作用位点既有rRNA成分也有蛋白成分。抗性细菌第三个产生耐药性的途径就是改造或修饰核糖体上的红霉素作用位点，也就是通过直接作用核糖体上的红霉素作用位点来影响红霉素抗菌作用，这种直接作用方式既可以通过突变作用位点的碱基及蛋白来完成，也可以通过产生一种抗性短肽直接将红霉素从核糖体的结合位点上替代下来。

（二）细菌对链阳性菌素产生耐药性的作用机制

喹奴普丁-达福普丁是链阳性菌素A和B的衍生物，其可以注射，主要用于对糖肽类抗生素耐药的屎肠球菌引起的感染。维及尼亚霉素M与S组成的化合物，与链阳性菌素A和B的混合物一样，具有协同作用，其作为动物生长促进剂使用多年。由于这种抗生素在动物中的使用，导致出现了维及尼亚霉素耐药屎肠球菌，并对刚刚应用于临床的喹奴普丁-达福普丁产生交叉耐药性，严重威胁生命健康。为此，在欧洲已经取消了维及尼亚霉素作为动物饲料添加剂使用。

对链阳性菌素产生耐药性的问题首先在葡萄球菌中发现，其仅对链阳性菌素A组分产生耐药性。葡萄球菌中有很多编码对链阳性菌素A产生耐药性的基因，如编码酰基转移酶的 *vat*(*A*)、*vat*(*B*) 和 *vat*(*C*)；编码涉及外泵系统的ATP结合蛋白的 *vga*(*A*) 和 *vga*(*B*)。在肠球菌中，粪肠球菌对链阳性菌素A和B表现为天然抗性，而分离的大多数屎肠球菌对其是敏感的。在对链阳性菌素 A 和 B 产生耐药性的粪肠球菌中分离到了 *satA* 和 *satG* 两个编码酰基转移酶的基因，现在已经分别重新命名为 *vat*(*D*) 和 *vat*(*E*)。

（三）细菌对林可霉素产生耐药性的作用机制

林可霉素类钝化酶在很多链霉菌中被发现，钝化林可霉素和氯林可霉素的酶使抗生素分子的 3 位羟基磷酸化或核苷酰化。在葡萄球菌和乳酸杆菌中也发现有这些钝化酶。金黄色葡萄球菌 BM4611 和溶血葡萄球菌 BM4610 对林可霉素的耐受性很高（MIC 为 64mg/L），而对氯林可霉素很敏感（MIC 为 0.12mg/L）。在这两种细菌中，通过钝化酶的作用使抗生素分子中的 4 位核苷酰化成为 4(5′-核糖核苷)-林可霉素或氯林可霉素，这与在链霉菌中发现的钝化机制不同。编码该酶的基因 *linA* 和 *linA*′已经在大肠埃希菌中被克隆和测序。*linA* 和 *linA*′基因非常相近，它们编码两个含有 161 个氨基酸的异构酶（两者的氨基酸序列同源性高达 91%）。*LinA* 基因在表皮葡萄球菌、金黄色葡萄球菌、溶血葡萄球菌、科氏葡萄球菌和人葡萄球菌中都被检测到，*linA*′基因在表皮葡萄球菌、金黄色葡萄球菌和科氏葡萄球菌中被检测到。在不含 *linA* 和 *linA*′基因的林可霉素耐药菌发现有类似于 *linA* 的基因。

四、新型大环内酯类抗生素的研究开发

大环内酯类抗生素是最早使用的一类亲脂碱性抗生素，在它的化学结构中具有一个大的内酯环。这类抗生素对革兰阳性菌和支原体类均有很高的活性，因此，对这类微生物引起的感染口服有效。在过去几十年中发现的众多的大环内酯类抗生素中，已经工业化生产的有红霉素、竹桃霉素、柱晶白霉素、螺旋霉素、交沙霉素、麦迪霉素和泰乐菌素（专门作为兽药使用）等。最近研究开发成功的非典型大环内酯抗生素阿维菌素等也已工业化生产。与其他大环内酯类抗生素的作用不同，它可作为畜用的抗虫药或用来控制人的盘尾丝虫病。大环内酯类抗生素的临床应用仅次于 β-内酰胺类抗生素，且近年来半合成产品的不断出现和新的大环内酯类抗生素的发现使其应用范围不断拓展。

大环内酯类抗生素是一个受到临床关注和继续发展中的研究领域。新研制的品种大多具备了作为理想抗生素的基本条件，表现出新的特点和优点，包括抗菌谱扩大、抗菌力增强，对一些较难对付的致病原显示出有效活性等。自从大环内酯类抗生素问世，已经有 50 年的历史，其间由于红霉素（EM）对某些日益流行的致病原（军团菌、弯曲杆菌、支原体、衣原体等）显示出有效活性，对一些棘手的新致病原（弓形体、分枝杆菌和包柔螺旋体等）也具活性，加之 EM 的拓宽应用，所以对于以 EM 为中心的大环内酯类药物结构改造的研究又再度受到重视，且日趋活跃，从而促进了新大环内酯类抗生素的迅速发展。早期的 EM

结构改造是制成对酸稳定或易溶于水的各种盐类和酯类，而近 20 多年来对 EM 分子结构中的大环内酯进行改造，获得了一系列应用于临床的新型 EM 结构类似物的新品种，取得了很好的治疗效果。这些新品种包括罗红霉素、地红霉素、克拉红霉素、氟红霉素，以及阿齐霉素等。

新大环内酯抗生素的抗菌谱与其母体红霉素大致相似。主要敏感菌有：革兰阳性球菌、厌氧菌、弯曲杆菌、淋球菌、流感杆菌、卡他布兰汉球菌、白喉杆菌、百日咳杆菌、支原体和衣原体等。与 EM 比较，新大环内酯抗生素一般也是只抑菌而不杀菌（高浓度时可杀菌），MIC 值也会受到酸性环境影响，交叉耐药性的特点也与 EM 相似。不过，这些新品种的抗菌活性却又各具特色。有的是对某些致病原具有比 EM 更强大的活性，有的是对新出现的致病原显示出较高的活性。

大环内酯类抗生素在临床细菌感染疾病的化疗地位虽次于新一代氟喹诺酮类、β-内酰胺类及第三代氨基糖苷类抗生素，但应该看到 EM 作为久经考验的传统药物，价廉易得，疗效确切，毒副作用已为人们所熟知，易于发现和预防，故近年又重新受到重视并被寄予厚望。EM 在临床治疗中的拓宽应用研究及 EM 结构改造得到的新抗生素的治疗特性，使大环内酯类抗生素在临床应用的地位重新得到评估，并将在临床应用中发挥更大的作用。当前大环内酯类抗生素结构改造的研究方向有四：①继续修饰红霉素化学结构；②寻找具有抗菌特点的新大环内酯；③探索具有抗菌活性以外其他生理活性的物质；④开辟新用途。

第四节　糖肽类抗生素及细菌耐药性

一、糖肽类抗生素的结构特征和临床应用

1. 糖肽类抗生素的结构特征

自 20 世纪 50 年代发现万古霉素（vancomycin）以来，已经有数十个糖肽类抗生素从来自于土壤的拟无枝酸菌（*Amycolaptosis*）和链霉菌中分离获得。其中万古霉素（我国早在 20 世纪 60 年代末开发的为去甲万古霉素）和替考拉宁（teicoplanin）是目前临床上应用的两种糖肽类抗生素，其化学结构如图 4-12 所示（临床使用的万古霉素为其 B 组分；临床使用的替考拉宁由 A2-1～A2-5 组成）。这两种糖肽类抗生素的结构特征包括：具有一个七肽；这个七肽中氨基酸残基的芳基侧链交叉连接，形成一个具有刚性的圆盖形（dome-shape）结构；七肽的氨基酸构型为 D-D-L-D-D-L-L，这些由非核糖体合成的氨基酸的构型被假定为对侧链环化是关键性的；万古霉素在其 4,5 位残基和 7 位残基分别含有非蛋白类氨基酸，4,5 位为 4-羟基苯苷氨酸（4-hydroxylphenyglycine，Hpg），7 位为

3,5-二羟基苯苷氨酸（3,5-dihydroxylphenyglycine，DHpg）；而替考拉宁在1位残基上多一个Hpg，在3位残基上是一个DHpg；万古霉素分子中有三个氧化连接：2-4、4-6以及5-7之间，而替考拉宁在残基1和残基3上有附加的芳基侧链，从而有附加的交叉连接使所有的侧链相互连接；在万古霉素分子中有一个双糖附着在4-OH-PheGly$_4$的酚氧原子上，而在替考拉宁分子的4、6和7位上分别连接有单糖。

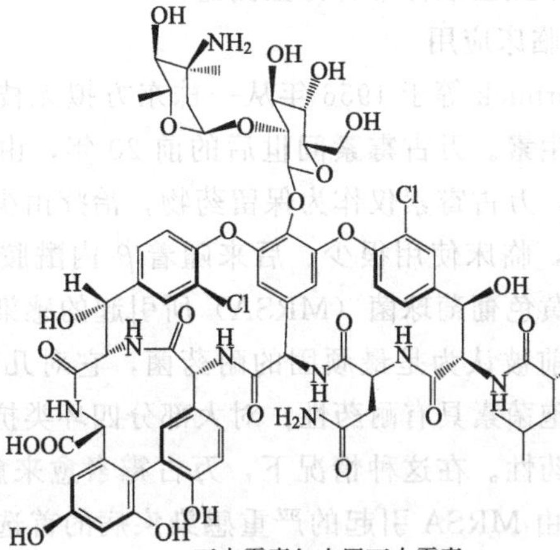

万古霉素与去甲万古霉素

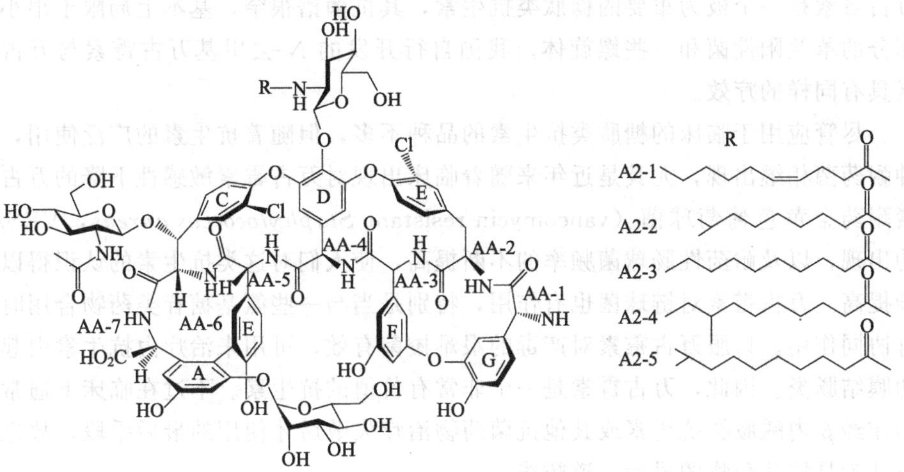

替考拉宁

图4-12　万古霉素和替考拉宁的化学结构

万古霉素分子中的双糖是一个万古糖胺基-1,2-葡萄糖基（vancosaminyl-1,2-glucosyl），其中L-万古糖胺为2,3,6-三脱氧-3-氨基-3-甲基-L-己糖。在其他一些糖肽类抗生素分子结构中可以发现有一些万古糖胺的类似物，如在balhimycin中有4-氧-万古糖胺；在chloroeremomycin分子结构中有4-表-L-万古糖胺。在 chloroeremomycin-OH-Tyr_6 的 β-羟基取代上有第二个 L-万古糖胺。在替考拉宁分子结构中，4 位和 6 位残基上连接的是 *N*-乙酰-D-葡萄糖胺，4 位糖基上含有一个酰基长链，6 位连接的是一个很普通的 GlcNAc 糖，7 位残基上也是连接着一个非常普通的甘露糖。替考拉宁家族的另一个成员，由 *Streptomyces toyocaensis* 产生的 A47934 分子结构中不含任何一个糖。由浅紫灰链霉菌（*Streptomyces lavendulae*）产生的 complestatin，其分子结构中也不含任何一个糖，且组成其分子的 7 个氨基酸都带有芳基侧链。

2. 糖肽类抗生素的临床应用

万古霉素是由 Micormick 等于 1956 年从一株东方拟无枝酸菌的发酵液中分离得到的一种糖肽类抗生素。万古霉素问世后的前 20 年，由于青霉素和头孢菌素类抗生素的上市使用，万古霉素仅作为保留药物，治疗由少数金黄色葡萄球菌引起的严重感染性疾病，临床使用很少。后来随着 β-内酰胺类抗生素的大量使用，由甲氧西林耐药金黄色葡萄球菌（MRSA）所引起的感染逐渐流行，耐甲氧西林金黄色葡萄球菌目前被认为是最顽固的耐药菌，它对几乎所有的 β-内酰胺类抗生素包括第三代头孢菌素具有耐药性；对大部分四环类抗生素和氨基糖苷类等其他抗生素也产生耐药性。在这种情况下，万古霉素愈来愈引起人们的重视，是目前临床上用于治疗由 MRSA 引起的严重感染疾病的首选药物，并被国际抗生素专家誉为“人类对付顽固性耐药菌株的最后一道防线”和“王牌抗生素”。万古霉素是一个极为重要的糖肽类抗生素，其抗菌谱很窄，基本上局限于很小一部分的革兰阳性菌和一些螺旋体。我国自行开发的 *N*-去甲基万古霉素与万古霉素具有同样的疗效。

尽管应用于临床的糖肽类抗生素的品种不多，但随着抗生素的广泛使用，各种耐药菌相继出现，尤其是近年来随着临床出现对万古霉素敏感性下降的万古霉素耐药金黄色葡萄球菌（vancomycin-rcsistant *Staphylococcus aureus*，VRSA）的出现，以及耐药性肠球菌频率的不断提高，使人们对这类抗生素的认识得以逐步提高。万古霉素对链球菌也有作用，特别是当与一些氨基糖苷类药物合用时具有协同作用。口服万古霉素对产毒的艰难梭菌有效，可用来治疗由抗生素引起的伪膜结肠炎。因此，万古霉素是一个非常有价值的抗生素。不过在临床上通常被用作经 β-内酰胺类抗生素或其他抗菌药物治疗失败后才使用的最后手段，故也常被认为是抗菌药物的最后一道防线。

二、糖肽类抗生素的作用机制

糖肽类抗生素的抗菌作用虽与 β-内酰胺类抗生素的相同，都是通过干扰细菌细胞壁肽聚糖的交联，从而使细菌细胞发生溶解。革兰阳性菌的细胞壁是由一厚厚的肽聚糖层构成，其位于细胞质膜（内膜的外侧）；而革兰阴性菌在一薄薄的肽聚糖层外面还有一完整的细胞外膜，其阻止万古霉素和替考拉宁等糖肽类抗生素渗透到肽聚糖。因此，这类抗生素仅对革兰阳性菌有效。

1. 与肽聚糖链中 *N*-酰基-D-Ala_4-D-Ala_5 中末端 D,D-二肽形成氢键——第一种作用机制

就细胞水平而言万古霉素通过干扰细菌细胞壁的合成最终使细菌细胞发生溶解。从分子水平上讲，万古霉素抑制细胞壁合成第二阶段（类脂结合）中一个关键的转化反应，即具有刚性交叉连接的 7 肽骨架识别未交叉连接肽聚糖链中 *N*-酰基-D-Ala_4-D-Ala_5 中末端 D,D-二肽，并在脂Ⅱ分子中通过 5 个氢键形成具有高度亲和力的复合物，这些氢键从糖肽类抗生素分子的下表面与肽聚糖末端的酰胺基和羧基结合。同时，研究发现有两种作用机制加强万古霉素中肽骨架与细菌细胞壁合成过程中的 D-Ala-D-Ala 的结合作用：①两个万古霉素分子间糖苷结构通过氢键的作用形成二聚体，万古霉素以这种聚合体形式存在增强了结构的稳定性，同时锁定了万古霉素中与 D-Ala-D-Ala 结合袋（binding pocket）呈正确的构象；②万古霉素结构中的亲脂部分使得抗生素位于细菌的表面上从而接近细胞壁合成前体。图 4-13 所示的分子结构实体模型显示，互补表面使两个万古霉素分子与 $N_{2,6}$-二(酰基)-L-Lys-L-Ala-D-Ala 配体紧密结合；Ala_5 的甲基侧链紧密地镶嵌在抗生素分子的空穴中；D-Ala_4-D-Ala_5 的酰胺键被糖肽复合物隔绝，从而阻挡了转肽酶的识别。即当万古霉素与 UDP-五肽末端的 D-Ala-D-Ala 末端游离羧基紧密结合后，就抑制了有功能的肽聚糖形成过程中所需的转糖苷作用和转肽作用的最后步骤，从而导致细菌细胞的溶解。

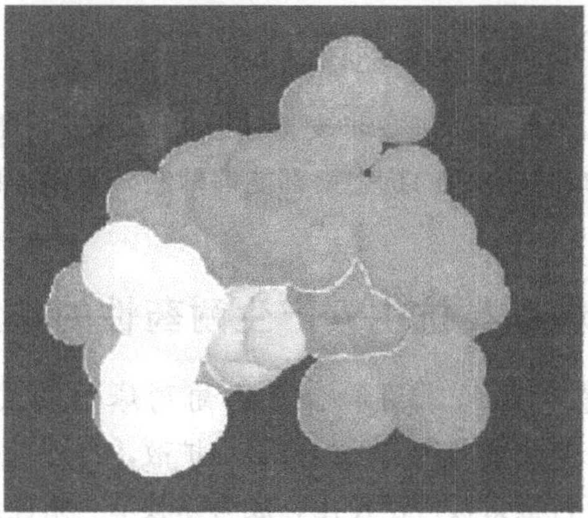

图 4-13　万古霉素与 $N_{2,6}$-二(酰基)-L-Lys-L-Ala-D-Ala 结合的分子结构实体模型

2. 直接抑制转葡基酶——第二种作用机制

Kahne 等在研究万古霉素类的作用机制时，首先将破坏万古霉素结构类似物分子中的肽结合袋（即去除苷元分子中的 *N*-甲基亮氨酸部分，其既能通过氢键与 D-Ala-D-Ala 结合，也能通过静电与之接触），让其不能与 *N*-乙酰 D-Ala-D-

Ala 结合，然后测定这种化合物对敏感菌和万古霉素耐药菌的抗菌活性。结果发现，结构破坏的氯二苯基万古霉素正如预期的那样，对敏感菌的活性大幅下降（下降 330 多倍），但对耐药菌的抗菌活性几乎没有影响（下降为 1/3）。

可以想象，分子中的细胞膜锚定结构（氯二苯基结构具有增强细胞膜锚定作用）和二聚体的形成，可以补偿被破坏结构与正常分子相比缺少一根氢键的作用，但难以想象能够补偿二根氢键的缺失（另外缺少的一根氢键是耐药菌短肽末端氨基酸的改变）和静电作用的缺失。因此，在解释氯二苯基万古霉素对 VanA 耐药菌的作用机制时，认为该抗生素与二肽的结合并不是主要的抗菌机制，而一定存在有第二种作用机制。由于结构被破坏的氯二苯基万古霉素仍然对 VanA 耐药菌有效，因而提出了抗生素直接与转葡基酶发生交互作用阻断转葡基反应来阻断肽聚糖合成。图 4-14 所示为糖肽类抗生素的两种作用机制模式。

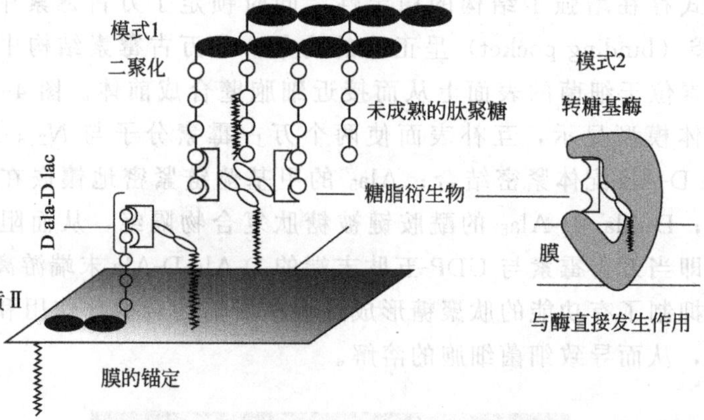

图 4-14　糖肽类抗生素的两种作用机制模式

后来，Goldman 等的工作进一步支持了氯二苯基万古霉素的第二种作用机制，因为这种正常的和被破坏的抗生素都能够抑制外源添加的活性短肽掺入到新生的肽聚糖中。

三、细菌对糖肽类抗生素产生耐药性的作用机制

（一）万古霉素耐药肠球菌和金黄色葡萄球菌的发展

随着 20 世纪 80 年代细菌耐药性的传播和扩散，特别是甲氧西林耐药金黄色葡萄球菌的爆发，万古霉素被广泛使用，成为拯救革兰阳性细菌感染危重病人的救命药物。但是，随着万古霉素的广泛使用，已经出现了万古霉素耐药的革兰阳性细菌，特别是万古霉素耐药肠球菌，以及万古霉素耐药的金黄色葡萄球菌，使人类的生命健康又受到了严重的威胁。

1. 万古霉素耐药肠球菌

肠球菌是人体内源性寄殖菌，为条件致病菌，可引起菌血症、心内膜炎和尿

路的严重感染等。20 世纪 80 年代起，肠球菌在医院内感染中所占比例有增多的趋势。根据 1991 年美国医院感染监测系统报告，1986～1989 年间，肠球菌为医院内感染的第二常见病原菌。在肠球菌的感染中，粪肠球菌占 80%以上，屎肠球菌约占 10%。近年来，肠球菌对氨苄西林和其他青霉素类抗生素耐药率增加，而且对氨基糖苷类抗生素高度耐药。1988 年英国首次报道了耐万古霉素肠球菌（vancomycin resistant *Enterococcus*，VRE）所致医院内感染的爆发流行，且不久被证实其耐药机制为质粒介导。VRE 逐渐增加的原因除了耐万古霉素的遗传因子可以传播外，另一个重要的因素是将糖肽类抗生素作为动物生长促进剂用于食源性动物，提供 VRE 出现的选择压力。

在万古霉素耐药肠球菌中有 95%是粪肠球菌（*Enterococcus faecalis*），5%是屎肠球菌（*Enterococcus faecium*）。这些耐药菌的主要表型有两种，即 VanA 和 VanB，其次要的表型为 VanC。最近还发现了一些 VanA 和 VanB 的突变表型。

2. 万古霉素耐药金黄色葡萄球菌

为了解决金黄色葡萄球菌的耐药性问题，1959 年半合成的青霉素类抗生素甲氧西林和苯唑西林投入临床使用。然而，仅两年之后的 1961 年英国首次发现了耐甲氧西林的金黄色葡萄球菌（methicillin resistant *Staphylococcus aureus*，MRSA）。此后，MRSA 遍及世界。

MRSA 和 MRCNS(甲氧西林耐药凝固酶阴性葡萄球菌）感染的治疗主要局限在万古霉素上，尤其是对 MRSA 多重耐药株，万古霉素是有效治疗的唯一选择。最近，国外已有万古霉素耐药金黄色葡萄球菌的报道，但国内尚未有类似的发现。值得注意的是，国外已有关于万古霉素对金黄色葡萄球菌最低抑菌浓度增高的报道，即出现万古霉素中等耐药金黄色葡萄球菌（vancomycin-intermidiate *S. aureus*，VISA)，因此，由多重耐药的 MRSA 变迁为 VISA 而引起的感染就会导致任何治疗无效。现已证明，VISA 均来自于 MRSA。

（二）细菌对糖肽类抗生素产生耐药性的作用机制

万古霉素等糖肽类抗生素的抗菌作用是通过与肽聚糖前体的末端二肽（细菌细胞壁前体五肽中的 D-Ala-D-Ala）结合、抑制细菌细胞壁的合成来实现的。细菌对万古霉素产生耐药性的机制是由于耐药菌能够产生一种分子结构不同于敏感菌的肽聚糖前体末端二肽，D-Ala-D-Lac、D-Ala-D-Ser 或 D-Ala，使万古霉素分子不能与之结合，而细菌能够照样合成其细胞壁，如图 4-15 所示为万古霉素与 D-Ala-D-Lac(耐药菌）之间的氢键结合（只能形成四个氢键），以及与 D-Ala-D-Ala(敏感菌）之间的氢键结合（能够形成五个氢键）。体外测定万古霉素对具有不同分子结构的肽聚糖前体类似物的亲和力发现，其 *C*-末端的 D-Ala 对稳定肽聚糖的结构是必需的。用氧来取代连接 D-Ala-D-Ala 的 NH 即形成 D-Lac，其与万古霉素的亲和力要降低1000倍以上。同样，用乙基来取代甲基（即用D-氨基丁酸来取代D-Ala），则亲和力降低300倍以上。

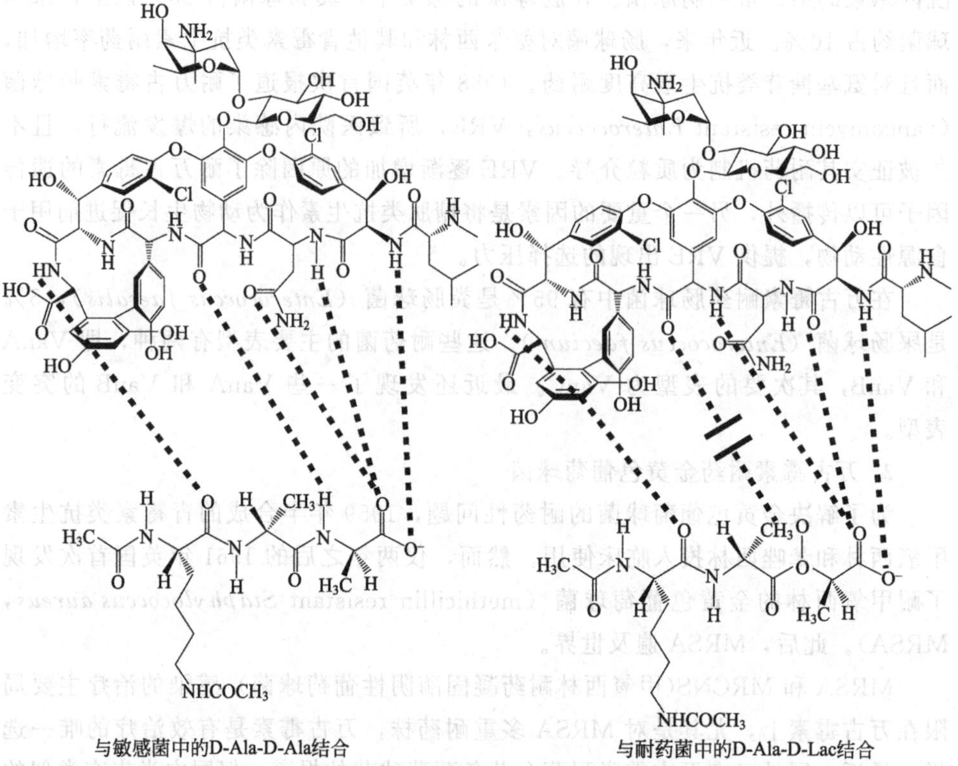

图 4-15　万古霉素与敏感菌中短肽和耐药菌中短肽的氢键结合

对细菌产生万古霉素耐药性的更为精细的作用机制的研究发现，*vanA* 基因存在于被称为转座子或跳跃基因的 *Tn1546* 中。这一转座子含有 9 个基因，其中两个编码与转座能力有关的蛋白；另外 7 个通常被称为万古霉素耐药基因的“*vanA* 基因簇”（图 4-16）。由 *vanA* 基因编码的蛋白包括 VanS 和 VanR，这两种蛋白负责耐药性的诱导作用。其中 VanS 似乎是一种探头（sensor），以探测环境中是否存在有万古霉素，或更像是万古霉素对细胞壁合成的早期响应。当 VanS 探测到环境中有万古霉素后就将信号传递给 VanR，VanR 是一种响应调节物（response regulator），这种调节物最终导致活化或启动其他有关耐药性的蛋白的合成，如 VanH、VanA、VanX 等。当环境中存在有万古霉素或替考拉宁时，VanS 上的组氨酸残基间接地产生自身磷酸化作用，然后该磷酸化残基被转移到响应调节物 VanR 的天冬氨酸残基上。最后，磷酸化的 VanR 作用于启动子（Pro），启动 *van* 基因簇的转录和对糖肽类抗生素耐药性的表达（图 4-17）。

VanH 是一种与 D-乳酸盐合成有关的脱氢酶。VanA 是一种连接 D-乳酸盐和 D-Ala 以形成 D-Ala-D-Lac 的连接酶，这种分子结构被改变的二肽通过细菌自

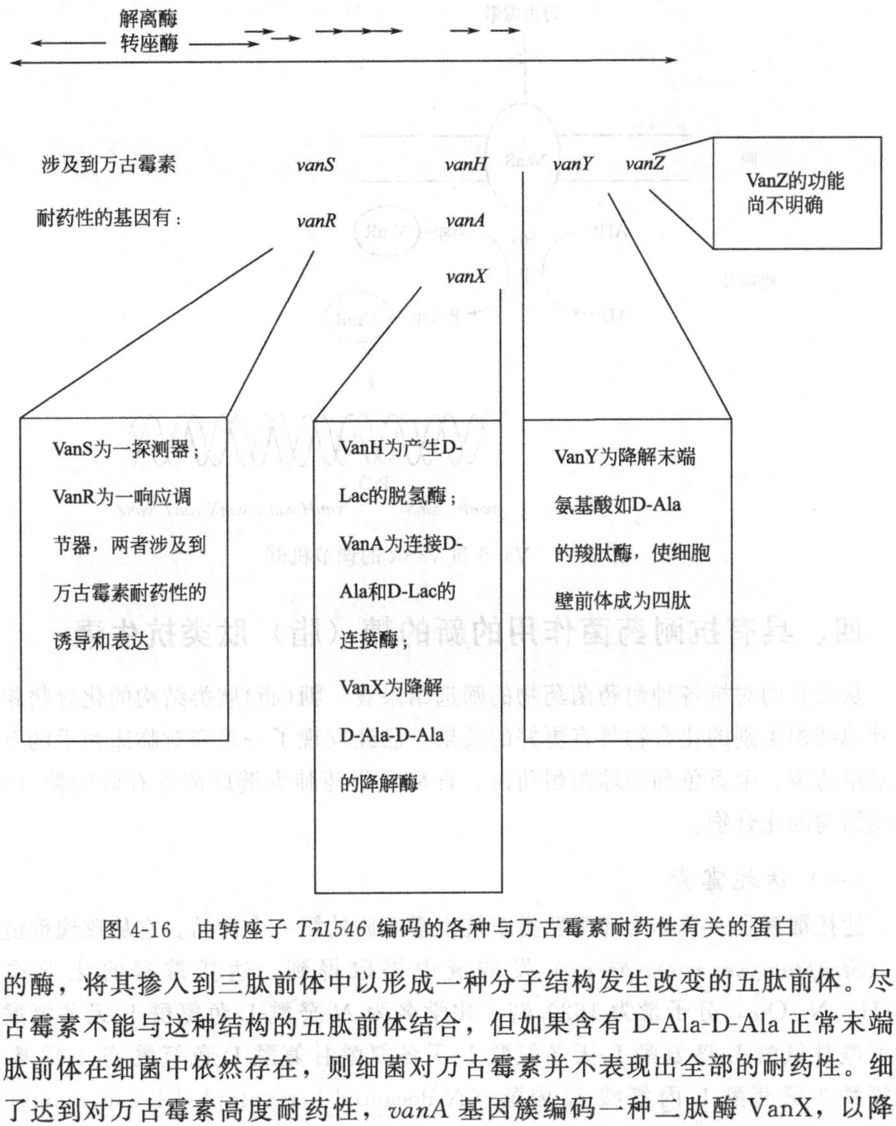

图 4-16　由转座子 *Tn1546* 编码的各种与万古霉素耐药性有关的蛋白

身的酶，将其掺入到三肽前体中以形成一种分子结构发生改变的五肽前体。尽管万古霉素不能与这种结构的五肽前体结合，但如果含有 D-Ala-D-Ala 正常末端的五肽前体在细菌中依然存在，则细菌对万古霉素并不表现出全部的耐药性。细菌为了达到对万古霉素高度耐药性，*vanA* 基因簇编码一种二肽酶 VanX，以降解 D-Ala-D-Ala 二肽，这就降低了 D-Ala-D-Ala 掺入到合成正常五肽前体的量，从而达到合成非正常五肽前体量相对增加的目的。再则，虽然一些没有被二肽酶及时破坏的 D-Ala-D-Ala 可以通过补偿系统（backup system）进入到正常的五肽前体中，但 VanY 作为一种羧肽酶，能够将五肽前体的末端部分如 D-Ala 降解以形成一种四肽，从而使万古霉素不能与之结合。但是，这种羧肽酶不同于 VanA 和 VanX，它并非细菌耐药性所必需的，仅是起到辅助的作用来增强细菌对万古霉素的耐药性。由 *vanA* 基因簇编码的最后一个蛋白是 VanZ，其功能还不曾了解。尽管当这一基因（*vanZ*）被克隆后对替考拉宁具有耐药性，但细菌对万古霉素的耐药性不需要这一基因。

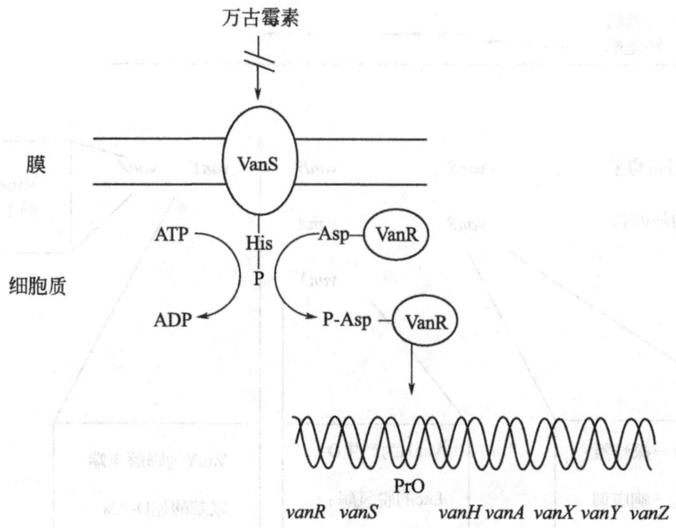

图 4-17 VanS 和 VanR 的调节机制

四、具有抗耐药菌作用的新的糖（脂）肽类抗生素

从已有的对抗各种耐药菌药物的筛选结果看，糖(脂)肽类结构的化合物相对于其他结构类别的化合物具有更好的效果。已经发现了一系列对临床棘手的万古霉素耐药菌、金黄色葡萄球菌耐药菌、青霉素耐药肺炎链球菌等有效的糖（脂）肽类结构的化合物。

（一）达托霉素

达托霉素是一类称为环酯肽类新抗生素家族的第一个产品。它从玫瑰孢链霉菌（*Streptomyces roseosporus*）发酵液中提取得到。达托霉素的化学式为 $C_{12}H_{101}N_{17}O_{26}$，分子量为 1620.67，化学名为 *N*-癸酰-L-色氨酰-L-天冬氨酰-L苏氨酰甘氨酰-L-鸟氨酰-L-天冬氨酰-L-天冬氨酰甘氨酰-D-色氨酰-苏-3-甲基-L-谷氨酰-3-氨茴酰-L-丙氨酸 ε_1-内酯（*N*-decanoyl-L-tryptophyl-L-asparaginyl-L-aspartyl-L-threonylglycyl-L-ornithyl-L-aspartyl-D-Alanyl-L-aspartylglycyl-D-seryl-threo-3-methyl-L-glutamyl-3-anthraniloyl-L-alanine ε_1-lactone）。达托霉素由 13 个氨基酸组成，其中 10 个氨基酸组成一个环，另有 3 个氨基酸排列成线状，这三个氨基酸末端的 L-色氨酸接着一个十碳癸酸。其化学结构见图 4-18 所示。

达托霉素的抗菌活性谱与万古霉素和替考拉宁相似，对许多好氧和厌氧革兰阳性细菌包括甲氧西林耐药金黄色葡萄球菌有效。达托霉素的抗菌机制与糖肽类抗生素的作用机制不同，它的主要作用机制是扰乱细胞膜对氨基酸的转运，从而阻碍细菌细胞壁肽聚糖的生物合成以及改变细胞质膜的性质。该抗生素的抗菌活性为浓度依赖性的，并受到 pH 和离子化钙浓度的影响。与替考拉宁一样，达托霉素具有很高的蛋白

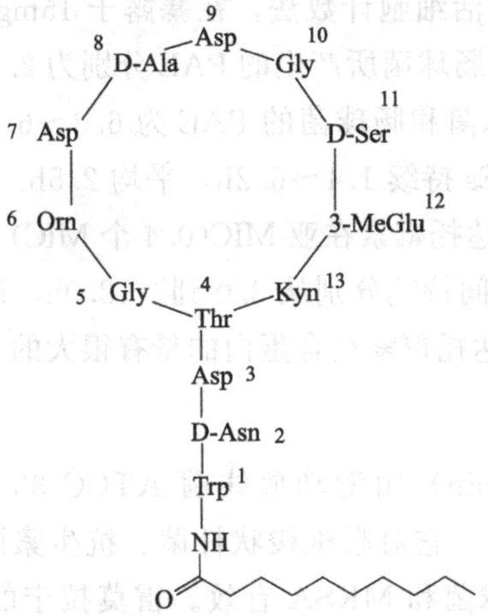

图 4-18　达托霉素的化学结构

结合率（94%），而且在体外的活性受到血清或白蛋白存在的影响。但是，即使在血清存在的情况下，达托霉素的抗菌活性也比万古霉素和替考拉宁要高。

达托霉素具有在体外抗绝大多数的临床革兰阳性菌的作用。主要用于耐药菌，如耐万古霉素肠球菌（VRE）、耐甲氧西林金黄色葡萄球菌（MRSA）、糖肽类中等敏感的金黄色葡萄球菌（GISA）、凝固酶阴性葡萄球菌（CNS）和耐青霉素肺炎链球菌（PRSP）的感染，对于这些耐药菌可选择的抗生素很少。达托霉素的抑菌活性如下：对 MRSA（$MIC_{50}=0.25\sim2\mu g/ml$）、青霉素耐药肺炎链球菌（$MIC_{50}=0.03\sim1\mu g/ml$）具有极好的活性，对甲氧西林敏感和耐药金黄色葡萄球菌的 MIC/MBC 为 $0.5(\mu g/ml)/0.5(\mu g/ml)$，对万古霉素中度敏感金黄色葡萄球菌的 MIC/MBC 为 $2.0(\mu g/ml)/4.0(\mu g/ml)$。

达托霉素是一种钙离子依赖型的抗生素，实验发现加钙离子的抑菌活性大于不加的对照组。以金黄色葡萄球菌 209P 为敏感测试菌，在加钙（2.5mmol/L）和不加钙的 IS 培养基上，达托霉素的抑菌圈可相差 10mm 左右。

细菌对达托霉素产生自发获得性的耐药是罕见的，此药的作用机制与其他许多抗生素不一样。其确切的耐药机制尚未被阐明。达托霉素不能透过细胞膜。在钙离子存在的条件下，达托霉素将以非共价键的形式结合到细胞膜蛋白上。细胞膜上的达托霉素结合蛋白（DBP）为其作用靶位。该蛋白已由 Boaretti 和 Canepari 分离得到。这为筛选新型的抗生素奠定了靶点基础。达托霉素可扰乱细胞膜对氨基酸的转运，从而阻碍细菌细胞壁肽聚糖的磷壁（酸）脂质（LTA）的生物合成，改变细胞质膜的性质；另外，它还能通过破坏细菌的细胞膜，使其内容物外泄而达到杀灭细菌的目的。也有报道是其与细胞膜的结合，导致膜电位的降低，从而破坏胞内 RNA 和 DNA 的合成，最终抑制细菌生长。

达托霉素可产生抗生素后效应（PAE），在低于 MIC 浓度下，达托霉素仍可表现出抗微生物的效应。用活细胞计数法，在暴露于15mg/L的达托霉素12h后，4种金黄色葡萄球菌和两种肠球菌所产生的PAE分别为2.4～5.3h和3.5～3.9h。荧光法测得的金黄色葡萄球菌和肠球菌的PAE为6.3～6.7h。最新报道，达托霉素对金黄色葡萄球菌的PAEs持续1.1～6.2h，平均2.5h。对肺炎球菌的PAEs持续1.0～2.5h，平均1.7h。达托霉素在亚MIC(0.4个MIC)浓度下，对金黄色葡萄球菌和肺炎球菌的PAEs时间持续分别从3.0到>12.0h，以及1.9到>12.0h。达托霉素PAE的大小与体内达托霉素结合蛋白的量有很大的关系。

（二）雷莫拉宁

雷莫拉宁（ramoplanin）由游动放线菌ATCC 33076发酵产生，为缩酚肽(depsipeptide)类抗生素。它对艰难梭状杆菌、抗生素耐药肠球菌、多药抗性菌包括万古霉素耐药粪肠球菌和MRSA有效。雷莫拉宁的MIC/MBC系数为1/8，大于所试验的其他64种抗菌药物的MIC/MBC，它对2株痤疮丙酸杆菌(*Propionibacterium acnes*)菌株生长细胞的杀死99.9%的浓度分别为1.25μg/ml和0.65μg/ml。目前在皮肤细菌中还没有产生耐药性。目前在进行Ⅲ期临床，主要针对万古霉素耐药肠球菌感染和甲氧西林耐药金黄色葡萄球菌感染。

雷莫拉宁的作用机制是通过与肽聚糖中间体Ⅱ型脂（G_{35}-MurNAc-peptide-GlcNAc）结合来干扰细胞壁的合成。研究表明，雷莫拉宁分子结构中的脂肪侧链对于保持抗菌活性是必需的，但与Ⅱ型脂的结合并非重要。图4-19为雷莫拉宁的化学结构。

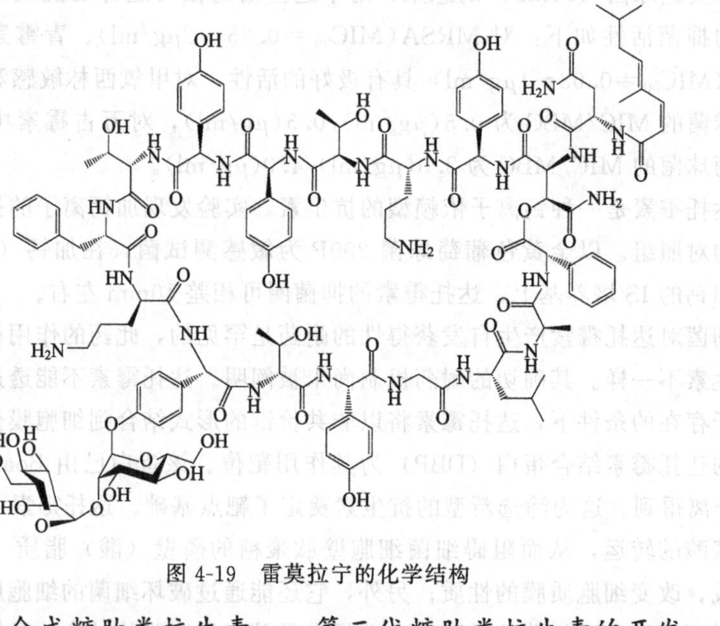

图4-19　雷莫拉宁的化学结构

（三）半合成糖肽类抗生素——第二代糖肽类抗生素的开发

第一代糖肽类抗生素是由20世纪50年代开始发展起来。1956年发现万古霉素，但由于其纯度问题、抗菌谱窄，仅针对革兰阳性菌和部分厌氧菌，市场需求不大。当耐甲氧西林金黄色葡萄球菌（MRSA）成为导致社区、医院内严重细菌感染的主要致病菌后，人们发现此菌对主要的抗生素种类都存在耐药性，这时，万古霉素、替考拉宁发挥了极大的作用。以糖肽类抗生素作为MRSA的经验治疗导致了细菌耐药的发展。人们试图通过研究糖肽类抗生素的构效关系，寻找能够对耐药菌株改善活力的第二代糖肽类抗生素。

万古霉素等糖肽类抗生素结构高度复杂，完全通过化学合成有很强的挑战性。至今为止，大多数新的化合物是基于对糖肽类抗生素结构与生物活性间关系的认识，通过对天然糖肽类抗生素进行半合成获得的。大多数糖肽类抗生素都具有相似的7肽结构，具有固定的空间构象。通过对万古霉素的靶-抗生素相互作用研究，确定了糖肽类抗生素的分子靶。万古霉素与菌体细胞壁中肽聚糖前体UDP-胞壁酰基-*N*-乙酰基-五肽形成复合物，其末端为D-丙氨酰-D-丙氨酸（D-Ala-D-Ala）抑制了葡萄糖基转移作用（肽聚糖伸长作用），阻断肽聚糖的交联，从而阻断细胞壁蛋白质的合成，进而阻断细胞壁的合成，导致细菌死亡。细菌不断进化，出现耐药菌，形成新的细胞壁肽聚糖前体其末端为D-Ala-Lac或D-Ala-D-Ser而代替原来的前体（末端为D-Ala-D-Ala）。

虽然所有糖肽类抗生素的作用机制相似，但是研究其构效关系发现：对天然糖肽类抗生素的关键的基团、位置进行化学修饰，可以增强其抗菌活力，如在结构中含有疏水侧链（替考拉宁中也有）有利于糖肽类抗生素锚向细胞膜上，更接近靶目标，也可能改变膜的完整性。而环4上的双糖、环2上的氯以及环6上的糖之间的相互作用能促进抗生素二聚体的形成，协同结合至靶上。

总结起来，糖肽类抗生素的化学修饰主要分为以下三类。

1. 对糖肽类抗生素中的结合域进行改造

万古霉素等糖肽类结构中肽骨架上存在5个能与D-Ala-D-Ala结合的位点。研究者曾试图通过将七肽结构缩短、加长、将1,3-位上的氨基酸进行替换等方法改变肽骨架结构，从而产生带有能与D-Ala-D-Ala以及D-Ala-D-Lac（Ser）有效结合的肽骨架的新化合物。不幸的是，所有这些试验的结果表明通过改变后所得到的化合物的生物活性降低。然而通过将3位上的天冬氨酸用疏水氨基酸替代结果增强了万古霉素和D-Ala-D-Lac的结合，这一结果表明通过对糖肽类抗生素中七肽结构进行改造从而产生新化合物的可能性是存在的。

2. 改造和增加功能团

对万古霉素结合域之外的一些功能团的改造能够有效地改善其理化性质。万古霉素分子通过形成二聚体能够增强与细菌中靶点的结合力。万古霉素肽骨架的6位上添加一个氨基糖、2位芳香族氨基酸支链上的处于间位上的氯都能增加万古霉素二聚体的形成。另外，对肽骨架的末端进行改造也是一种有效的方法。将羧基进行氨基化也能增加化合物的活性。

3. 改变糖肽类抗生素结构中的糖

虽然糖肽类抗生素中的糖基位置远离万古霉素与其作用靶点的结合域，但是糖基对糖肽类抗生素的生物活性有很重要的影响。实验表明，万古霉素和替考拉宁无糖基糖苷的生物活性明显降低。

目前已经成功的有 3 个化合物已经完成临床研究，即将进入临床。

氯古霉素（oritavancin），为天然糖肽类抗生素（chloroeremomycin）的 *N*-氯二苯基衍生物，其抗耐万古霉素肠球菌（VRE）的活性比母体高 80～1000 倍。道古霉素（dalbavancin），为天然糖肽类化合物 A40296 的衍生物。telavancin，为万古霉素半合成产品，在万古霉素糖胺上连接疏水性侧链（decylaminoethyl）和在骨架上连接磷酸氨基（phosphonomethyl）。其化学结构如图 4-20。

（四）万古霉素耐药基因产物抑制剂的研究

通过对 VRE 临床表型 VanA 和 VanB 耐药分子机制的研究，人们利用一些合理的模型进行理性化设计，以期获得能够逆转这些耐药表型的新颖药物。其中一种方法就是寻找与耐药有关的 5 种蛋白 VanS、VanR、VanH、VanA 和 VanX 的抑制剂。

1. VanS/VanR 抑制剂

VanS/VanR 作为万古霉素抗性菌株的双组分调节系统（two-component regulatory systems，TCS），现已成为人们筛选抗 MRSA 和 VREF 药物新的作用靶点。研究了屎肠球菌、大肠埃希菌和铜绿假单胞菌等的 100 多个 TCS 系统后发现，组成组氨酸蛋白激酶和响应调节子的蛋白尤其是涉及自我磷酸化和磷酸转移功能的蛋白区域，具有较高的同源性。这就有希望针对某一类 TCS 开发一种抑制剂。

2. D-Ala-D-Lac 连接酶（VanA）抑制剂

研究发现所有的 D-Ala-D-X 连接酶都具有一个“ATP 柄（grasp）”，它们有一个共同的过渡中间体 D-Ala_1-P。推测 VanA 的反应机理是：酶先与 D-Ala_1 结合，随后是在 ATP 的作用下自我磷酸化，然后受到亲核氨基供体的攻击，形成四面中间体，最后释出 Pi。根据这个反应机理，制备亚磷酸盐和磷酸盐二肽类似物（通过酶作用的磷酸化，模拟连接反应中间体），对大肠埃希菌野生型连接酶 DdlA 和 DdlB 及突变酶 VanA 的可逆抑制进行考察。结果 DdlA 能被亚磷酸盐而非磷酸盐有效抑制，而 DdlB 及 VanA 没什么区别，两个系列的化合物对 DdlB 强抑制，对 VanA 抑制力较弱。像二肽磷酸类似物这样分子较大的抑制剂，在 D-Ala_1 存在下不可能掺入到酶的活性位点，因此，推断抑制剂可能与 D-Ala_1 竞争酶的活性位点。后来用 X 射线衍射等手段，研究 VanA 等一系列 D-Ala-D-X 连接酶的结构发现：在 VanA 的活性位点，临近磷酸化的亚磷酸盐抑制剂周围是酶分子中 Glu-25、Lys-22、Tyr-315 和 His-244 之间以氢键形成的网状结构，并且 Ser-177、His-244 与抑制剂的羧基氧形成氢键，两个镁离子也与抑制剂磷酸化物相互作用，Ser-177 和 Glu-16 对于酶首选 D-Ala 锚定于第一活性位点是非常重要的。以 His-244 为中心形成的咪唑环对优先选 D-乳酸为底物的特异性很关键。

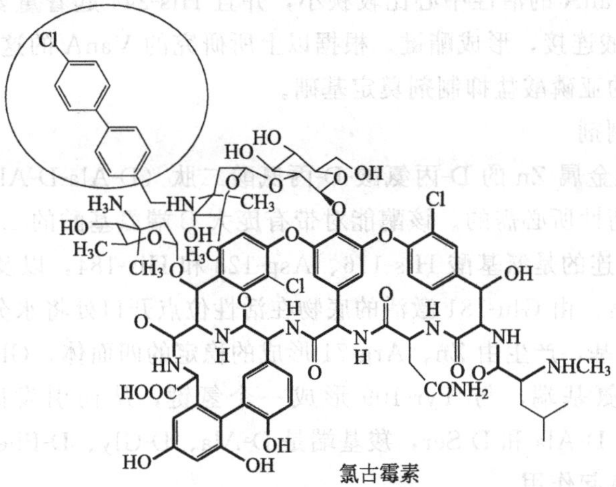

氯古霉素

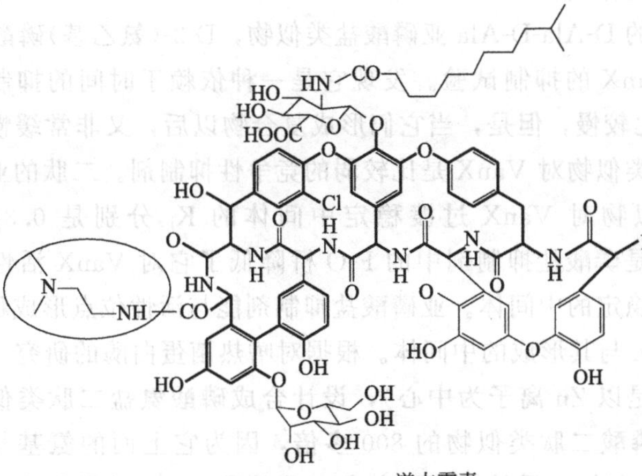

道古霉素

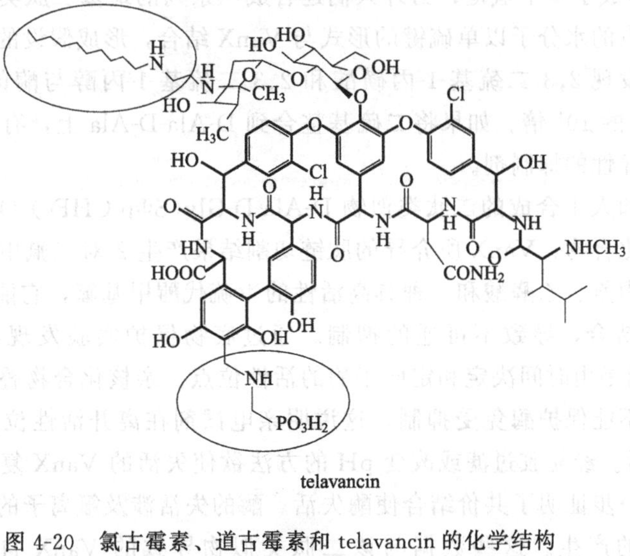

telavancin

图 4-20 氯古霉素、道古霉素和 telavancin 的化学结构

后来研究发现，VanA 的活性中心比较狭小，并且 His-244 起着重要作用，它可能催化肽与 D-乳酸连接，形成酯键。根据以上所研究的 VanA 的这些结构特点，为设计合成有效的亚磷酸盐抑制剂奠定基础。

3. VanX 抑制剂

VanX 是依赖金属 Zn 的 D-丙氨酸-D-丙氨酸二肽（D-Ala-D-Ala）酶，是万古霉素高水平耐药性所必需的。该酶能对带有庞大 C 端氨基酸的二肽进行加工。与活性中心 Zn 相连的是氨基酸 His-116、Asp-123 和 His-184，以及 H_2O。推测该酶的作用机理是：由 Glu-181 激活的底物在活性位点开口处将水分子取代，底物再攻击 Zn 及羰基，产生由 Zn、Arg-71 形成的稳定的四面体，Glu-181 提供一个质子到 Ala 的氨基端，与 Tyr-109 形成一个氢键，从而引发碳键的断裂。VanX 对氨基端是 D-Ala 和 D-Ser，羧基端是 D-Ala、D-Gly、D-Phe、D-Ser、D-Val 和 D-Asp 的肽起作用。

人工设计合成的 D-Ala-D-Ala 亚磷酸盐类似物，D-3-(氨乙基)磷酸基-D-2-甲基丙酸，被用于 VanX 的抑制试验。发现它是一种依赖于时间的抑制剂，它与 VanX 的结合速度比较慢，但是，当它们形成复合物以后，又非常缓慢地释放各成分。磷酸盐二肽类似物对 VanX 是比较弱的竞争性抑制剂。二肽的亚磷酸盐类似物和磷酸盐类似物对 VanX 过渡稳定中间体的 K_i 分别是 0.3μmol/L 和 0.3mmol/L。原因是磷酸盐抑制剂中的 P-O 桥降低了它对 VanX 活性位点的亲和性，使其形成不稳定的中间体。亚磷酸盐抑制剂能与活性位点形成稳定并且更类似于 D-Ala-D-Ala 与其形成的中间体。根据对嗜热菌蛋白酶的研究（活性中心与 VanX 类似，都是以 Zn 离子为中心），设计合成磷酸氨盐二肽类似物，它与 VanX 的结合力是磷酸二肽类似物的 800 多倍，因为它上面的氨基与 VanX 的 Tyr-109 形成了一个氢键；另外人们还合成一系列的巯基二肽类似物，因它能取代活性位点的水分子以单硫键的形式与 VanX 结合，形成假设的非映像四面体构型，结果发现 2,3-二巯基-1-丙磺酸和 2,3-二巯基-1-丙醇与酶的结合强度是 D-Ala-D-Ala 的 10^4 倍。如果将二硫基整合到 D-Ala-D-Ala 上，有可能产生一个更有效的特异性的抑制剂。

设计和人工合成的二肽类似物 D-Ala-D-Gly(SΦp-CHF_2)-OH 可能作为抑制剂。对此化合物，VanX 所介导的肽链切割结果产生 2-对二氟甲硫基甘氨酸，同时它分解为氨、乙醛酸和一种具高活性的 4-硫代醌甲基氟，它能与 VanX 的亲核位点共价结合，导致不可逆的抑制。通过底物保护实验发现，由它所引起的 VanX 抑制是由时间决定和定向于酶的活性位点。亲核化合物叠氮钠、氰化钾和谷胱甘肽不能保护酶免受抑制，这说明亲电试剂在离开活性位点之前就已经使 VanX 失活。经凝胶过滤或改变 pH 的方法欲使失活的 VanX 复活，结果没能成功，这进一步证明了共价结合使酶失活。酶的失活涉及氟离子的消除和氟化硫代苯二聚体的产生。这些数据与该二肽类似物导致的 VanX 自杀失活相一致。

VanX 活性位点的狭小和许多亲核侧链位于活性凹槽的开口处，推定抑制剂有可能在酶活性凹槽的开口处发生反应。

由于 VanX 的活性位点的狭小，并且是一个凹槽状结构，且活性位点是一个亲核体，这对我们设计合成分子量小的抑制剂提出挑战，同时又为我们提供了研究方向。

4. VanY_D 抑制剂

VanD 类屎肠球菌 BM4339 对万古霉素具有构成性抗性，对替考拉宁抗性较弱。该菌株产生的肽聚糖前体末端是 D-乳酸盐，但不像 VanA 和 VanB 型菌株，屎肠球菌 BM4339 含有 *ddl* 连接酶基因不能合成 D-Ala-D-Ala。虽然它含有 *van*-X_D 和 *van*Y_D 基因，但它的抗性并不需要活性的 VanX 类 DD-二肽酶或 VanY 类 DD-羧肽酶。*van*Y_D 基因含有青霉素结合蛋白（PBP）识别标志，编码一个对青霉素敏感的 DD-羧肽酶。该酶的活性状态位于细胞膜，无论是在细胞膜制备物中还是在细胞中它都被低浓度的苯基青霉素所抑制，这表明其活性位点位于细胞膜的外表面。并且，万古霉素和苯基青霉素具有协同作用，当两者在很低剂量同时存在时，可以完全抑制屎肠球菌 BM4339 的生长。该菌体内 PBP 含量比一般菌体内要高几倍，这个 38kDa 的蛋白位于膜外可直接与外加的苯基青霉素接触。对糖肽类抗生素敏感的屎肠球菌缺少 PBP 蛋白，膜束 DD-羧肽酶活性低于 BM4339 的 5%。尽管 VanY_D 的活性位点位于细胞膜外，而 UDP-MurNAc 四肽或 UDP-MurNAc 五羧肽产生于膜内，但是苯基青霉素可以通过抑制膜外 DD-羧肽酶的活性来抑制膜内四肽的产生。

第五节　其他类别的抗生素及细菌耐药性

一、利福霉素类抗生素及细菌耐药性

1. 利福霉素类抗生素的结构特征

利福霉素类（rifamycins）抗生素又名安莎环类（ansamacrolides）抗生素。1957 年意大利 Leptit 公司 Sensi 等首先发现的利福霉素是这一类抗生素的第一个成员。利福霉素是由地中海拟无枝酸菌（*Amycolatoposis mediterranei*）产生的。该菌株原名为地中海链霉菌（*Streptomyces mediterranei*），后又曾被广泛地称为地中海诺卡菌（*Nocadia mediterranei*），1987 年经分类学家进一步研究，更名为地中海拟无枝酸菌。1957 年 Simioff 等发现了这类抗生素的第二个成员——链伐立星（曲张链丝菌素，streptovaricins）。1962 年利福霉素 B 经化学转化改造为利福霉素 SV 而首先用于临床。1963 年 Prelog

等确定了利福霉素的化学结构，有力地推动了这类抗生素的研究和开发，并首先对这类抗生素命名。1966 年 Maggi 成功地合成了具有可供口服特性的利福平（rifampicin），并广泛应用于结核病的临床治疗，随后陆续上市的利福喷汀（rifapentine），以及利福布汀（rifabutin）等品种一起成为临床上广泛使用的重要抗生素。

利福霉素类是由一类在化学结构上类似、以一个脂肪链连接着一个芳香核的两个不相邻碳原子的“安莎桥”结构为特征的抗生素所组成。它又可以根据化学结构中组成芳香核的不同而分为两族。如芳香核为苯环，则称为苯安莎霉素族（benzoquinoid）：包括格尔德霉素（geldanamycin）、柄型菌素（ansamitocins）

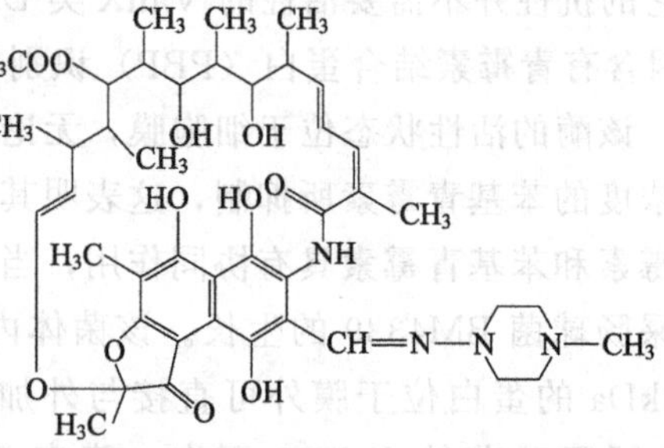

利福平

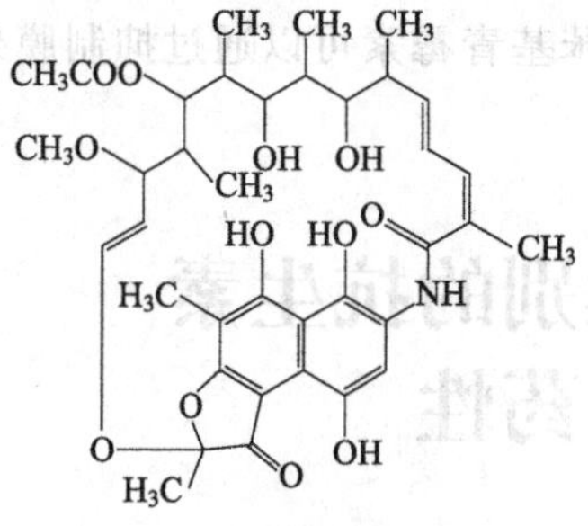

利福霉素SV

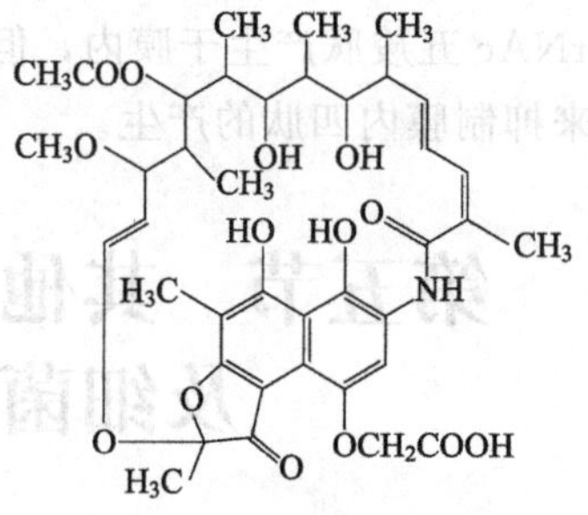

利福霉素B

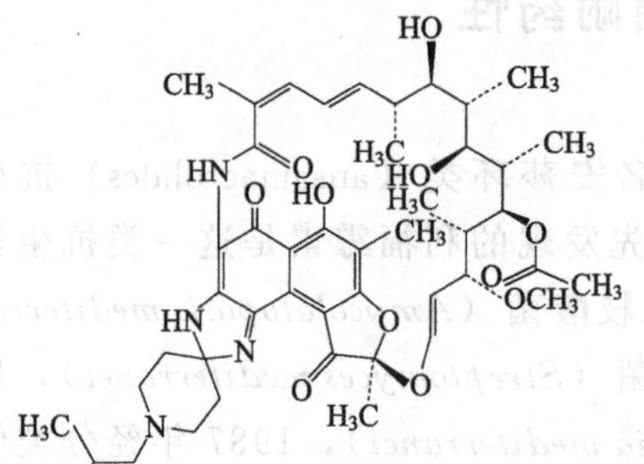

利福布汀

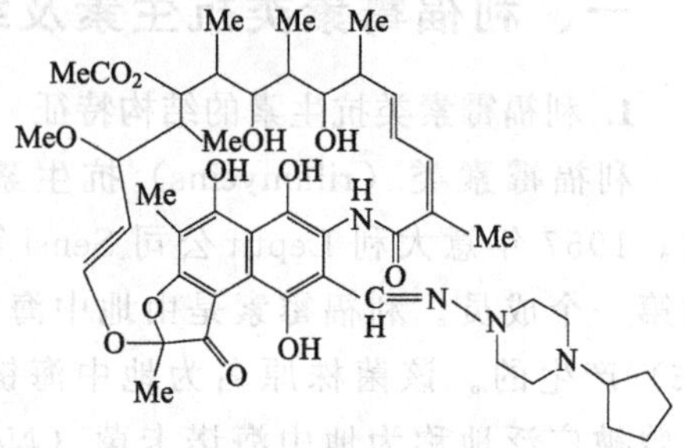

利福喷汀

图 4-21 一些利福霉素类抗生素的化学结构

等；如芳香核为萘环，则为萘安莎霉素族（naphthoquinoid）：包括利福霉素和链伐立星等。图 4-21 所示为一些利福霉素类抗生素的化学结构。

2. 利福霉素类抗生素的应用

利福霉素 SV 和利福霉素 B 均是由地中海拟无枝酸菌的不同菌株发酵产生。由于抗菌活力不太强，因此目前这两个品种均未在临床上直接应用，而是分别作为一系列半合成利福霉素品种的起始原料。在一般利福霉素产生菌的发酵液中，往往存在着利福霉素 B、O、S、SV 等多个组分，它们之间可互相转化。利福霉素 B 经氧化能转化成利福霉素 O，进而水解成活力较强的利福霉素 S，利福霉素 S 又能还原生成利福霉素 SV。

不同的利福霉素类抗生素具有不尽相同的生物学活性，值得指出的是柄型菌素和格尔德霉素具有很强的抗肿瘤活性。

3. 细菌对利福霉素类抗生素产生耐药性的作用机制

利福霉素类抗生素的作用机制是通过抑制 RNA 聚合酶的活性，来干扰细菌 DNA 的正常转录，从而达到抗菌的目的。对耻垢分枝杆菌（*M. smegmatis*）蛋白的体内外研究表明，利福平通过对 RNA 聚合酶全酶的交互作用来干扰转录的开始。

结核分枝杆菌的感染随着链霉素、异烟肼或称雷米封（isoniazid）和利福喷汀等利福平类药物的出现而基本被控制。但随着耐药性结核分枝杆菌的出现，特别是在 20 世纪末出现了对利福平类药物产生耐药性的结核分枝杆菌且不断地扩散，这导致了死亡率的增加，尤其是对艾滋病患者来说，被这些耐药菌感染后的死亡率更高。

细菌对利福平和利福布汀产生耐药性的主要原因是由于依赖于 DNA 的 RNA 多聚酶（RpoB）β-亚基的氨基酸发生变异。大肠埃希菌 *rpoB* 基因密码子中的第 146、507～533、563～572 和 687 位，或结核分枝杆菌密码子的 507～533(基因簇区域）位发生变异能够诱导生产细菌耐药性。从对利福平耐药细菌的研究发现，其 96％的细菌的 *rpoB* 基因发生了变异。其中有 40％左右的细菌是由于 RpoB 密码子 531 位的丝氨酸变为亮氨酸所致；有 3％左右的细菌是由于 526 位的组氨酸变为精氨酸所致。

4. 利福霉素对逆转肿瘤细胞抗性的作用

利福平能够抑制多药抗性蛋白（MRP）的外排，在 MRP 过量表达的 CGC4/ADR 细胞内积累一种 MRP 的荧光颜料底物 calcein。另外，利福平能够增强长春新碱——一种同样为 MRP 底物的抗癌药物在这种肿瘤细胞内的积累量。但在 MRP 非过量表达的细胞中，利福平没有这样的作用，说明这种抗结核杆菌的药物具有特异性的逆转外排机制的功能。除利福平外，利福霉素 SV 和 B 具有同样的作用，说明利福霉素类的结构特征具有抗外排机制的特性。

二、其他类别的抑制细菌细胞壁合成的抗生素

以上述及的β-内酰胺类抗生素和糖肽类抗生素是临床上非常重要的抗细菌抗生素，其作用机制是抑制细菌细胞壁的合成。除此之外，像磷霉素、杆菌肽和环丝氨酸等也是作用于细菌细胞壁合成的抗生素。但尽管如此，其作用位点和机制是不尽相同的，图4-22所示为这些抗生素的作用位点。

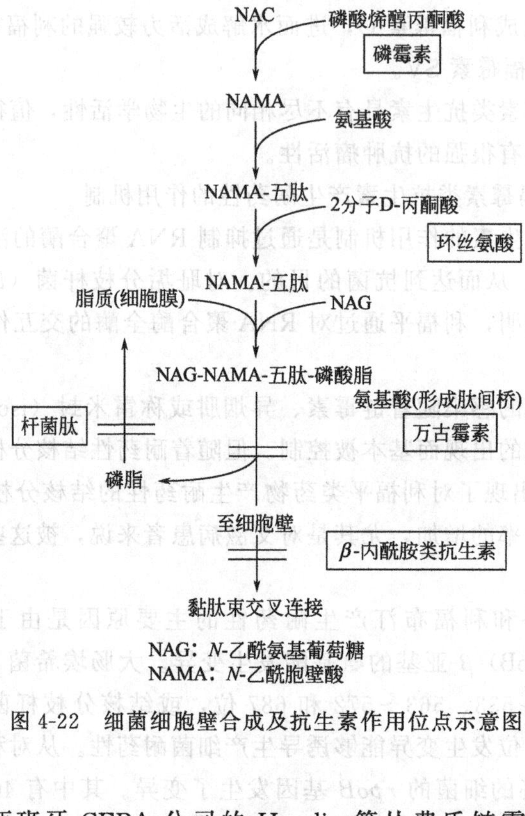

图4-22　细菌细胞壁合成及抗生素作用位点示意图

1. 磷霉素

磷霉素是由西班牙CEPA公司的Hendin等从费氏链霉菌（*Streptomyces fradia*）发酵液中分离得到的一种分子量较小的（相对分子质量为138.06）广谱抗生素。其他链霉菌如绿色产色链霉菌（*Streptomyces uiridochromogenes*）和威德摩尔链霉菌（*Streptomyces wedmorems*）等也能产生该物质。1969年美国默克公司Christensen等首先作了结构测定并合成了该化合物。由于该化合物的合成工艺比较简单，故很快代替了发酵法用于生产。该产品于1975年开始投入生产并应用于临床。

磷霉素的抗菌谱很广，对大多数革兰阳性菌和阴性菌有作用，为一种杀菌剂。与一些常用的已知抗生素不产生交叉耐药性，且有协同作用，临床上往往与其他抗生素合并使用，具有很好的治疗效果。磷霉素的毒性低，易通过血脑屏障

进入脑脊液，对耐药性金黄色葡萄球菌、大肠埃希菌、变形杆菌、铜绿假单胞菌、沙门氏菌等引起的感染均有效，可用于严重的全身性感染如败血症、脑膜炎、肺炎及尿道、肠道、皮肤软组织等的感染。但是，由于磷霉素的抗菌活性比较弱，因此在临床上应用时的剂量比较大，这也使其受到了一定的限制。

2. 杆菌肽

杆菌肽最早是由 Johnson 等于 1943 年从一个受伤的 7 岁小女孩 Margaret Tracy 身上分离的菌株培养物中发现的，故其名称为 Bacitracin（融合有病孩的名字），目前的生产菌株为枯草芽孢杆菌。杆菌肽在 50～500μg/ml 时对革兰阳性细菌具有很强的活性。

目前临床上作为局部用抗生素来治疗细菌感染，它常与多黏菌素 B 和新霉素一起做成广谱抗菌合剂，作为外用药使用。杆菌肽发酵产物中的主要成分为杆菌肽 A，其也是生物活性最强的组分。杆菌肽的另一个特性是其水溶液中加入适当的二价金属离子，能使杆菌肽与之结合而析出，而二价离子对杆菌肽发挥抗菌作用是必需的。研究表明最具活性的离子是 Cd^{2+}、Mn^{2+} 和 Zn^{2+}，而杆菌肽分子中的二氢噻唑环和组氨酸残基的咪唑环中 3 位氮为二价金属离子的结合部位。因为杆菌肽锌盐最为稳定，故目前应用的杆菌肽盐为其锌盐，锌的含量为 4%～6%。杆菌肽的作用机制是阻止细胞膜上脂质体的再生，因而导致 UDP-NAMA-五肽在细胞浆内堆积，从而影响细胞壁黏肽的合成。

3. D-环丝氨酸和邻甲氨酰-D-丝氨酸

D-环丝氨酸和邻甲氨酰-D-丝氨酸的结构与 D-丙氨酸相似，可干扰丙氨酸消旋酶的作用，使 L-丙氨酸不能变成 D-丙氨酸，并可阻断两分子 D-丙氨酸连接时所需 D-丙氨酸合成酶的作用。

4. 多黏菌素

多黏菌素为一组环肽类抗生素，由多黏芽孢杆菌（*Bacillus polymyxa*）产生。目前已经分离得到了多黏菌素 A、B_1、B_2、C、D_1、D_2、E、F、K、M、P、S 和 T 等物质。

图 4-23 所示为磷霉素、杆菌肽 A、D-环丝氨酸和多黏菌素的化学结构。

三、其他类别的抑制细菌蛋白质合成的抗生素

1. 四环类抗生素

四环类抗生素（tetracyclines）是四环素、土霉素、金霉素、地美环素、美他环素、多西环素（强力霉素）、米诺环素等天然和半合成抗生素的总称（图 4-24）。自 20 世纪 40 年代末这一类抗生素的第一个成员金霉素问世以来，由于它具有抗菌谱广、毒性低、口服吸收良好以及价格低廉等优点，很快成为继青霉素之后的又一类最广泛应用的抗生素。

金霉素是在 1948 年由 Duggar 等自金色链霉菌（*S. aureofaciens*）中分离的

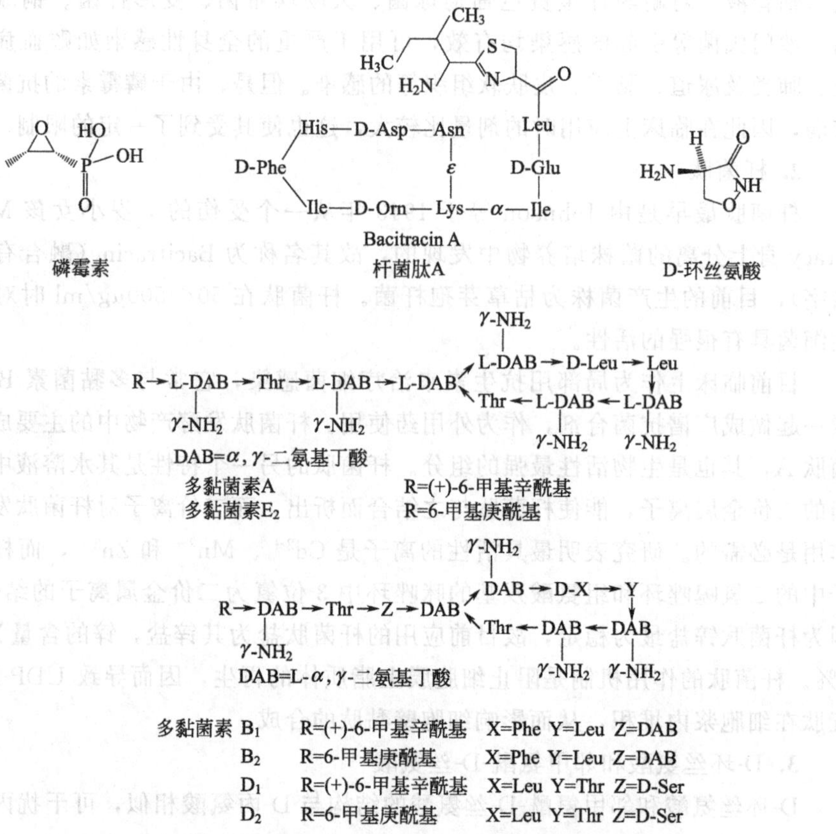

图 4-23 磷霉素、杆菌肽 A、D-环丝氨酸和多黏菌素的化学结构

第一个天然四环类抗生素，1950 年 Findlay 等分离了这类抗生素中的第二个成员土霉素，1953 年 Boothe 等又发现了四环素并很快成为医学界的宠儿，与此同时还发现四环素存在于金霉素还原脱氯反应产物中以及某些链霉菌菌株的发酵产物中。随后在提高发酵单位的过程中，于 1957 年发现某些突变株能产生临床上有用的长效抗生素地美环素（去甲基金霉素）。由于四环类抗生素的长期使用，不可避免地出现了一些耐药菌。因此，一些疗效更好的对耐药菌有效的半合成抗生素相继问世。其中包括美他环素（甲烯土霉素）、多西环素（去氧土霉素）、米诺环素（二甲胺四环素）和罗利环素（氢吡四环素），这些都是各种天然四环类抗生素经化学修饰而产生的。它们在疗效、半衰期以及在抗菌谱方面都有不同程度的改进。

四环类抗生素是一族具有并四苯结构的抗生素，为聚酮体生物合成途径(polyketide pathway)。这类抗生素各成员之间的结构差别仅在于几个取代基的不同。四环类抗生素为广谱抗生素，对多种革兰阳性球菌、杆菌，革兰阴性球菌、肠杆菌、布鲁菌、霍乱弧菌等都有抗菌作用。对螺旋体、立克次体和一些原虫以及大型病毒也有作用。

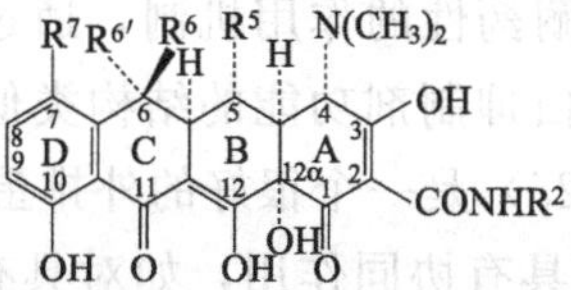

品名		分子结构				
中文名	英文名	R^2	R^5	R^6	$R^{6'}$	R^7
金霉素	chlortetracycline	H	H	OH	$-CH_3$	Cl
土霉素	oxytetracycline	H	OH	OH	$-CH_3$	H
四环素	tetracycline	H	H	OH	$-CH_3$	H
地美环素(去甲金霉素)	demeclocycline	H	H	OH	H	Cl
美他霉素(甲氧土霉素)	methacycline	H	OH	$=CH_2$		H
多西环素(去氧土霉素)	deoxycycline	H	OH	H	$-CH_3$	H
米诺环素(二甲胺四环素)	minocycline	H	H	H	H	$N(CH_3)_2$
罗利环素(氢吡四环素)	rolitetracycline	吡咯烷甲基	H	OH	$-CH_3$	H

图 4-24 临床上常用的几种四环类抗生素的结构

四环素类抗生素通过结合到原核生物核糖体 30S 亚基上抑制蛋白质合成而具有良好的广谱抗菌作用。简单地说，四环素与细菌核糖体 30S 亚基结合后，阻止氨酰-tRNA(aminoacyl-tRNA，aa-tRNA) 进入核糖体 A 位点，导致肽链的延伸受阻而使细菌蛋白质无法合成。

四环素有 6 个细菌核糖体结合位点 Tet-1、Tet-2、Tet-3、Tet-4、Tet-5、Tet-6。Tet-1 被认为是四环素发挥作用最主要的位点，位于 16SrRNA 的 31 和 34 螺旋（helix31&34，h31，h34)。而位于 16SrRNAh27 的 Tet-5 也可能和四环素的作用有关，其余的 4 个位点可能对四环素作用无直接影响。Brodersen 等认为四环素结合到 Tet-1 位点后，并不影响（EF-Tu)-(aa-tRNA)-GTP 复合物上的反密码子与 mRNA 上的密码子的相互作用，但 aa-tRNA 从该复合物释放进入细菌核糖体 A 位点则受到了阻抑。EF-Tu 依赖的 GTP 的水解仍将进行。释放掉 GTP 的 EF-Tu 再结合下一个 GTP 和 aa-tRNA 生成又一个（EF-Tu)-(aa-tRNA)-GTP 复合物，结果就如此形成了一个不能使肽链得到延伸的循环（non-productive-cycle)。

细菌（包括革兰阳性和阴性菌）对四环素耐药的机制主要有两种：外排泵主动外排四环素和合成核糖体保护蛋白将四环素从 30S 亚基上释放。此外还有较少见的几种由突变引起的机制，包括革兰阴性菌外膜孔蛋白透性的改变和/或外膜脂多糖的改变、细菌固有的外排泵的改变（由不能外排四环素变为可以外排四环素)、16SrRNA 的改变。在粪肠球菌中还发现了由一种未知机制导致的低水平耐药，其编码基因被命名为 *tetU*。

根据细菌对四环素产生耐药性的作用机制，通过对四环素结构的化学修饰，已经得到了一些具有外排蛋白抑制剂功能的结构类似物。13-[(3-氯丙基)-硫]-5-羟基-α-6-脱氧四环素（图 4-25）是一个很好的外排蛋白抑制剂：它与四环素合并使用对许多四环素耐药细菌具有协同作用，如对具有 A 组或 B 组 Tet 蛋白的大肠埃希菌、具有 K 组蛋白的金黄色葡萄球菌和具有 L 组蛋白的粪肠球菌等都具有很好的协同作用。这些研究结果表明：细菌对这类抗生素产生耐药性具有几个结构位点，通过化学修饰的方法改变这些结构位点，有可能得到对耐药菌或是单独使用有效，或是联合使用具有协同作用的新的四环类抗生素。

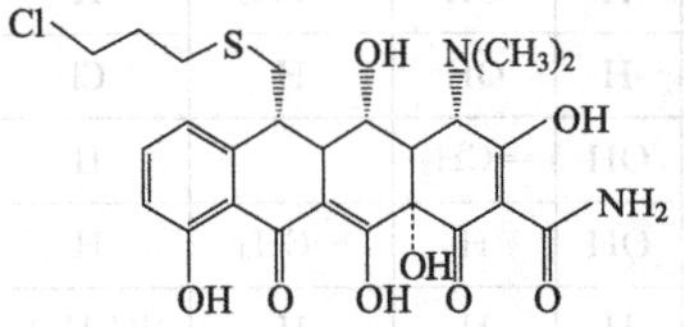

13-[(3-氯丙基)-硫]-5-羟基-α-6-脱氧四环素

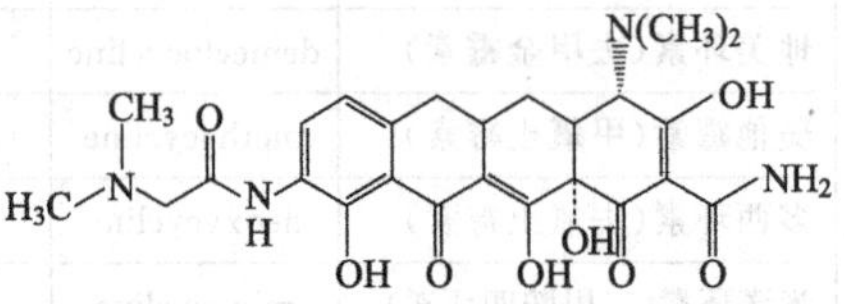

甘氨酰四环素

图 4-25　13-[(3-氯丙基)-硫]-5-羟基-α-6-脱氧四环素与甘氨酰四环素的化学结构

同样，根据细菌对四环类抗生素产生耐药性的作用机制，对四环类结构的不同位点进行了化学修饰，发现甘氨酰四环类衍生物不仅对四环类敏感菌有效，且对含有核糖体修饰因子 *tetM* 和 *tetO* 耐药菌和外排蛋白 *tetA-E*、*tetL* 和 *tetK* 耐药菌有效，即具有广谱抗耐药菌的优良特性。这些 9 位甘氨酰氨基取代的衍生物来源于二甲胺四环素、强力霉素（脱氧四环素）和脱甲氧四环素。它们对革兰阳性菌和革兰阴性菌都有效，且对二甲胺四环素、万古霉素和 β-内酰胺抗生素的耐药菌也有效。其中一个活性最强的是［(二甲胺）甘氨酰氨基］6-去甲-6-去氧四环素［(dimethylamino) glycylamido-6-demethyl-6-deoxytetracycline，即替加环素（tigecycline)，又称甘氨酰四环素］（图 4-25)。研究表明，替加环素具有强效的离体抗菌活性，可抑制广泛的致病菌，包括对早期四环素有耐受性的细菌。在体保护作用尤其是抗四环素耐受菌作用，与其离体活性一致。

2. 氯霉素

氯霉素（图 4-26）是 1947 年在美国从委瑞内拉链霉菌（*Streptomyces venezuelae*）的培养物中分离得到的第一个广谱抗生素。由于其化学结构比较简单，故于 1949 年使用化学合成法制备获得成功。以后各国相继发表了各种合成工艺，并很快应用于生产而代替发酵法。

从氯霉素的化学结构可知，其有两个手性碳原子，因而有四种旋光异构体，其中仅是 D(—) 苏阿糖型的有抗菌活性，为临床使用的氯霉素。临床所用的合霉素（syntomycin）是氯霉素的外消旋体，疗效为氯霉素的一半。化学结构修饰结果表明，苏环上的修饰不如侧链的修饰来得有效。目前临床应用的一些氯霉素结构类似物有：甲砜霉素（thiamphenicol）、甲砜霉素甘氨酸酯、无味氯霉素即氯霉素棕榈酸酯（chloramphenicol palmitate）、琥珀氯霉素（chloramphenicol succinate）、氯霉素甘氨酸酯、氯霉素硬脂酸酯和氯霉素精氨酰琥珀酸等。

在临床上，氯霉素类药物主要用于由革兰阳性菌引起的感染，但对革兰阴性菌和铜绿假单胞菌也有效。氯霉素对大多数厌氧菌、立克次氏体、衣原体和支原体具有活性。特别是由于氯霉素对治疗立克次氏体病和复发型流行性斑疹伤寒等具有特殊疗效而一直具有相当的生命力。

尽管氯霉素在极低的浓度下表现出广谱抗菌的特性，但由于其在临床上表现有灰婴综合征和再生障碍性贫血的毒性作用，使其使用的剂量、周期、范围等受到限制，在一般情况下都不考虑使用或尽可能少的使用。由氯霉素产生的再生障碍性贫血的毒性作用，其中一种依赖于所用的剂量，另一种则与所用剂量无关且是不可逆的。后一种往往是致死性的，其发病常常是延缓出现，且其发病原因尚不清楚。这种危险性不超过1/20000。由于氯霉素对造血系统的毒性早就引起临床的重视而其使用受到限制，因而耐药菌株也比较少见，这样也就延长了它的使用寿命。

对氯霉素的结构改造主要是从增加药理活性和降低毒性两个方面来考虑。甲砜霉素的抗菌谱与氯霉素基本相似，但其对造血系统的毒性比氯霉素要低得多。无味氯霉素的特点是无苦味，适于儿童服用，它和其他几种氯霉素酯类化合物的作用与用途与氯霉素相似，但在药理学特性方面有所改进，这些酯类化合物进入体内经酶或酯酶分解释放氯霉素而发挥作用。

细菌对氯霉素产生耐药性的主要作用机制是细菌产生的*O*-酰化酶将氯霉素分子中的游离羟基乙酰化，尽管推测也存在有非酶促反应产生的耐药性机制。氯霉素酰化酶（chloramphenicol acetyltransferase，CAT）基因广泛地存在于革兰阳性细菌和革兰阴性细菌中。所有的CAT多肽的分子质量为24～26kDa且通常为同型三聚体α_3和β_3，但有两个CAT突变体为异型四聚体$\alpha_1\beta_3$和$\alpha_2\beta_2$。氯霉素耐药细菌往往含有一个以上的*cat*基因。

已经从许多氯霉素耐药菌中分离得到了*cat*基因，如大肠埃希菌、金黄色葡萄球菌、艰难梭状芽孢杆菌（*Clostridium difficile*）、大肠弯曲杆菌（*Campylobacter coli*）、奇异变形杆菌（*Proteus mirabilis*）、短小芽孢杆菌（*Bacillus pumilus*）、产气荚膜梭状芽孢杆菌（*Clostridium perfringens*）和吖啶霉素链霉菌（*Streptomyces acrimycini*）等，它们之间具有很高程度的相似性，尤其是在活性部位。但是，它们在调节区有所不同，如某些革兰阳性菌所产生的酶是诱导型的，而革兰阴性菌所产生的酶是组成型表达。另外，存在于*Tn9*上的*cat*基因受cAMP介导的代谢阻遏调节。

3. 甾类抗生素

甾类抗生素是指具有羧链孢烷骨架的羧链孢酸类化合物和其他一些甾体衍生

物。从其化学结构上看，大致可分为四种类型，即：①梭链孢酸类；②多孔蕈酸类（polyporenicacid）；③绿毛菌素类（uiridin）；④抗生素 A-25822（antibiotic A-25822）。在甾类抗生素中，梭链孢酸（fusidic acid，亦称褐霉菌酸）（图 4-26）是最重要的一个品种。其于 1960 年由 Lorck 等首先在不完全真菌 *Fusidium coccineum* 的培养物中发现，它对革兰阳性菌和分枝杆菌有较强的抗菌作用，对青霉素敏感菌和耐药菌也有较强的抑菌作用。临床上作为有价值的二线药物，用于治疗青霉素耐药的金黄色葡萄球菌的感染等。它和青霉素、四环素等其他抗生素还有协同作用。其作用机制是对氨基酸转移酶有选择性抑制作用，从而阻断细菌蛋白质的合成。实验证明，梭链孢酸是延长作用因子 EF-G（原核细胞）或 EF-Z（真核细胞）的选择性抑制剂，因而它抑制氨基酸在核糖体上从氨乙酰基-tRNA 转化成蛋白质。

4. 嘌呤霉素

嘌呤霉素（图 4-26）是由白黑链霉菌（*Streptomyces alboniger*）产生的 3′-脱氧嘌呤核苷抗生素。嘌呤霉素是革兰阳性细菌的强烈抑制剂，它是肽合成的一种有效抑制剂，所以对高等动物的毒性也颇大，没有临床应用价值，但它是生物化学和分子生物学研究领域的优秀的不可替代的研究工具，它已被广泛应用于哺乳动物和细菌无细胞核糖体和非核糖体系统中蛋白质生物合成机理的研究。

嘌呤霉素的主要生物化学特性是：嘌呤霉素通过催化不完全肽链从肽酰-tRNA-信使核糖体复合物上释放出来，而起着不依赖密码子的氨酰-tRNA 的作用，并和核糖体的肽酰-tRNA 位上新生多肽反应，起着阻抑蛋白质合成的作用。即它能和结合在 P 位的肽酰-tRNA 反应，生成肽酰嘌呤霉素复合体，并从核蛋白体上游离。

5. 莫匹罗星

莫匹罗星（mupirocin）（图 4-26）为异亮氨酸的结构类似物，尽管该药物对人体没有太大的毒性，但由于进入人体内的药物被快速地代谢为无活性的形式，因此，临床上以外用制剂形式用于治疗皮肤感染，而难以治疗系统性感染疾病。莫匹罗星的作用机制是抑制细菌异亮氨酰-tRNA 合成酶的第一步氨基酰化反应，即抑制异亮氨酰腺苷酸的生物合成，从而导致 $tRNA^{Ile}$ 的缺失。这种氨基酸的饥饿不仅导致细菌蛋白质的合成受到抑制，同时通过严谨型响应（strigent response）将这种影响扩散到细胞代谢。除了异亮氨酰-tRNA 合成酶，细菌含有连接其他氨基酸至 tRNA 的其他一些氨酰 tRNA 合成酶。因此，这些细菌生长所必需的酶可以说是新抗菌药物有效的作用靶位，且原核生物与真核生物的氨酰-tRNA 合成酶结构上的差异更有利于寻找毒副作用更小的抗菌药物。最近，在研究葡萄球菌细胞壁合成过程中发现：*fem* 基因编码五苷氨酸内肽桥（pentaglycin interpeptide bridge）的生物合成，其有可能成为新的抗葡萄球菌药物的有效作用靶位。

瑞他帕林（retapamulin）（图 4-26）是称为截短侧耳素（pleuromutilins）的新一类抗菌药，2007 年上市批准用于治疗脓胞病。瑞他帕林与细菌核糖体 50S 亚基部位结合，通过截短侧耳素类药物独特地与细菌核糖体相互作用来抑制蛋白质合成。体外研究显示，瑞他帕林的活性成分对其他类型抗菌药无交叉耐药性，其化学结构类型独特。

图 4-26 所示为氯霉素、梭链孢酸、莫匹罗星、嘌呤霉素和瑞他帕林的化学结构。

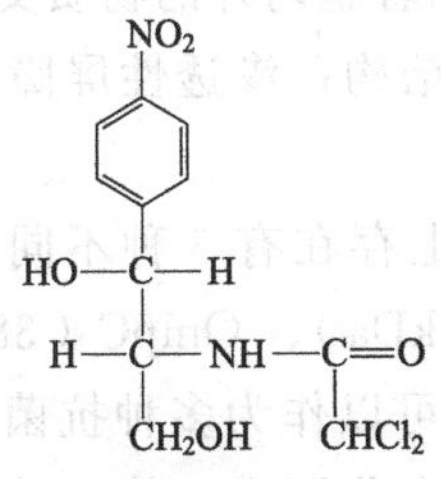

氯霉素

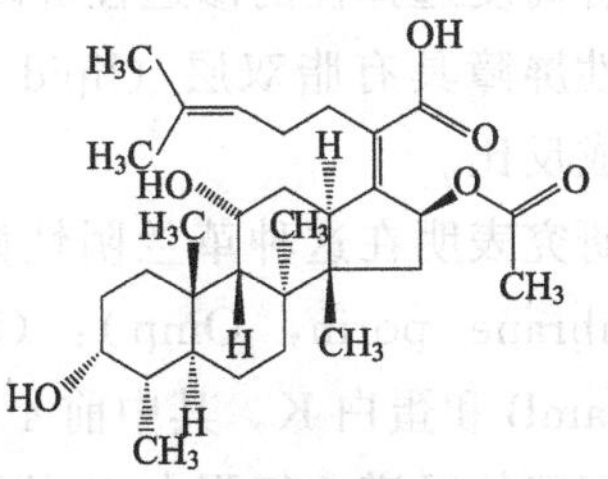

梭链孢酸

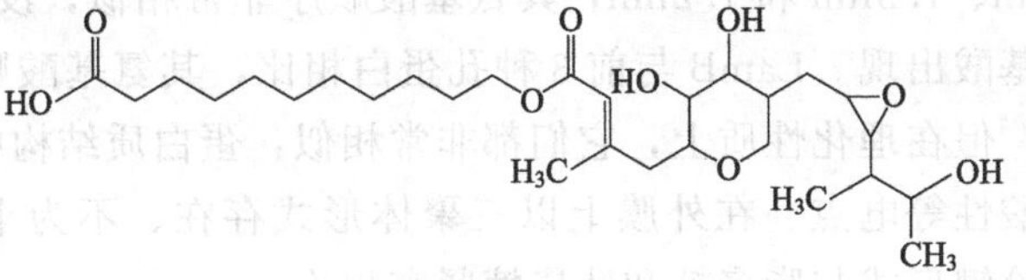

莫匹罗星

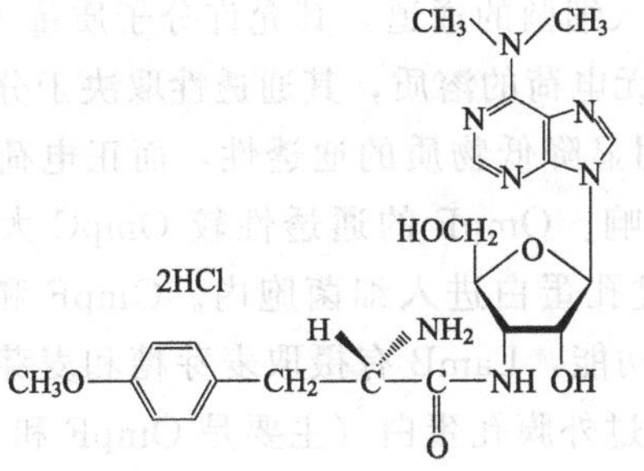

嘌呤霉素

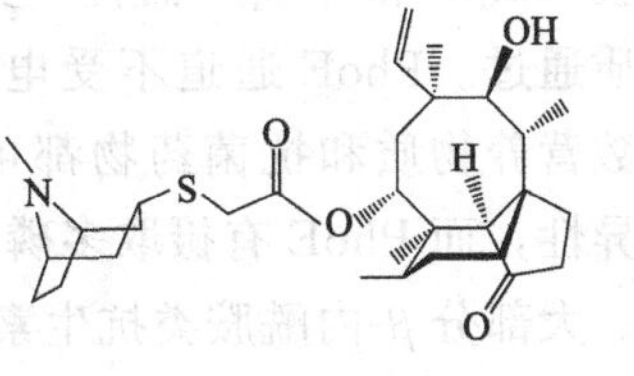

瑞他帕林

图 4-26　氯霉素、梭链孢酸、莫匹罗星、嘌呤霉素和瑞他帕林的化学结构

第六节　细菌产生耐药性的非特异性机制及新药的研究开发

细菌在对抗抗菌药物的过程中，为了免遭伤害，形成了多种防卫机制，由此而产生的耐药菌得以存活和繁殖，符合“适者生存”的生物进化规律。大多数细菌对某种抗菌药物或对多种抗菌药物的抗性具有多种耐药机制。从已有的研究来

看，细菌产生钝化酶的耐药机制和靶位改变产生的耐药机制往往具有特异性，而由于细菌细胞膜渗透性的改变或是细胞膜上形成的外泵系统以及细菌菌膜（biofilm）的形成所产生的耐药机制往往是非特异性的，因而相对来说，药物研究工作者获得有效药物的难度更大。

一、细胞外膜渗透性发生改变的耐药机制

细菌的细胞膜使它们与环境隔离并取得个性。与其他生物膜一样，细菌细胞膜是一种具有高度选择性的渗透性屏障，它控制着胞内外的物质交流；大多数生物膜的渗透性屏障具有脂双层（lipid bilayer）结构；渗透性屏障的特性与细胞膜的流动性成反比。

已有的研究表明在这种革兰阴性菌的外膜上存在有 5 种不同的外膜孔蛋白（outer membrane porin，Omp）：OmpF（37kDa）、OmpC（38kDa）、PhoE（36kDa）、LamB 和蛋白 K。其中前 4 种孔蛋白可以作为多种抗菌药物进入大肠埃希菌胞质间隙的通道，但蛋白 K 的研究还不十分深入。前 3 种孔蛋白的孔径分别为 1.4nm、1.3nm 和 1.2nm，其氨基酸顺序非常相似，没有连续 10 个以上的亲水性氨基酸出现。LamB 与前 3 种孔蛋白相比，其氨基酸顺序仅有几个局部的同源区域。但在理化性质上，它们都非常相似：蛋白质结构中含有较多的 β 片层结构、为酸性等电点、在外膜上以三聚体形式存在、不为十二烷基硫酸钠降解，并以共价键形式与脂多糖和肽聚糖紧密相连。

膜孔蛋白是小分子亲水性化合物进入细菌的通道，其允许分子质量为 100～600Da 的亲水性物质通过。对亲水性、无电荷的溶质，其通透性取决于分子的大小。就 OmpF 和 OmpC 而言，负电荷明显降低物质的通透性，而正电荷则可促进溶质通过。PhoE 通道不受电荷的影响。OmpF 的通透性较 OmpC 大 10 倍。大多数营养物质和抗菌药物都可以通过孔蛋白进入细菌胞内。OmpF 和 OmpC 无特异性，而 PhoE 有摄取多磷酸盐的功能，LamB 有摄取麦芽糖和麦芽糊精的功能。大部分 β-内酰胺类抗生素可以通过外膜孔蛋白（主要是 OmpF 和 OmpC）而进入细菌胞内，但不同的 β-内酰胺类抗生素通过孔蛋白的速率不同。带负电荷的二价碱性 β-内酰胺类抗生素包括羧苄西林、替卡西林、磺苄西林以及疏水性的 β-内酰胺类抗生素包括苄星青霉素和头孢洛仑等。存在于外膜的孔蛋白一旦缺失或减少，可明显地导致产生对这类抗生素的耐药性，而通透性较高的 β-内酰胺类抗生素如头孢拉定和头孢唑林等在孔蛋白缺失或减少的情况下，仍可以保持较高的抗菌活性。

研究表明，有些革兰阴性细菌对 β-内酰胺类抗生素产生耐药性的作用机制是多重的，即这些细菌能够同时利用如前所述的 β-内酰胺酶介导的耐药性机制、PBP 介导的耐药机制以及外膜孔蛋白改变导致通透性降低的耐药机制来抵御抗菌药物的作用。

革兰阳性细菌的细胞膜被一层厚厚的肽聚糖细胞壁所包裹。这层厚厚的细胞壁尽管具有很强的机械强度，但由于其内部结构比较简单而几乎不影响诸如抗菌药物这样的小分子物质扩散至胞内。相反，像大肠埃希菌这样的革兰阴性细菌，在其与革兰阳性细菌同样的细胞壁外层还有一层细胞外膜（主要成分为脂多糖，lipopolysaccharide，LPS）起着有效的屏障作用。

目前临床上应用的大多数抗菌药物是亲脂性的，这一特性决定了细菌允许它们穿过细胞膜的磷脂双层（有一些是亲水性的，如磷霉素和氨基糖苷类抗生素），而细菌外膜的 LPS 不对称双层结构对这些抗菌药物而言，无疑是一道有效的屏障。但是，具有 LPS 不对称双层结构有效屏障的细菌为了从外界获取基本的营养成分，必须依靠另外一种机制来达到这一目的。细胞外膜上的某些特殊蛋白，即孔蛋白就是一种非特异性的、跨越细胞膜的水溶性扩散通道。一些半合成的 β-内酰胺抗生素还是能够很容易地渗过肠细菌的孔蛋白通道。可对于铜绿假单胞菌这样的革兰阴性细菌而言，情况有所不同。铜绿假单胞菌的细胞外膜上没有大多数革兰阴性细菌所具有的典型的高渗透性孔蛋白，它的孔蛋白通道对小分子物质的渗透速度仅为典型孔蛋白通道的1/100。因此，亲水性抗菌药物只能以极慢的速度渗入至这些细菌的细胞外膜进而进入胞内。这样的细菌通常被认为是“内在性耐药”或称“固有性耐药”(intrinsically resistant)，即这种耐药并非是由于任何染色体突变或是耐药质粒的获得所致。

分枝杆菌是另一种革兰阴性细菌，它的外膜结构与铜绿假单胞菌相似，是一道渗透性很低的有效屏障，它对大多数抗菌药物表现有固有性耐药。因此，它对人类的危害极大，特别是近年来出现的具有多重耐药（multiple drug-resistant）的结核分枝杆菌对少数几种抗分枝杆菌的药物产生了很强的耐药性。如 β-内酰胺类抗生素对分枝杆菌的扩散速度比对铜绿假单胞菌的扩散速度要低得多。有关革兰阳性菌、革兰阴性菌和分枝杆菌的细胞壁和细胞外膜结构可参见本章第一节。

一些具有高渗透性外膜的对抗菌药物原来敏感的细菌可以通过降低外膜的渗透性而发展成为耐药菌，如原来允许某种抗菌药物通过的孔蛋白通道由于细菌发生突变而使该孔蛋白通道关闭或消失，则细菌就会对该抗菌药物产生很高的耐药性。亚胺培南（imipenem）是一种非典型的 β-内酰胺抗生素，它对铜绿假单胞菌具有意想不到的活性，这主要是因为它的扩散是通过一个特殊的孔蛋白通道 OprD，其生理意义似乎是转运一些基本的氨基酸。这就意味着一旦这一简单的孔蛋白通道消失，则铜绿假单胞菌对亚胺培南就会产生耐药性。事实上，最近在医院内已经分离到许多具有这种耐药机制的对亚胺培南具有耐药性的铜绿假单胞菌。因此，药物化学家正在设计一些模仿细胞外膜转运离子的（离子载体类）新型的 β-内酰胺抗生素药物，以对那些缺乏特异性离子载体机制的耐药菌有效。

另外，如果非特异性孔蛋白基因发生突变而使其表达量降低，同样能使革兰阴性细菌对某些抗菌药物的耐受性大大地增加。这些突变在实验室里很容易地被选择，并在临床上已经分离到了具有这种耐药机制的耐药菌。

二、主动药物外排的耐药机制与新药研究

1. 主动药物外排的耐药机制

主动药物外排（active drug efflux）或称外排泵系统（efflux pump system）的耐药机制的研究源于 20 世纪 80 年代大肠埃希菌对四环素耐药机制的研究，随后是金黄色葡萄球菌对镉耐受性机制的研究。细菌主动药物外排系统根据其超分子结构、机理和序列的同源性等可以将其分为四类：第一类为“主要易化（major facilitator，MF）家族”；第二类为耐药小节分裂（resistance-nodulation-division，RND）家族，它也包括转运钙离子、钴离子和镍离子的转运器；第三类为链霉素耐药或葡萄球菌多重耐药（small multidrug resistance，SMR）家族；它假定由四种转膜螺旋组成小转运器；第四类为 ABC（ATP-binding cassette，ATP 结合盒）转运器，它由两个转膜蛋白和两个 ATP 结合亚基或结构域组成。最近，还发现了第五类家族：多药和有毒化合物挤压（mutidrug and toxic compound extrusion，MATE）家族。RND 家族转运器仅仅存在于革兰阴性菌中，其典型的作用过程是与质膜融合蛋白（periplasmic membrane fusion protein，MFP）和外膜外排蛋白（outer membrane efflux protein，OEP）结合发挥作用。

运用遗传学和生物化学方法对铜绿假单胞菌的研究发现，它存在有几个外泵操纵子，这些操纵子由 *mex*（multiple efflux）基因编码。其中对 *mexA-mexB-oprM* 操纵子的研究比较深入，它能提高细菌对环丙沙星、萘啶酸、四环素和氯霉素的耐药性。它的作用模式为：包埋在细胞质膜中的 MexB 起着外排的作用；辅助 MexA 起着连接 MexB 至外膜的作用；OprM 为外膜蛋白，当与前两种蛋白联合作用时就能够将药物泵出。在野生型铜绿假单胞菌中，这种外泵机制使其对许多抗菌药物产生耐药性；在对喹诺酮类药物和其他新的抗菌药物产生耐药性的铜绿假单胞菌中发现有增强的外泵系统，如 *mexCD-oprJ* 系统和 *mexEF-oprN* 系统。

有关外泵的概念以及与之有关的耐药机制还是一个相当新的研究领域。原初对金黄色葡萄球菌的研究发现，NorA 的过量表达是产生耐药性的第一步。染色体调节网络的加强能够使细菌避免药物的作用，而药物作用的靶基因的突变是可以累积的。已经发现有许多细菌的外排泵系统的过量表达导致产生多药耐药性的增加。另外，大肠埃希菌对许多药物的 MIC 的增加只是中等程度，而铜绿假单胞菌和金黄色葡萄球菌对许多药物的 MIC 的增加是非常厉害的。制药工业界正在开发特异性的外泵蛋白抑制剂，但至今尚没有发现像 β-内酰胺酶抑制剂那样能够与喹诺酮类药物组合使用、或与其他药物组合使用、或单独使用的信息。而如果继续大量的使用这类药物，则这些细菌不仅利用原有这些耐药机制来免遭药

物的伤害，且有可能产生新的耐药机制，使其耐药程度进一步增加。

2. 外排泵抑制剂的研究开发

最近，对外排泵抑制剂的研究已经初露端倪，如喹喏酮类药物的亲脂性衍生物 MC-207,110（图 4-27）具有外排泵抑制剂的功能。该药物单独使用时其本身无活性，但与 β-内酰胺类、大环内酯类和氟喹诺酮类合用时具有增效的作用，如与左旋氧氟沙星合用对耐药的铜绿假单胞菌的 MIC 下降为原来的 1/64～1/4，与红霉素合用对耐药大肠埃希菌的 MIC 下降为原来的 1/128～1/64 倍。

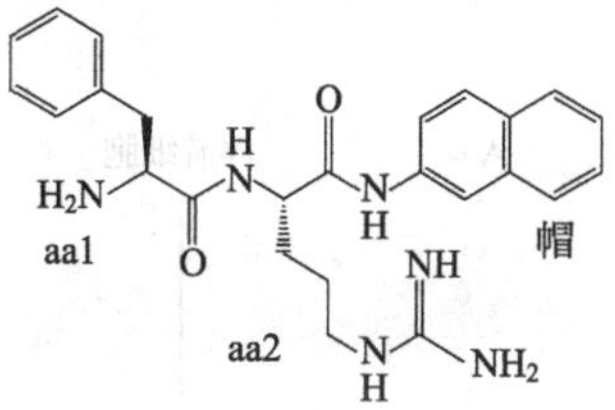

图 4-27　细菌外排泵抑制剂 MC-207,110 的化学结构

三、细菌菌膜形成的机制与细菌耐药性

1. 细菌菌膜形成的机制

细菌菌膜（bacterial biofilm，BF）是细菌在生长过程中为适应生存环境而吸附于惰性或活性材料表面形成的一种与浮游细胞（planktonic cell）相对应的生长方式，由细菌和自身分泌的胞外基质组成。研究发现，这类细菌群体耐药性极强，可以逃避宿主免疫作用，且感染部位难以彻底清除，是临床上难治性感染的重要原因之一。

人们对微生物的生理学研究大多是在液体培养中进行的，因此，此时的菌体是可以自由游动或是浮生的。这种传统的研究方法为我们认识微生物的许多生理特性带来了很大的帮助，但是，早在 20 世纪 70 年代，一些微生物学家就开始认识到许多细菌具有表面黏附固着群落（surface-attached sessile communities）的特性并开始进行深入的研究。为了全面了解微生物的这一生命过程，研究微生物生长的菌膜模型和耐药机制是非常重要的。

2. 细菌生物膜结构及特性

BF 是细菌黏附表面生活采取的生长方式，可由单一菌种构成，也可由多菌种构成，细菌根据在 BF 内位置不同可分为：游离菌、表层菌和深层菌。表层菌容易获得营养和氧气，代谢产物也容易排出，比较活跃，分裂较快；深层菌处于休眠或静止状态，分裂较慢。

BF 是一个具有结构性、协调性和功能性的高度组织群体，BF 菌生物学特性与浮游菌显著不同，环境适应能力更强，可抵抗吞噬细胞作用，逃避宿主免疫，尤其是耐药性极强，使 BF 相关感染的临床治疗变得非常棘手。

3. 细菌菌膜的形成

BF 形成是一个动态过程，其生长周期如图 4-28 和图 4-29 所示。在菌膜形成的过程中，主要涉及到胞外基质（matrix）、密度感应（quorum sensing，QS）信号系统、有别于浮游菌的基因表达和蛋白组成、BF 菌解聚和再定殖调控等。

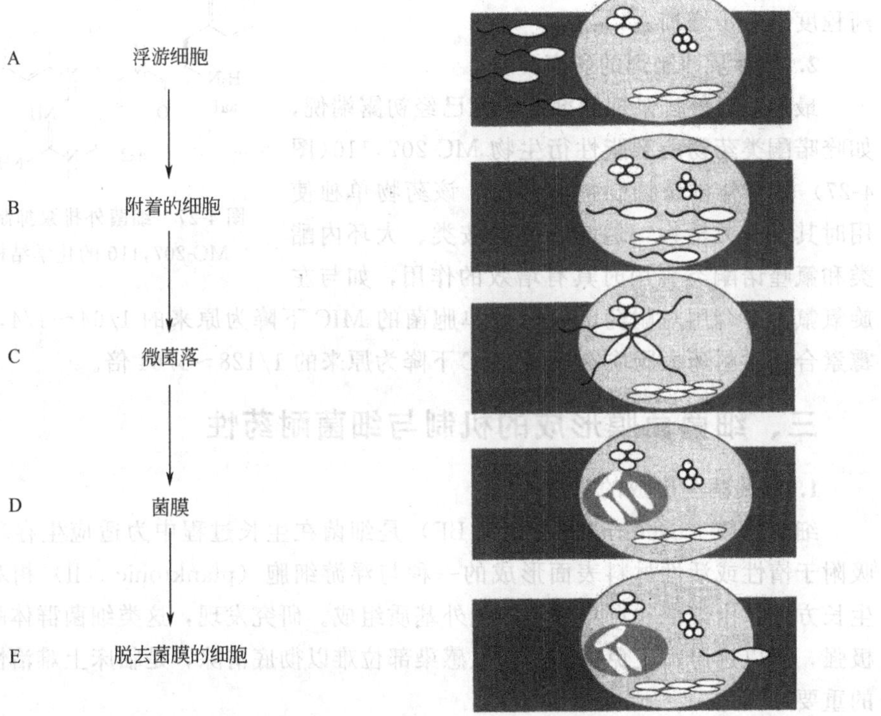

图 4-28　浮游细胞形成菌膜以及再从菌膜中游离的过程

A：一种假设的浮游细胞借助于鞭毛朝适宜于菌膜形成的环境运动（在这个环境中已经有三种其他的细菌附着在一起，但没有形成菌膜）；

B：浮游细胞在合适的环境中开始形成随机的、松散的附着过程；

C：随机的和松散的附着开始变为向表面聚集，形成微菌落；

D：形成微菌落后就开始产生大量的外多聚糖，最后形成菌膜；

E：当外部环境不适合菌膜生存或生长时，菌膜内的某些细菌就有可能脱去相互的附着，并穿过菌膜，去寻找一个更加适合形成菌膜环境的表面附着

图 4-29(上）所示为菌膜渐渐形成的过程，图 4-29(下）所示为已经形成的菌膜。图示底部为惰性表面；小黑点表示为细菌，其周围充满了大量的外聚多糖；将众多细菌包围起来表示细菌形成的微菌落；微菌落之间不断黏附形成菌膜，其中的通道充满着水，起着向菌膜内输送营养和排除菌膜内废物的作用。

4. BF 抗生素耐药及可能机制研究

当细菌以 BF 形式存在时耐药性明显增强（10～1000 倍），应用抗生素不能有效清除 BF，还可诱导耐药性产生。对 BF 高耐药性研究发现，BF 通过多种机制参与耐药形成，不同机制间还存在协同作用。

对细菌菌膜的研究发现，细菌并不是简单的单细胞生物，而更像是一种多细胞生物；而以往的研究由于都是在液体的间歇培养条件下进行的，所以都把细菌

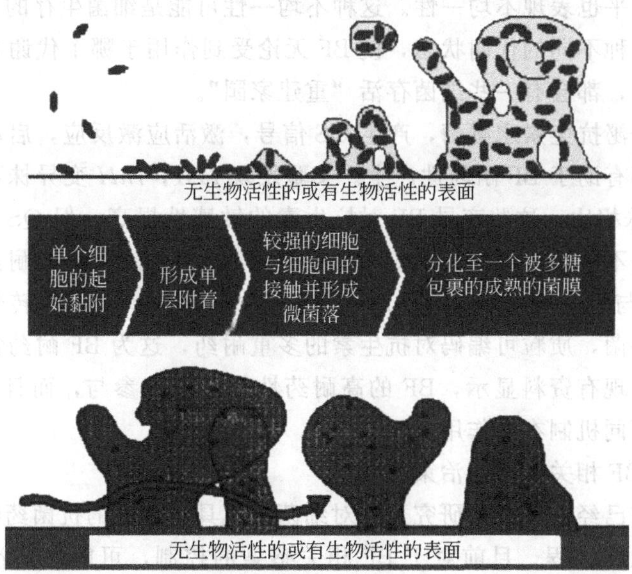

图 4-29　细菌菌膜结构示意图

看成是一种单细胞生物。因此，细菌菌膜的发现，从某种意义上讲是对传统微生物学研究方法的挑战。

(1) 渗透限制　产生胞外多糖是 BF 的一个重要特性，已有很多研究报道多糖被膜形成分子屏障和电荷屏障（大多带负电荷）可阻止或延缓某些抗生素的渗入，且固定在 BF 基质中的一些抗生素水解酶可促使进入被膜的抗生素灭活。渗透限制并不是 BF 耐药主要机制，研究发现即使一些抗生素（如氟喹诺酮类）能渗透 BF 也不能完全清除 BF 菌，可能 BF 耐药还有其他机制参与。

(2) 营养限制　细菌在营养物质相对缺乏的状态下生长速度减慢，同时伴有耐药性提高。Walters 等证实细菌代谢低，氧浓度低可参与 BF 耐药的形成；Desai等通过指数生长期到静止期不同阶段来比较浮游菌和 BF 菌耐药性差别，结果发现两者耐药性均随生长速度减慢而增强，且均在静止期表现最高的耐药性（BF 菌耐药性是浮游菌的 15 倍）。也有研究提出这可能因抗生素不同而异，营养限制并不能完全解释 BF 的耐药性。

(3) 表达耐药表型　BF 的耐药性可能与 BF 内某些细菌采用不同于浮游菌、有独特保护作用的 BF 表型有关，该表型是细菌黏附表面的一种生物学反应。研究表明，BF 中大部分细菌对抗生素敏感，可被有效清除，但部分耐药株存在却可以抵抗抗生素作用而存活下来。Drenkard 等发现铜绿假单胞菌中存在一种调节蛋白（PvrR），该蛋白控制铜绿假单胞菌对抗生素敏感和耐药的转化，该基因在 BF 菌中转录活跃，抑制或激活 PvrR 对铜绿假单胞菌 BF 耐药性意义重大。

(4) BF 环境的不均一性　BF 在结构上存在不均一性，环境中营养物质、代谢产物、信号分子等物质从表到里形成浓度梯度也呈现不均一性，使 BF 菌生理活性及耐药水平也表现不均一性。这种不均一性可能是细菌生存的重要策略，但是细菌群体这种不同的代谢状态，使BF无论受到作用于哪个代谢环节的抗微生物因子的攻击，都会有一些细菌存活“重建家园”。

另外，分泌抗生素水解酶，产生QS信号，激活应激反应，启动抗生素外泵系统等因素都有助于BF耐药性产生。实验发现 *lasI*，*rhlI* 变异株不能形成正常BF，与野生株相比，这些变异BF对抗生素的敏感性提高，但QS与BF耐药间的关系目前还不清楚；数据显示应激反应的激活也可能介导BF耐药产生，曾报道 *rpoS* 上调与耐药性的相关性；还有，BF内质粒结合，DNA转化的频率和速度均快于浮游菌，质粒可编码对抗生素的多重耐药，这为BF耐药性的传播提供了一种机制。现有资料显示，BF的高耐药性是多因素参与，而且BF发展不同时期可能有不同机制在起作用。

5. 细菌BF相关感染防治策略

尽管目前已经着手开始研究开发对细菌菌膜具有活性的抗菌药物，但这还需要一个相当长的过程。目前对于BF相关感染的控制，可能的防治策略有如下几种。

① 发现现用抗生素抗BF特性，或者进行新型抗生素体外试验证明，大环内酯类抗生素（红霉素、阿齐霉素、克拉霉素、罗红霉素等）本身没有抗铜绿假单胞菌活性，但对其BF通透性较好，抑制藻酸盐形成，增强吞噬细胞作用，调节免疫，与其他抗铜绿假单胞菌药物有协同作用，其药理机制可能与十四元环、十五元环的结构特点有关。澳大利亚学者正研究用化学方法合成60多种呋喃衍生物来抑制BF。

② 发展抗细菌黏附或聚集的生物材料。目前这方面研究主要集中在开发两种生物材料：一种是抗细菌黏附材料，另一种是抗细菌材料。前者如传统生物材料表面修饰及表面连接释放生物活性物质，实验观察到生物材料表面血浆白蛋白预处理后能够明显抑制细菌黏附；后者如材料表面抗生素缓释及连接抗微生物物质，人们利用银的灭菌性能发现聚氨酯导管表面涂敷银后，细菌黏附数量大幅度下降，研究者还开发出一种聚合物，它含有两种强力抗菌药物（利福霉素和克林霉素），用它制造的医疗导管可以抑制大量细菌生长。

③ 在应用抗菌药物治疗的基础上寻找新的抗感染治疗方法。能否通过抑制细菌的致病因子来达到抗感染治疗目的？由于QS信号系统在调节细菌致病因子的中心作用，国内外学者设想它可能是一个控制感染性疾病的新靶点，希望通过它来抑制致病菌致病因子表达以达到治疗目的，但其临床意义有待进一步研究。

④ 其他，如增强抗生素的通透性，用特殊的酶解离胞外基质，以化学药物抑制胞外基质合成，以及基因水平上控制BF特异基因表达等都是有希望的方法。藻酸盐单克隆抗体可中和铜绿假单胞菌BF主要成分藻酸盐，提高BF对抗生素的通透性；最近报道利用脂质体包被杀菌剂或抗生素运载进入BF中可提高

其吸收达到破坏 BF 作用；纤维素酶能通过降解铜绿假单胞菌的胞外多糖成分来抑制 BF 形成，但不能完全阻止其形成；Singh 等发现乳铁蛋白通过结合铁离子使细菌进入一种移动状态，在移动时不易形成微菌落从而抑制 BF 发育，但 BF 一旦成熟，其作用也就不明显了。

另外，通入小剂量的电流，能够扰乱聚多糖表面的电荷，从而使菌膜内的细菌对抗菌药物变得敏感。在实验室条件下，形成的细菌菌膜首先用电流处理后，其只要用 0.1%对照组剂量的抗菌药物，就能够达到同样杀死细菌菌膜的效果。这种技术很可能被用于预防或治疗细菌菌膜在人体植入物中形成并造成的感染。

四、寻找新的药物作用靶位与克服耐药性新药的研究

随着对细菌耐药性机制研究的不断深入，除了以上所涉及的围绕已知细菌耐药性机制开展的传统的新药研究（如在已有药物的基础上进行结构修饰，或是根据这些耐药机制设计药物筛选模型来获得能够克服细菌耐药性的新的抗菌药物）外，还可以找到新的药物作用分子靶位，再根据这些新的作用靶位来筛选新的抗菌药物，有可能获得结构类型全新的抗菌药物进而克服愈发严重的细菌耐药性问题。

目前应用于临床的抗菌药物的作用靶位主要包括：抑制核酸、蛋白质、细胞壁和细胞膜等的生物合成。但是，可以肯定，在这些生物大分子的合成过程中，还存在有新的作用靶位。事实上，随着基础生命科学的发展和现代生物技术的发展，生物大分子合成的精细机制不断地被阐明。而这些新的精细机制的阐明，就意味着有可能筛选得到在结构上和作用机制上全新的药物。这些药物往往能够克服目前临床所使用的药物所难以克服的问题。

在研究新的微生物靶位时，提出了许多有可能影响细菌生长的其他一些过程，如抑制革兰阴性菌中的脂蛋白和脂多糖的合成；抑制细胞分裂和代谢转运等。这些代谢途径中的许多靶位已经通过诱变编码这些靶位的基因致使细菌死亡而得到证实，因此，这些靶位可以作为抗菌作用的候选靶位。其中像脂多糖抑制剂具有抑制细菌生长的作用已经被证实，但是，这些研究目前还处于非常基础的阶段，尚未达到药物开发阶段。影响这些物质开发成为药物的因素很多，如在实验室还不能建立一种可以用于大量筛选的检测模型以及可能由于细菌外膜的作用使这种物质难以进入胞内发挥作用；再则，即使所研究的物质在体外具有很好的抗菌作用，但由于药代动力学性质差或代谢不稳定而难以开发成为药物。因此，寻找新的作用靶位和建立新的筛选模型是获得新型抗耐药菌药物的重要途径。

1. LBM415(NVP-PDF-713)——抑制蛋白质合成的新靶点

LBM415 为细菌多肽脱甲酰化酶（bacterial peptide deformylase，PDF）抑制剂。该酶负责转译后将 *N*-末端甲硫氨酸上的 *N*-甲酰基去除，它具有三个非常保守的催化结构域，为金属水解酶。在真核生物和原核生物中都发现有甲酰化

酶，但只有在原核生物中发现有脱甲酰化酶，在真核生物中不存在该酶，它是细菌生长所必需的酶。因此，对于人体来说具有很好的选择毒性。

LBM415 的先导化合物是微生物来源的 actinonin，通过组合化学方法对其进行结构修饰后筛选获得。但是，发现该酶容易发生点突变而造成耐药性。因此，这种作用机制的药物可能应该与其他作用机制的药物同时应用更加有效。图 4-30 所示为原核生物转译起始甲硫氨酸的甲酰化/脱甲酰化过程及 LBM415 的化学结构。

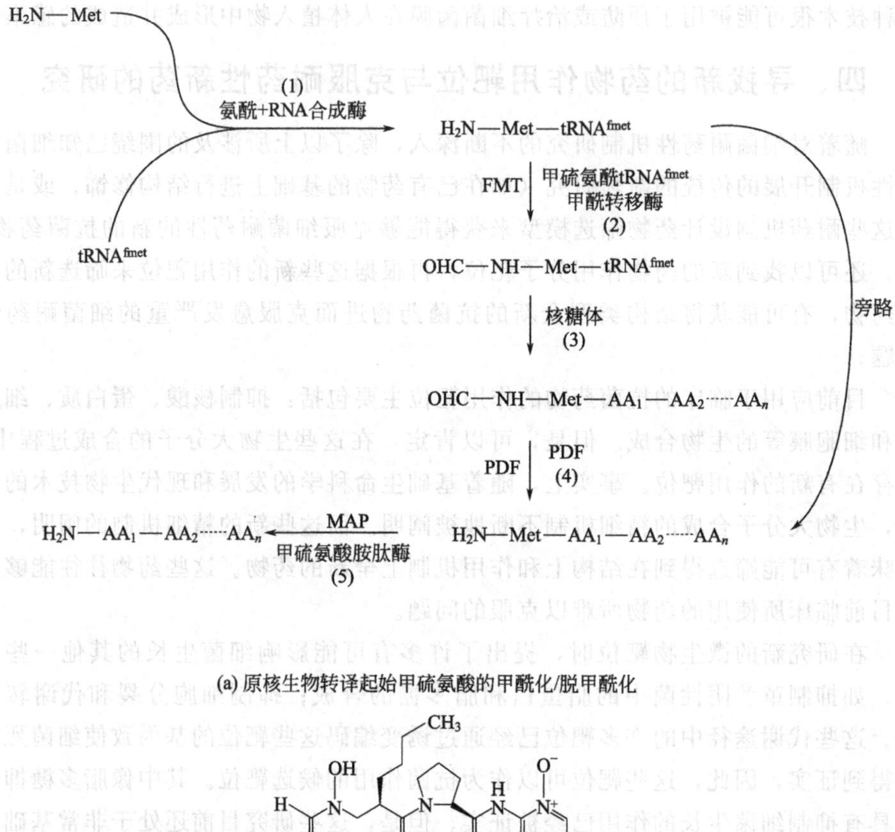

(a) 原核生物转译起始甲硫氨酸的甲酰化/脱甲酰化

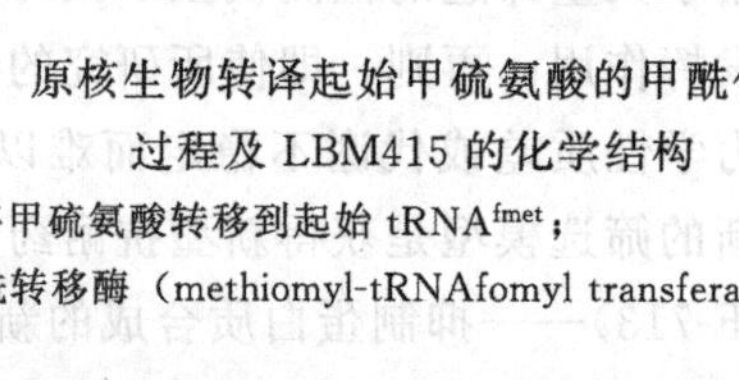

(b) LBM415的化学结构

图 4-30 原核生物转译起始甲硫氨酸的甲酰化/脱甲酰化过程及 LBM415 的化学结构

(1) 氨酰 tRNA 合成酶将甲硫氨酸转移到起始 $tRNA^{fmet}$；
(2) 甲硫氨酰-tRNA 甲酰转移酶（methiomyl-tRNAfomyl transferase，FMT）将甲硫氨酸-tRNA 复合物甲酰化；
(3) 在起始因子作用下，甲酰化的甲酰化-tRNA 复合转移到核糖体，随之开始蛋白质的合成；
(4) 多肽链上 *N*-末端甲硫氨酰-tRNA 复合物，在 PDF 作用下被脱去甲酰化基团；
(5) 在甲硫氨酸胺肽酶的作用下，新生肽上 *N*-末端甲硫氨酸被脱去

2. 基于反义 RNA 沉默技术的脂肪酸合成酶 FabH 超敏细胞抑制模型

目前应用的抗菌筛选模型主要包括传统的全细胞筛选技术和无细胞的特定靶标筛选技术。这两种筛选技术各有优缺点。

传统的全细胞筛选技术，其优点是以完整的细菌细胞为筛选对象，筛选出的化合物具有明确的穿透性和抑制性，因此体外效果是明确的；早期的抗生素大多通过此方法筛选出。但发展至今已暴露出明显的缺点：一是敏感度较低，许多在天然产物样品中含量非常低的抗生素无法被探测到，同时许多已知抗生素的存在极大地干扰了新抗生素的发现；二是特异性低，由于是全细胞筛选，其靶标性差，发现的很多抗生素抗菌谱广而特异性差（这通过合成化学的努力修饰而得以部分弥补），另外还有些虽有杀菌能力但对人体细胞同样有毒，使得筛选工作量大而效率低。

无细胞的特定靶标筛选技术是近 20 年来随着生物化学技术和分子生物学技术的发展，无细胞的特定靶标筛选技术得以广泛应用。其特点是敏感度高、靶标明确、选择性较强。但迄今为止，通过此方法发现的最终有效推上临床的品种很少。究其原因主要是大多数抑制剂虽有单一靶标的抑制效果，但缺乏整体细胞的抑制能力，如无法穿透胞壁屏障而进入细胞发挥效力；或在细胞内多靶标存在时靶标的选择能力差等。

反义 RNA 沉默技术（antisense RNA silencing technology）通常是指利用基因重组，构建人工表达载体，使其体内表达反义 RNA，通过碱基互补与靶 RNA 配对结合，抑制靶基因表达至仅满足细胞生长的水平。这样，只要细菌细胞内有极其微量的特异性抑制剂的存在，就能够达到抑制细菌的生长。这种筛选方法能够综合传统的全细胞筛选技术和无细胞的特定靶标筛选技术的优点，筛选获得的物质既能够透过细菌细胞，又具有抑制特异性靶标的作用。

平板霉素（platensimycin）就是 2006 年由默克公司研究小组利用反义 RNA 沉默技术筛选出来的新型抗生素，能够选择性地作用于一种单功能脂肪酸合成酶 FabF 酶，是目前发现的唯一具有广谱抗菌作用的 FabF 酶抑制剂。图 4-31 为细菌脂肪酶抑制剂的筛选策略和平板霉素的化学结构。

3. 作用于细胞分裂的新靶点

尽管已经阐明了许多涉及细菌细胞分裂过程所必需的基因和蛋白（图 4-32 所示为在大肠埃希菌中细胞分裂的间隔环模型），也已经有一些天然产物能够抑制这一过程，但作为发现新药的靶点仍然存在着很多难以克服的问题。最为关键的问题或许是大多数潜在的靶点往往是蛋白-蛋白间的相互作用（已经证明要抑制蛋白间的相互作用比抑制蛋白本身的作用要困难得多），尽管在抗肿瘤新药发现中已经使用这种靶点。

FtsZ 为一种存在于胞质中的微管蛋白状的蛋白，聚合成为环（FtsZ-环）。

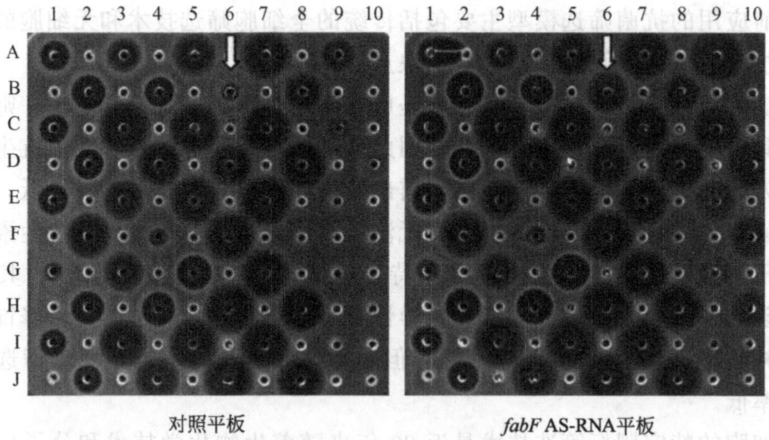

(a) 细菌脂肪酶抑制剂的筛选策略

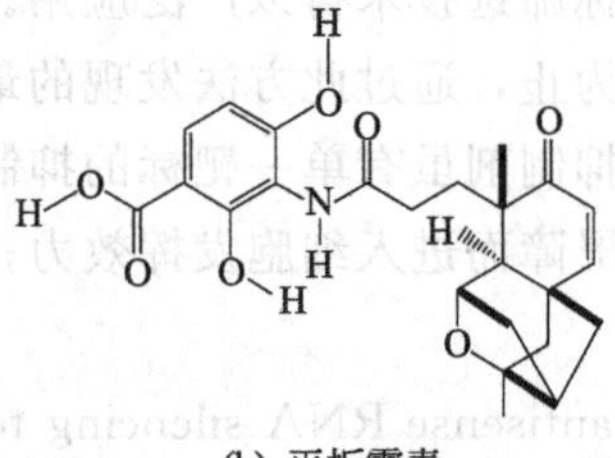

(b) 平板霉素

图 4-31 细菌脂肪酶抑制剂的筛选策略和平板霉素的化学结构

来自于放线菌和真菌的发酵液以及对照样品（各 20μl）平行加样于预先制备好的两块平板上。具有活性的样品 6B（箭头所指）在 *fabF*AS-RNA 平板上相对对照平板显示较大的透明圈。透明圈直径的反差反映了选择性 FabF 抑制剂作用的存在。对照平板由于细菌表达正常的脂肪酸合成酶 FabF，微量的抑制剂不能达到抑制的效果而使细菌照常生长。而筛选平板上的细菌由于其表达的脂肪酸合成酶 FabF 只能满足细菌的生长，微量的抑制剂存在时能够将其抑制而导致细菌不能生长

FtsZ-环通过 ZipA 蛋白和 FtsA 与细胞膜连接，FtsA 为一种肌动蛋白样蛋白，多半在中隔中参与 Z-环的构建。在中隔区形成胞壁质需要青霉素结合蛋白 3（PBP3 也被称为 Ftsl），而复合物的定位需要 FtsK。目前对 FtsL、N、Q 和 W 的作用还不清楚。TG 为转葡基酶。

FtsZ 作为药物筛选的靶点具有它明显的优势：它含量丰富，有 10000～20000 拷贝；在细菌性致病菌、真细菌和古细菌中存在且相当保守；在细胞质外部，化合物容易进入；真核细胞中不存在这类蛋白，只有其结构类似物（如人体中的微管蛋白或肌动蛋白），但细胞分裂专一性抑制剂不会影响到人体细胞。在以 FtsZ 蛋白为靶点的筛选上，已经筛选出了多种结构类型的对敏感菌和耐药菌都有效的化合物，包括对耐甲氧西林金黄色葡萄球菌和耐万古霉素的肠球菌有抑菌作用，且这些化合物不影响真核细胞的正常功能。目前已经开发了多种以

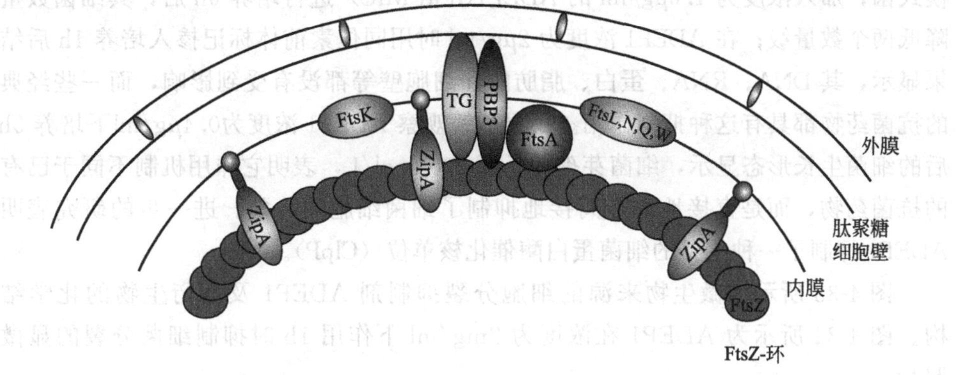

图 4-32　在大肠埃希菌中细胞分裂的间隔环模型（FtsZ-环）

FtsZ 作为靶点的筛选方法。

最近对早期从 *Streptocccus hawaiiensis* 代谢产物中发现的化合物 ADEP (acyldepsipeptides) 的抗菌作用机制进行了深入的研究，发现以枯草芽孢杆菌作为

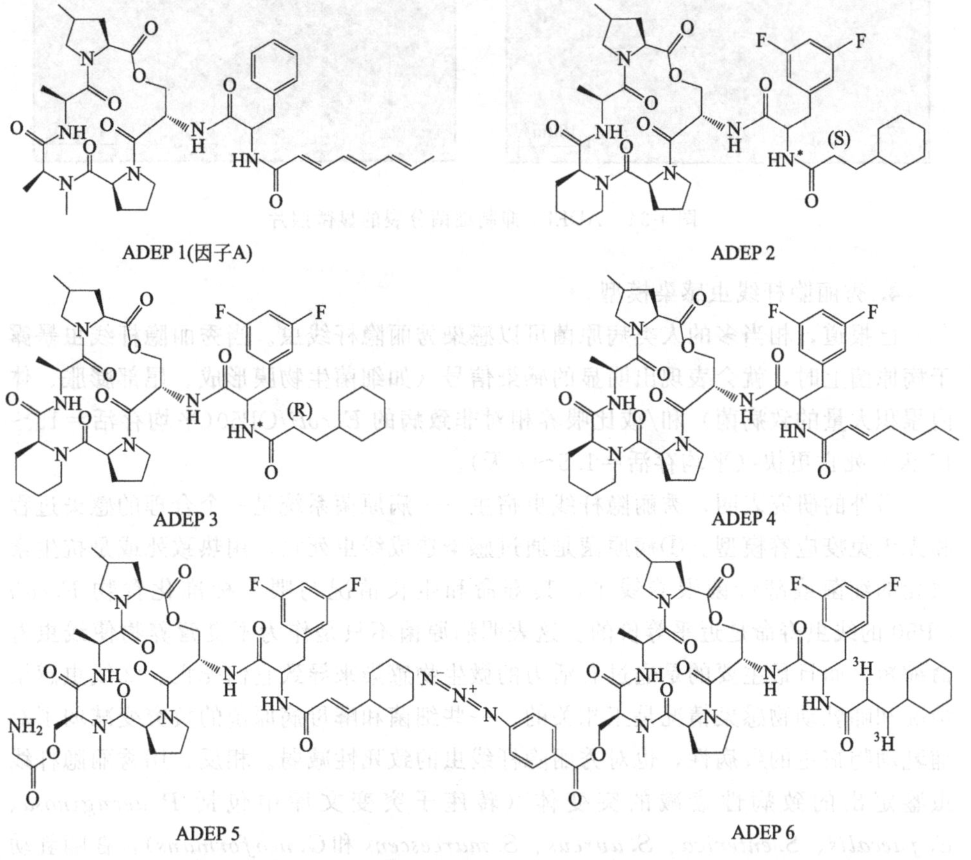

图 4-33　微生物来源的细胞分裂抑制剂 ADEP1 及其衍生物的化学结构

模式菌，加入浓度为 1.6μg/ml 的 ADEP1(8 倍 MIC) 进行培养 6h 后，其细菌数量降低两个数量级；在 ADEP1 浓度为 2μg/ml 时用同位素前体标记掺入培养 1h 后结果显示，其 DNA、RNA、蛋白、脂肪酸和细胞壁等都没有受到影响，而一些经典的抗菌药物都具有这种抑制作用。用显微镜观察 ADEP1 浓度为0.4μg/ml下培养 5h 后的细菌生长形态显示，细菌芽孢伸长至 200μmol/L，表明它作用机制不同于已有的抗菌药物，而是直接地或是间接地抑制了细菌细胞的分裂。进一步的研究表明 ADEP1 抑制了一种主要的细菌蛋白酶催化核单位（ClpP）。

图 4-33 所示为微生物来源的细胞分裂抑制剂 ADEP1 及其衍生物的化学结构。图 4-34 所示为 ADEP1 在浓度为 2mg/ml 下作用 1h 时抑制细菌分裂的显微照片。

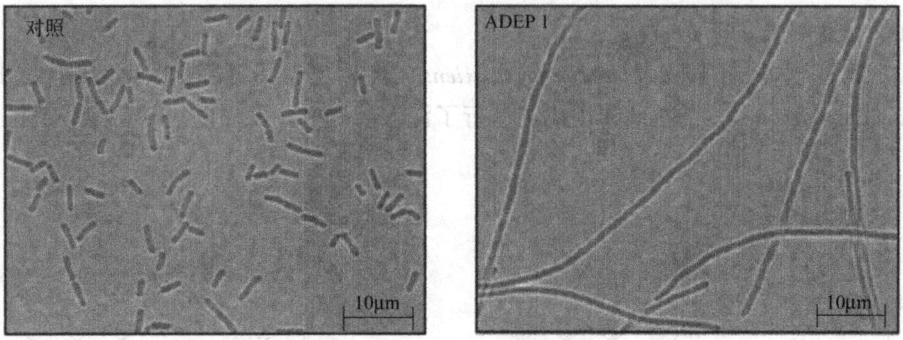

图 4-34　ADEP1 抑制细菌分裂的显微照片

4. 秀丽隐杆线虫感染模型

已报道，相当多的人类病原菌可以感染秀丽隐杆线虫。当秀丽隐杆线虫暴露于病原菌上时，就会表现出明显的感染信号（如细菌生物膜形成、尾部膨胀、体内累积大量的致病菌）和/或比喂养相对非致病的 *E. coli* OP50(平均存活＝15～17 天）死亡更快（平均存活＝1.5～7 天）。

另外的研究表明，秀丽隐杆线虫宿主——病原菌系统是一个合理的感染过程和先天免疫应答模型。①病原菌是通过感染造成线虫死亡。用热致死或是抗生素致死的细菌或酵母菌喂养线虫，其寿命和生长情况与喂养标准化食物 *E. coli* OP50 的线虫寿命是近乎等价的。这表明病原菌不只是作为不良营养物使线虫寿命缩短，而且最主要的是通过有活力的微生物感染来导致它们死亡。②线虫感染情况和哺乳动物感染情况是正相关的。一些细菌和酵母病原菌的负突变减弱了对哺乳动物宿主的致病性，也对秀丽隐杆线虫的致死性减弱。相反，用秀丽隐杆线虫鉴定出的致病性衰减的突变体（转座子突变文库中包括 *P. aeruginosa*、*E. faecalis*、*S. enterica*、*S. aureus*、*S. marcescens* 和 *C. neoformans*)，在哺乳动物感染模型中也表现出致病力减弱的现象。③秀丽隐杆线虫先天免疫途径与昆虫和哺乳动物之间存在保守性。研究表明，秀丽隐杆线虫先天免疫信号途径的组成在昆虫和哺乳动物中都是具有保守性。同时发现引起秀丽隐杆线虫和哺乳动物致病的病原菌是通过同一套致病因子和宿主防御基因起作用的。作为一个简单的宿主系统——秀丽隐杆线虫致病性模型也可以用于鉴定新型病原菌的致病因子和发现其他物种天然免疫系统组成的保守性。因此，此模型能更为有效和快速地筛选到毒性低、疗效强、体内外相关性好、作用机制新颖的抗感染药物和增强宿主防御系统的免疫激活剂、增强剂，达到一药多筛的目的。

2006年，Moy等借用秀丽隐杆线虫感染模型对可促使线虫存活的合成化合物和天然产物提取物进行了筛选。在筛选抗粪肠球菌（*E. faecalis*）化合物的实验中，感染了粪肠球菌的秀丽隐杆线虫（*glp-4*、*sek-1* 免疫组合突变）被转移到96孔板上的液体培养基后，死亡率增加，但使用抗生素后，则可得到解救。随后，用该模型对6000个合成化合物和1136个天然产物提取物进行筛选，得到可促进线虫存活的16个化合物和9个天然产物提取物。该模型不仅可以鉴定体外抑制粪肠球菌复制的化合物，还可鉴定出在体内实验中效应剂量小于体外最低抑菌浓度的分子。并且在2007年，Mylonakis等也利用秀丽隐杆线虫这种模式生物，使其感染白色念珠菌（*Candida albicans*），对在体外无抑制真菌生长活性的化合物进行筛选，得到两个化合物。研究发现这些化合物在体内不仅影响念珠菌毒性，还具有抗其他真菌的抗菌活性，可以作为潜在的“探针化合物”（probe compound）。秀丽隐杆线虫整体生物筛选模型的这些特性使其能够鉴定出体内病原体存活、感染力、毒力等重要功能或检测出能够激活宿主天然免疫反应的化合物。秀丽隐杆线虫整体生物筛选模型不但可有效检测抗菌化合物，并且对提高药物开发过程中关键步骤的效率亦很有潜力。

5. 细菌感染过程中涉及的新的分子靶位

研究开发抑制致病菌感染过程早期或独特途径的新的抗菌药物是完全有可能的。可以预料，一旦这种药物被开发出来，则不会产生细菌耐药性问题。研究开发这类药物的前提是要能够检测到细菌在体内选择性地进行表达的基因，以及检测这些基因表达的产物。事实上，对于后者的研究已经取得了相当的进展。

有两个例子可以说明利用细菌感染涉及的基因产物作为作用靶位能够筛选得到新的抗菌药物。已有的研究表明病原菌在体内生长时需要吸收铁。因此，细菌对铁的吸收可以认为是与细菌感染过程有关的第一步，而阻断细菌对铁的吸收可以作为抗菌药物的作用靶位。事实上，目前已经开始建立了许多复杂的筛选系统来寻找铁吸收抑制剂。另外一个例子是表面表达的细菌蛋白在许多细菌的致病性中起着极其重要的作用，尤其是在革兰阳性细菌中，这种细菌蛋白促进细菌与宿主组织的黏附，进而促进细菌侵袭宿主，并对细胞吞噬作用产生抗性。在革兰阴性细菌中，许多表面蛋白通过C末端与细胞壁黏附，其是一个将有关的分泌蛋白键断裂的专一性锚定过程（anchoring process）。如果抗菌药物能够阻断这一锚定过程，则能够起到防止疾病的发生或使细菌对宿主防御系统敏感。

金黄色葡萄球菌从哺乳动物宿主体内称作血红素的含铁卟啉环中获取生长必需的铁元素。菌体产生的溶血素裂解红血球释放出以血红蛋白形式存在的血红素。细菌如何分解血红蛋白得到血红素尚不明了，或许涉及了 IsdA 和 IsdB 酶。然后细菌通过 *hst ABC* 操纵子编码的运载蛋白吸收血红素。血红素再由血红素氧化酶类的酶 IsdG、IsdI 消化代谢释放出铁和 biliverdin（卟啉环分解的一个中间产物）。来自血红素的游离铁供细菌继续生长之需。在抗生素时代到来之前人们曾采用的“放血疗法”可能就是基于令致病菌缺铁而停止侵害人体的愿望。

利用体内基因表达系统，可以鉴别在感染过程中具有作用的新基因。体内基因表达技术（*in vivo* gene expression technology，IVET）是一种识别细菌在体内和体外生长时表达基因（所谓的看家基因，housekeeping genes）的技术。在体内感染时，部分基因（致病性基因或体内诱导基因）被选择性地表达。IVET 方法利用宿主来富集致病菌在感染过程中在宿主细胞表达的基因，这种方法原则上可以应用于其他任何致病菌。最早的 IVET 实验是利用嘌呤营养缺陷型体内互补系统在鼠伤寒沙门氏菌中进行的，目前已经延伸到利用胸腺嘧啶营养缺陷型体内互补系统在嗜肺军团菌（*Legionella pneumophila*）中进行。这种利用营养缺陷型标记体内互补的 IVET 技术证明在致病性分枝杆菌中也能应用，如最近已经分离得到在小鼠体内不能生长的有数个氨基酸营养缺陷型的牛结核分枝杆菌。这些营养缺陷型细菌在体内感染过程中可以通过启动子活性驱动将野生型基因与之互补。另外，对原始的 IVET 技术进行改进后能够用于在体内选择基于对氯霉素产生抗性的鼠沙门氏菌表达基因。

6. 细菌-宿主细胞表面黏附作为新的分子靶位

许多致病菌引起感染的第一步是利用细菌产生的糖结合蛋白（carbohydrate-binding proteins）与宿主细胞黏附。机体抵御细菌感染的第一道防线是由存在于所有与细菌接触的表皮细胞黏膜层的假寡糖（decoy oligosaccharides）来承担，这种假寡糖同样存在于唾液、眼泪、尿、汗和母乳中。假寡糖与微生物产生的糖结合蛋白结合从而使宿主细胞免遭侵袭。可溶性的寡糖既可以防止细菌与宿主细胞的黏附，也可以将已经与宿主细胞黏附的细菌分离掉。在母乳中，有许多种类的寡糖可以抵御许多种类细菌的侵袭，以保护婴儿免遭细菌感染。目前，已经能够大规模地来生产这些人源寡糖。从理论上讲，这些人源寡糖应该是安全有效和无免疫原性的，它们可以替代或作为常规抗菌药物的辅助剂，且由于这样的寡糖并非是抗菌剂，因而也不太可能产生细菌耐药性的问题。

早在半个多世纪前就发现：流感病毒和其他许多致病体具有一种表面蛋白，其能与人体宿主细胞膜结合寡糖专一性形成复合物。尽管这种结合的专一性很强，但由于这种结合是非共价键结合，因此，单个部位的蛋白-糖结合的交互作用很弱。致病体/宿主细胞间黏附强度取决于大量的单个蛋白-糖结合的交互作用。

7. 对付细菌耐药性的其他策略

使用疫苗可能也是一种对付细菌耐药性的策略。在英国已经实施了接种脑膜炎球菌疫苗的计划，在美国也广泛证明接种脑膜炎疫苗是有效的。最近，已经在印第安纳通过了接种麻风疫苗的计划。

应用基因工程技术，直接破坏编码细菌耐药性的耐药基因，如 Altmans 研究小组正在使用携带有被称之为外部引导顺序（external guide sequences，EGS）的质粒来进行这一工作。

在糖尿病感染患者中，使用粒细胞集落刺激因子（granulocyte-colony stimulating factor，G-CSF）能够提高中性白细胞的产生，消除感染的溃疡部位的病原菌，以及能够减小抗菌药物的使用量和降低细菌耐药性问题。

目前，有很多研究小组正在利用微生物基因组测序（microbial genome sequencing）技术，能够前所未有地了解微生物和它们的致病机理，以及为病因诊断提供更快更有效的方法，同时为寻找新抗菌药物提供了非常有效的新策略。

应该看到，对付细菌耐药性的问题，除了继续沿着传统的思路去寻找新的抗菌药物外，更应该从现有相关科学研究领域发展的新的角度，去思考解决耐药性问题的策略。

复习思考题

1. 比较革兰阳性菌、革兰阴性菌和耐酸菌三种不同细菌的细胞壁结构。
2. 根据化学结构的特征可以将抗生素分为几类？
3. β-内酰胺类抗生素的基本结构特征及其活性基团是什么？
4. 阐述 β-内酰胺类抗生素的作用机制。
5. 细菌对 β-内酰胺类抗生素产生耐药性的作用机制主要有哪些？以及解决的对策有哪些？
6. 氨基糖苷类抗生素的作用机制以及细菌对其产生耐药性的机制主要是什么？
7. MLS 类抗生素的结构具有哪些特性？
8. MLS 类抗生素的作用机制以及细菌对其产生耐药性的机制主要是什么？
9. 糖肽类抗生素的作用机制以及细菌对其产生耐药性的机制主要是什么？
10. 基于细菌细胞水平的筛选模型的优缺点是什么？
11. 基于分子靶标的筛选模型的优缺点是什么？
12. 简要阐述反义 RNA 沉默技术的原理。
13. 利用秀丽隐杆线虫感染模型筛选的特点是什么？
14. 建立新型筛选模型的基础是什么？举例说明。

第五章 抗真菌药物的作用机制及真菌耐药性

第一节 抗真菌药物发展简介

自20世纪70年代以来，在临床治疗过程中，真菌感染疾病和由于无法控制真菌感染而造成的死亡率逐渐提高，这与广泛使用对人体免疫系统有损害的药物和大量使用广谱抗菌药物有直接的关系。另外，与临床使用体内植入物和像艾滋病这样的慢性免疫抑制病毒的感染有关。因此，研究开发安全的、新型的和有效的抗真菌药物显得非常重要。

抗真菌药物的研究和应用，从20世纪的发展情况来看，大致可以分为以下几个阶段：第一个发现并被用于临床的为20世纪30年代末，从微生物发酵代谢产物中分离得到的灰黄霉素；1944年报道了唑类化合物的抗真菌作用；1949年从微生物代谢产物中分离得到了制霉菌素；1956年报道了两性霉素B的抗真菌活性；1958年灰黄霉素被用于临床；同年，上市了第一个唑类抗真菌药物；1960年两性霉素B被用于临床；1962年报道了氟胞嘧啶（flucytosine）的抗真菌活性；1969年咪康唑和克霉唑（clotrimazole，局部）被用于临床；1974年依康唑被用于临床；1978年描述了阿莫罗芬（amorolfine）；1979年咪康唑非肠道制剂在英国上市；1981年酮康唑口服制剂在美国得到批准上市，同年第一个烯丙胺类药物萘替芬（naftifine）进入临床试验；1987年开始研究开发多烯类药物的脂质体制剂；1988年开始试验第一个棘白菌素类（echinocandins）药物；1990～1992年氟康唑和依曲康唑开始在美国使用；1993～1995年报道了第二代三唑类抗真菌药物；1995～1996年批准了第二个烯丙胺类药物特比萘芬（terbinafine），以及两性霉素B脂质体制剂；1997年批准了依曲康唑口服溶液制剂；2001年上市了第一个棘白菌素类药物卡帕芬净（caspofungin）；2002年上市了第二个棘白菌素类药物米卡芬净（magfungin）。相对于抗细菌药物的开发，新品抗真菌药物的开发速度似乎比较缓慢。

第二节 抗真菌药物的作用机制与真菌耐药性机制

抗真菌药物的作用靶位集中在细胞表面：干扰细胞膜的合成如唑类药物氟糠唑等和多烯大环内酯类如两性霉素 B 等；干扰细胞壁中几丁质的合成如日光霉素和多氧菌素等；干扰细胞壁中 1,3-β-葡聚糖的合成如卡帕芬净等；干扰细胞表面甘露糖蛋白复合物的合成如普那米星（pradimicin，普拉迪霉素）等。

一、作用于真菌细胞膜的抗真菌抗生素

（一）作用于真菌细胞膜中甾醇合成的多烯类抗真菌抗生素

1. 多烯类抗真菌抗生素的作用机制

从 20 世纪 50 年代到发现唑类抗真菌药物的这段时间内，临床上一直用两性霉素 B 这样的多烯类抗真菌药物治疗系统性真菌感染疾病。所有具有甾醇类物质作为细胞膜组成的微生物对这类抗菌药物都很敏感，但耐药性菌株不敏感。在早期研究多烯类药物对敏感菌的作用过程中，通过外源加入甾醇类物质能够明显降低培养物对药物的敏感性，从而支持了多烯类药物的抗菌作用是通过与细胞膜上的甾醇作用来实现的这一观点。由于药物首先与外源加入的甾醇物质发生生物化学作用，而使细胞膜上的甾醇免遭药物的作用。抗生素发挥作用时首先与膜结合，其结合程度与膜内甾醇含量成正比。结合后生成的膜—抗生素复合物，使细胞质膜结构发生改变，在膜脂质双层中形成由多烯大环内酯抗生素与胆固醇结合的环状化合物，构成亲水通道，致使细胞内容物向胞外泄漏。这类抗生素的毒副作用是由于其对细胞质膜脂质双层中的固醇类结合专一性不强而损伤正常人体细胞所引起的。

对于两性霉素 B 这种具有较大分子的药物，其与真菌细胞膜的磷脂双层中甾醇物质发生交互作用，导致细胞膜上产生水溶性的孔道［即具有打孔作用，如图 5-1(a) 所示］。图 5-1(b) 所示为两性霉素 B 与细胞膜上的胆甾醇通过氢键的作用，相互结合从而导致在细胞膜上形成了一个孔道，同时多烯类结构中的羟基朝向孔道内侧，使细胞膜的通透性发生改变，最终导致重要的细胞内含物流失而造成菌体死亡。在敏感性酵母细胞膜中，其磷脂结构中的脂肪酰也有可能是药物的作用位点。图 5-2 所示为两性霉素 B 的化学结构。

2. 真菌对多烯类抗真菌抗生素产生耐药性的作用机制

尽管像两性霉素 B 和制霉菌素这样的多烯类抗真菌药物已经在临床上使用了 30 多年，但耐药菌的出现频率还是非常低的。研究发现：制霉菌素的抗菌作用与菌体的生长速率有关，即菌体的生长速率愈快，药物与菌体细胞膜结合的亲

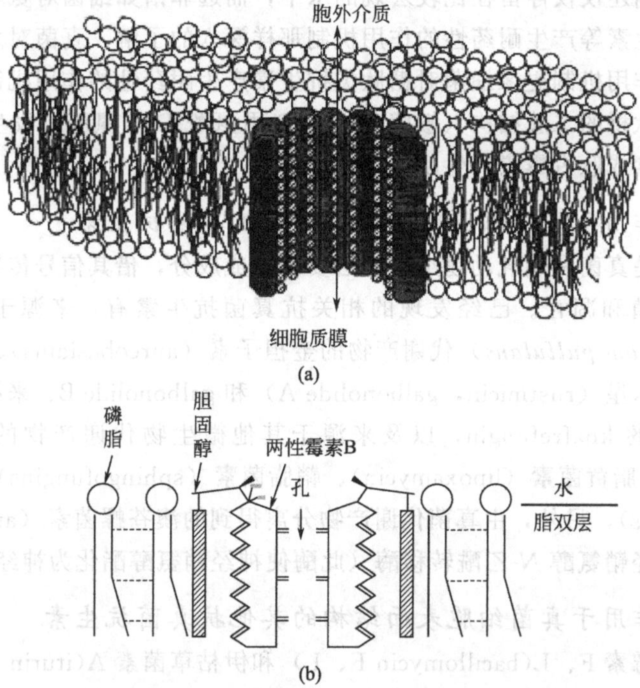

图 5-1　两性霉素 B 与细胞磷脂双层膜中胆甾醇间的交互作用

(a) 由两性霉素 B 在细胞膜上产生的孔道；(b) 两性霉素 B 与细胞膜上的胆甾醇以氢键的形式结合，从而破坏细胞膜的结构产生孔道

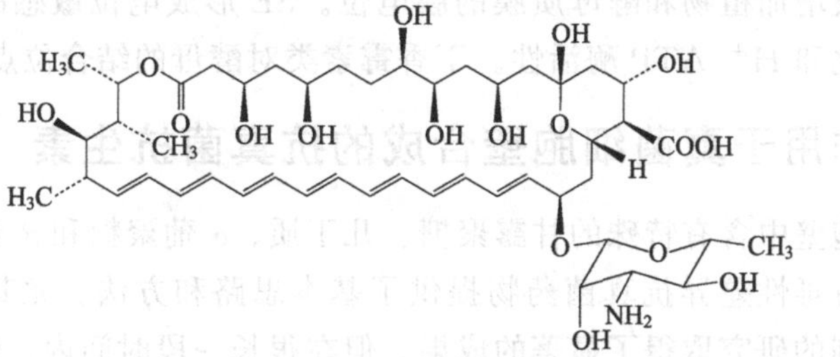

图 5-2　两性霉素 B 的化学结构

和力愈大，其细胞膜被破坏速度也愈快；而耐药菌的生长速率要比敏感菌慢得多。当这些耐药菌重新在不含制霉菌素的培养基上繁殖几代后，其对药物的耐受性又逐渐消失，这可能是由于细胞又产生了对制霉菌素具有高亲和力的甾醇的缘故。对于产生这种耐药性的分子遗传学机制还不甚了解，但有学者认为是由于突变引起而非抗菌药物的选择压力所致。

有关真菌耐药性的分子遗传学研究的报道很少，即便有些报道，大多也只集中在对酿酒酵母的研究。到目前为止，人们认识真菌对多烯类抗菌药物产生耐药性的作用机制还仅仅停留在比较宏观的水平，而远非诸如细菌对氨基糖苷类和大环内酯类抗生素等产生耐药性的作用机制那样深入的了解。真菌对多烯类药物产生耐药性的作用机制更像细菌对糖肽类抗生素产生耐药性的作用机制，即一旦合成细胞壁五肽桥的二肽结构（敏感菌的为D-丙氨酰-D-丙氨酸）发生改变，细菌就对万古霉素或肽古霉素产生耐药性。

（二）作用于真菌细胞膜中鞘磷脂的抗真菌抗生素

鞘磷脂是真菌和哺乳动物细胞膜必要的组成成分，借其信号传导来控制细胞的分裂、增殖和凋亡。已经发现的相关抗真菌抗生素有：来源于出芽短梗霉（*Aureobasidium pullulans*）代谢产物的金担子素（aureobasidins）、来源于小单胞菌的鲁司米星（rustmicin，galbonolide A）和 galbonolide B、来源于哥斯达黎加植物真菌的 khafrefungin，以及来源于其他微生物代谢产物的多球壳菌素（myriocin）、脂黄菌素（lipoxamycin）、鞘脂菌素（sphingofungins）和绿啶菌素（vindofungins），另外，由真菌代谢产物分离得到的澳苍螺菌素（australifungin）可以抑制神经鞘氨醇 *N*-乙酰转移酶（此酶使神经鞘氨醇酯化为神经酰胺）。

（三）作用于真菌细胞表面结构的其他抗真菌抗生素

芽孢菌霉素 F、L(bacillomycin F、L）和伊枯草菌素 A(iturin A）等的作用机制为影响细胞膜表面张力，形成膜表面小孔，从而导致胞内钾离子和其他有用离子的泄露。

丁香霉素 E(syringomycin E)、丁香假单胞菌素 A(syringostantin A）和丁香假单胞菌毒素 B(syringotoxin B）等的作用机制为增加钾、氢和钙等离子的转膜流出，以及增加植物和酵母质膜的膜电位。SE 形成电位敏感的离子通道，改变蛋白磷酸化和 H^+-ATP 酶活性。丁香霉素类对酵母的结合位点为麦角甾醇。

二、作用于真菌细胞壁合成的抗真菌抗生素

真菌细胞壁中含有特殊的甘露聚糖、几丁质、α-葡聚糖和β-葡聚糖成分，这就为寻找具有毒性差异抗真菌药物提供了基本思路和方法。尤其是对β-葡聚糖合成酶抑制剂的研究取得了显著的成果。但在很长一段时间内，仅发现脂肽类如棘白菌素类（echinocandins）和阜孢杀菌素类（papulacandins）两类结构的化合物具有抑制 1,3-β-葡聚糖合成酶的活性。最近以来，从微生物发酵代谢产物中陆续发现了多种不同结构的化合物具有这一生物活性，如纽莫康定类（pneumocandins)、牟伦多菌素类（mulundocandins）和萜类化合物等。

（一）作用于真菌细胞壁中葡聚糖合成的抗真菌抗生素

1. 棘白菌素类药物的发现

棘白菌素类是 20 世纪 70 年代发现的一种天然产物，能够非竞争性地抑制 1,3-β-葡聚糖合成酶的活性。棘白菌素这一名称最初指的是一类具有相同的环状

多肽核心和不同的脂肪酸侧链的环状脂肽类天然抗真菌产物，而现在棘白菌素家族则包括棘白菌素类、西洛芬净（cilofungin）、纽莫康定类、棘孢曲菌素类（aculeacins）、牟伦多菌素（mulundocandin）以及 WF11899A 等成员。

2. 棘白菌素类及其有关药物的结构

（1）棘白菌素类和阿尼芬净　棘白菌素类主要有三种类型：B、C 以及 D，其中棘白菌素 B 是最主要的类型，它是由构巢曲霉（*Aspergilus nidulans*）和 *A. rugulosus* 产生的。棘白菌素类主要是对卡氏肺囊虫和白念珠菌具有较强的抗菌活性，但是由于其酰基侧链的存在，因此具有一定的溶血毒性，故而这一类抗生素还未被应用于临床。

由于天然存在的棘白菌素类药物具有较大的毒性，因此人们通过对其进行结构改造，获得了一些具有抗真菌活性的棘白菌素衍生物（被命名为 LY 复合物）。其中最主要的是西洛芬净和阿尼芬净（anidulafungin）。前者由于其毒性和剂型（不溶于水）问题以及对卡氏肺囊虫肺炎（PCP）的活性较低，目前已经终止了研究开发；后者已经上市。

（2）WF11899A 和米卡芬净　在从微生物代谢产物中筛选抗真菌抗生素的过程中，从 *Coleophoma empetri* F-11899 的发酵液中发现了具有类似棘白菌素的脂肽化合物 FR-901379（WF11899A），该化合物具有水溶性的特性。其环脂肽结构上带有一个磺酸基团和在 *N*-末端带有一个脂肪酰基团。它在体内对白念珠菌具有很强的抗菌活性，但弥散性曲霉感染小鼠模型上无效。根据对棘白菌素结构改造获得的信息：环脂肽结构 *N*-末端的脂肪酰基的不同，其药物的抗菌活性和毒性的改变很大，由此对 FR-901379 进行了大量的结构修饰，最终获得了米卡芬净（micafungin），已于 2002 年上市。

（3）纽莫康定类和卡帕芬净　纽莫康定类是由 *Zalerion arboricola* 产生的一类天然抗真菌药物，在大鼠实验中能够有效的治疗卡氏肺囊虫感染。按照其结构中脯氨酸上取代基的不同主要分为三大类：A_0（3-羟基-4-甲基脯氨酸）、B_0（3-羟基脯氨酸）和 C_0（4-羟基脯氨酸），此外，根据环状多肽上取代基的不同纽莫康定 A_0 又可以分为 A_0、A_1、A_2、A_3、A_4 五小类，B_0 又可以分为 B_0、B_2 两小类。

卡帕芬净（caspofungin）为纽莫康定 B_0 的半合成衍生物，已经在 2001 年由默克公司（Merck & Co.）在美国作为一种抗真菌（主要为曲霉）药物推出上市。

图 5-3 所示为西洛芬净、阿尼芬净、卡帕芬净和米卡芬净的化学结构。

3. 棘白菌素类抗生素的作用机制

棘白菌素类、纽莫康定类药物与阜孢杀菌素类一样都是发现于 20 世纪 70 年代的一类天然抗真菌产物。其中棘白菌素类和纽莫康定类药物由于对多种念珠菌、地方性真菌、曲霉菌及卡氏肺囊虫均有效，因而越来越受到人们的关注。其

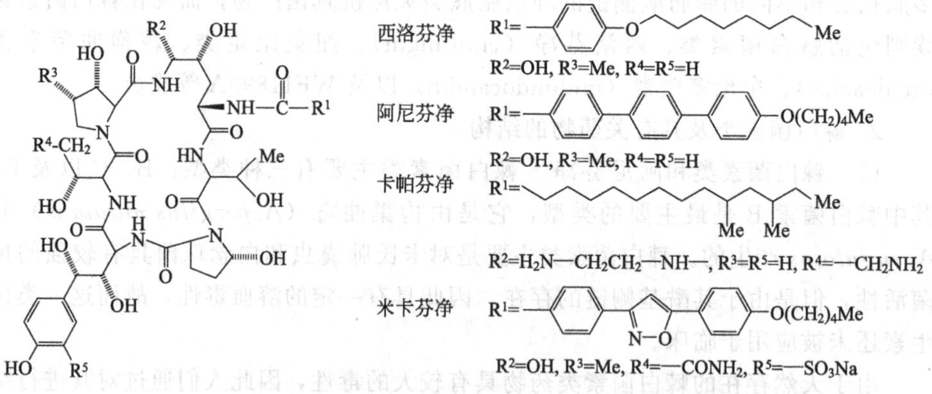

图 5-3　西洛芬净、阿尼芬净、卡帕芬净和米卡芬净的化学结构

主要作用机理是能够非竞争性的抑制真菌细胞壁中 1,3-β-葡聚糖合成酶的活性，进而引起真菌细胞壁的裂解以及细胞内外渗透压的改变从而将真菌细胞彻底杀死。

棘白菌素类化合物作为该酶的非竞争性抑制剂，在抑制其生物活性的同时，不影响核酸和甘露聚糖的生物合成。但这类药物有另外一种次级效应，如降低麦角甾醇和羊毛甾醇组分的合成以及增加几丁质的合成。经过棘白菌素类化合物作用后 1,3-β-D-葡聚糖合成酶活性被抑制的真菌细胞，其细胞学和超微结构发生变化，如有假菌丝生成、细胞壁增厚以及子细胞不能从母细胞分离。另外，细胞对渗透性变得敏感，同时由于子细胞的顶端生长而不能从母细胞分离，最终造成细胞溶解。图 5-4 所示为芬净类抗生素的作用机制。

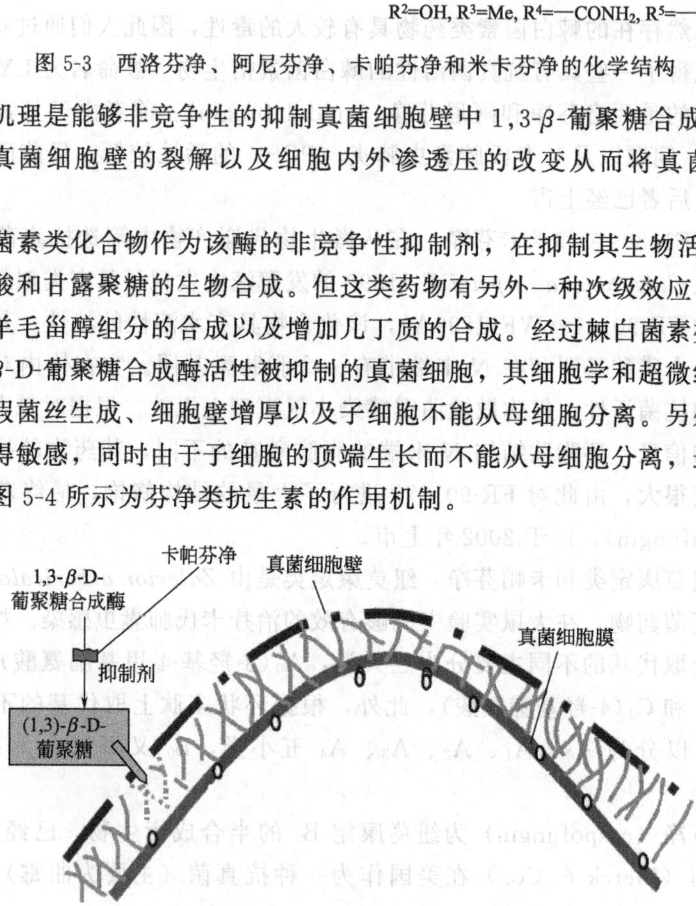

图 5-4　芬净类抗生素的作用机制

4. 真菌对芬净类产生耐药性的作用机制

因为作为 1,3-β-D-葡聚糖合成酶抑制剂的抗真菌药物刚刚在临床上使用，所以目前很难从临床分离得到这类耐药菌。对实验室得到的耐药性酿酒酵母的研究发现：编码 1,3-β-D-葡聚糖合成酶（杂合二聚体蛋白）的基因分别为 *FKS*1 和

*RHO*1；同时，也含有与*FKS*1基因具有高度同源性的*FKS*2基因。*FKS*1基因发生突变的菌株，其对脂肽类抗菌药物的耐受性非常高（比敏感菌高10倍以上），而对突变发生在编码细胞壁脂肪酸延长酶基因*GNS*1上的突变株，其耐药性程度比较低（是敏感菌的1～10倍）。*FKS*2基因发生突变的菌株，其不影响对药物的敏感性。另外，活化类似于*MDR*的基因或通过选择途径突变（pathway bypass mutations）似乎都不是主要的耐药机制。再则，由于脂肽类药物不横跨细胞膜，因此，药物的进入机制对于药物发挥作用不起作用。综合这些研究结果以及酿酒酵母每代突变率较低（10^{-8}）的特点，推测酿酒酵母对脂肽类抗真菌药物的耐药机制主要是*FKS*1基因的改变所致，这一基因编码的蛋白是真菌细胞壁葡聚糖合成酶的主要成分，也是药物作用的主要靶位。进一步对白念珠菌突变株的研究发现，当考虑念珠菌为二倍体时，其对阜孢杀菌素表现的耐药机制与酿酒酵母的非常相似。对于临床具有重要意义的是，这些突变株在体外和动物念珠菌感染模型中，对目前使用的氟康唑、依曲康唑、5FC和两性霉素B的敏感性没有发生变化。

（二）作用于真菌细胞壁中几丁质合成的抗真菌抗生素

许多能抗病原真菌的或杀虫的抗生素，多半具有抑制几丁质生物合成的作用。多氧菌素A(polyoxin A）和日光霉素都能抑制真菌细胞壁的合成，其中多氧菌素D是真菌细胞壁几丁质合成酶最有效的抑制剂，它的化学结构与合成几丁质的二磷酸尿嘧啶核苷-*N*-乙酰葡萄糖胺（UDP-NAG）相类似，是一个极强的竞争性抑制剂。日光霉素是由唐德链霉菌（*S. tendae*）产生的、结构类似于多氧菌素的核苷类抗生素。它通过二肽渗透酶进入靶细胞，能抑制真菌几丁质的合成，是一个很有前途的杀虫杀菌农用抗生素，近期研究表明其有可能作为抗真菌药用于临床。图5-5所示为UDP-NAG、多氧菌素和日光霉素的化学结构。

（三）以细胞壁中甘露聚糖为作用靶位的抗真菌抗生素

甘露聚糖是真菌壁中含量最多的一类多糖，它主要是通过*N*-乙酰-葡糖胺残基上的*β*-(1,4)-二糖共价地连接在蛋白质上形成甘露聚糖蛋白复合物。在其细胞膜的糖化合物中，甘露聚糖的含量高达50%以上，在真菌细胞壁的外周，这种糖蛋白的含量最高，其构成这种细胞的主要抗原，它可以作为抗菌药物的作用靶位。已经发现的贝那霉素（benanomycins）和普那米星（pradimicins），被认为是作用于甘露聚糖蛋白的抗真菌抗生素。其作用机制是，这类抗生素首先在钙离子存在时，其游离的羧基与细胞表面甘露聚糖蛋白的糖部分形成复合物，接着对细胞壁产生作用，引起胞内钾离子的流失，最终使真菌细胞溶解。但是，至今还没有发现单一甘露聚糖蛋白的缺失会导致细胞的死亡，提示以此作为抗真菌药物的筛选靶位值得进一步研究。

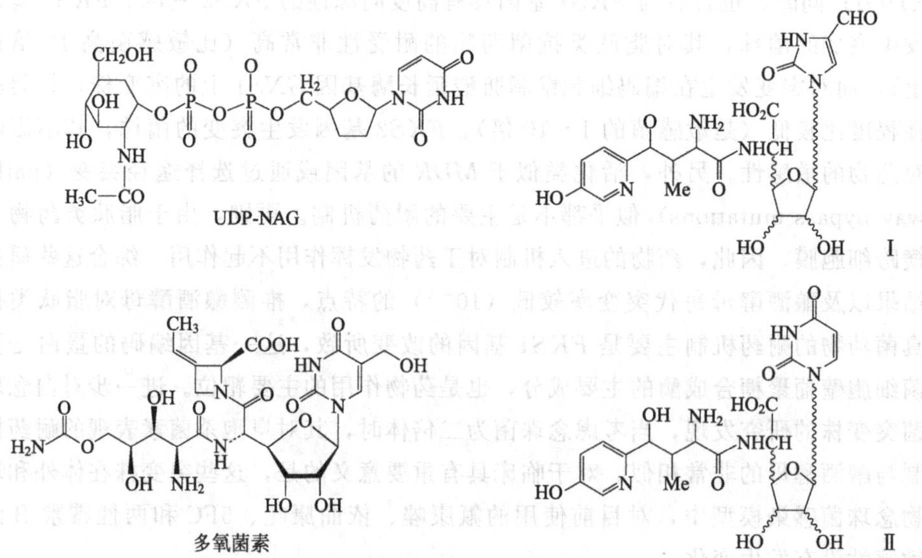

I：日光霉素X；II：日光霉素Z

图 5-5　UDP-NAG、多氧菌素和日光霉素的化学结构

三、抑制蛋白质合成的抗真菌抗生素

粪壳菌素（sordarin）早在 1971 年就作为抗真菌抗生素从 *Sordaria araneosa* 代谢产物中分离获得，但其作用机制在 20 多年后，从 *Graphium putredinis* 代谢产物和 *Penicillium minioluteum* 代谢产物中分别分离获得结构类似物 GR135402 和 BE31405 后才得以了解。来源于蜡状芽孢杆菌（*Bacillus cereus*）代谢产物的顺环戊氨酸（*cispentacin*）和西唐链霉菌（*Streptomyces setonii*）代谢产物的 FR109615，以及它们的结构类似物如 BAY108888 似乎具有双重作用模式。顺环戊氨酸既能够干扰氨基酸的传输，也能够干扰氨基酸代谢的调节。

四、抑制电子传递的抗真菌抗生素

抗霉素 A 和来源于链霉菌 517-02 代谢产物的 UK2A 和 UK3A，是一类具有广谱抗真菌活性的抗生素。它们对线粒体呼吸链的电子传递具有抑制作用，从而干扰线粒体的有氧呼吸，引起真菌细胞的死亡。已经从黏细菌的代谢产物中发现了 20 多种具有这种作用机制的抗真菌化合物。来源于海洋黏细菌 *Haliangium luteum* 代谢产物的海亮菌素（haliangicin），能够专一性地在呼吸链复合物Ⅲ内抑制电子的传递。

五、作用于核酸合成的抗真菌药物

灰黄霉素（griseofulvin）是由 Oxford 等于 1939 年首先发现，从而开创了抗真菌抗生素的历史（结构见图 5-6）。当时的产生菌为灰黄青霉（*Penicillium griseofulvum*）。灰黄霉素于 1958 年开始应用于临床，至今仍是一个广泛应用的抗皮肤真菌抗生素。许多种类的青霉，如展青霉（*Penicillium patulum*）、寻麻青霉（*Penicillium ulticae*）和黑青霉（*Penicillium nigricans*）等都能产生这种化合物。中国采用寻麻青霉来生产灰黄霉素。

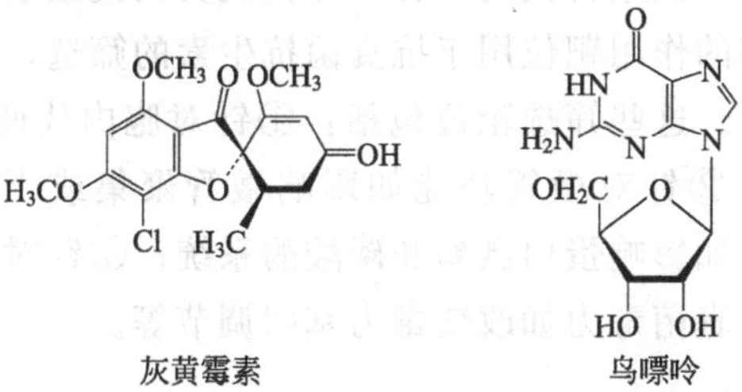

图 5-6 灰黄霉素和鸟嘌呤的化学结构

灰黄霉素能够有效地抑制表皮癣菌、小孢子菌和毛发癣菌等的生长。其作用机制可能是具有鸟嘌呤相似结构的灰黄霉素以竞争性抑制作用于扰真菌细胞的 DNA 合成，从而抑制其生长。它作用于敏感真菌后可致菌丝肿胀成球形，细胞壁丧失完整性，胞浆膜则近乎消失，仅遗留少量皱缩的残余物和巨大的脂类贮存颗粒。它对生长期的真菌菌丝作用更强。口服灰黄霉素后沉积于皮肤角质层，并与皮肤毛囊及甲、爪的蛋白质相结合，防止癣菌的继续侵入，最后病原体随皮肤和毛发的自然或人工脱落而离开人体。临床中还未见有耐药菌出现。它对寄生性浅部霉菌（皮肤丝状菌）的作用最显著，可用于头癣、叠瓦癣及手足甲癣等体表霉菌感染的治疗。

第三节 抗真菌抗生素研究展望

尽管对于如何预防和控制真菌耐药性发展的问题还没有建立有效的方法，但可以参照预防和控制细菌耐药性发展的策略，即：①谨慎地使用各种抗真菌药物；②使用合适的剂量进行治疗，避免长期使用低剂量治疗；③尽可能结合多种已有的药物进行治疗；④对病因学比较清楚的疾病，要选择某种合适的药物治疗；⑤建立真菌耐药性检测系统，了解和掌握真菌耐药性的发展趋势和频率。由于对真菌疾病的用药规律以及感染真菌的快速诊断都还没有确立，因此，从某种程度上还没有有效的预防和控制的方法。

随着各种抗真菌药物的普遍使用，与细菌耐药性发展的过程相同，将会产生非常严重的后果。尽管对真菌耐药性的作用机制还没有像细菌耐药性那样已经有了比较系统和深入的研究，但随着真菌耐药性问题的出现和不断发展，人们已经开始重视这一领域的研究，可以肯定，一些结构新颖、能够克服真菌耐药性的药物将随着对耐药机制的了解而出现。

微生物的多样性和微生物代谢产物的多样性，永远是发现新药的无穷宝藏。随着生命科学的发展，一些新的抗真菌药物作用靶点的发现，必将有更多更有效的抗真菌抗生素被发现和应用。在过去的20年间，棘白菌素类抗生素的发现和应用，更增强了人们从微生物代谢产物中寻找抗真菌抗生素的信心。在今后的若干年间，将会有更多的作用靶位用于抗真菌抗生素的筛选，并一定能够由此获得更多更有效的抗生素。这些筛选靶位包括：①针对胞内代谢的中间产物如核酸、氨基酸和多胺代谢；②针对微管功能如影响微管聚集或干扰微管结构完整性；③针对细胞信号传导如影响蛋白激酶和磷酸酶系统；④针对真菌繁殖周期如影响细胞分裂等；⑤针对真菌毒力如改变毒力基因调节等。

复习思考题

1. 举例说明抗真菌药物的种类。
2. 简要阐述多烯大环类抗真菌抗生素的作用机制与真菌耐药性机制。
3. 简要阐述芬净类抗真菌抗生素的作用机制与真菌耐药性机制。
4. 比较多烯大环类和芬净类抗真菌抗生素的作用机制，哪种药物更加安全，为什么？
5. 如何预防和控制真菌耐药性发展？

第六章 抗菌肽——抗菌药物新资源

第一节　抗菌肽类活性物质的发展

一、抗菌肽简介

抗菌肽（antimicrobial peptides，AMP）是一类带正电荷的两亲性小分子肽的总称。目前习惯上按抗菌肽来源分为微生物抗菌肽、动物抗菌肽、人源性抗菌肽、植物抗菌肽等。其中动物抗菌肽又分为昆虫抗菌肽、哺乳动物抗菌肽和两栖动物抗菌肽 3 大类。根据抗菌肽作用对象的不同，又可以分为抗细菌肽、抗真菌肽、抗肿瘤肽、既抗细菌又抗真菌的抗菌肽、既抗肿瘤又抗微生物的抗菌肽等类型。

从微生物代谢产物中分离得到的一些多肽类抗生素很早已经被应用，但继 1980 年在美国天蚕体内发现了第一个动物来源的抗生素多肽——杀菌肽（cecropin）以来，在昆虫、两栖类、水产动物、包括人在内的哺乳动物甚至植物及细菌等广泛的生物谱中发现了至少 1700 余种抗菌肽，它们构成了宿主抵抗外来病原菌感染的第一道防线。如此繁多的抗菌肽有其共同的特性，即微量抗菌谱广（包括革兰阳性菌、革兰阴性菌、真菌、寄生虫），同时有抗某些带包膜病毒的作用，甚至可杀伤肿瘤细胞，且大多数抗菌肽对正常真核细胞无毒性或低毒性，且几乎无耐药性。正因如此，抗菌肽亦被称为“天然的抗生素”，因其有望克服日益严重的抗生素耐药问题而引起了人们极大的兴趣。经过最近 20 余年的研究发现，很多抗菌肽是宿主非特异性防御系统的重要组成部分，它们不仅对细菌、真菌有广谱的抗菌活性，对病毒、原虫及癌细胞也有作用；由于它们的抗菌作用机制独特，因而不易诱导耐药菌株的产生。在当前耐药性蔓延和筛选新的抗生素愈发困难的情况下，抗菌肽，特别是通过基因工程方法制造动物源性或植物源性的抗菌肽，可能成为抗菌药物和抗肿瘤药物的新来源。

二、阳离子多肽的基本结构和功能

阳离子多肽有两个显著的特征：一是根据组成多肽分子的精氨酸和赖氨酸的数量，这些多肽具有至少一个净的二价正电荷，这些氨基酸在自然 pH 条件下都带有正电荷；二是这些带有正电荷的多肽能够在与细菌质膜发生作用时折叠成三维空间结构，从而可以形成由一个非极性氨基酸侧链组成的疏水面，和另外一个由极性氨基酸残基和带有正电荷氨基酸残基组成的亲水面。尽管这些阳离子多肽都具有这两个面，但其在氨基酸组成、多少和与细胞质膜发生作用后所形成的三维结构上差距甚大。

三、阳离子多肽的作用机制

大多数阳离子抗菌肽在细菌接触药物 20 次以上也不诱导耐药性的产生。在 MIC 范围内，这些抗菌肽的杀菌速度比常用的一些抗菌药物要快得多，其主要原因可能是抗菌肽的物理作用机理所致。一般地，一旦抗菌肽的正确空间结构形成，就不再会受到生理状态的二价或一价阳离子的影响。也已经发现了一些对抗菌肽产生耐药的细菌，如黏质沙雷菌和洋葱伯克霍尔德菌，这些细菌的耐药机制是由于它们没有能够与抗菌肽产生交互作用的外膜结构以及细菌能够产生专一性的蛋白酶。抗菌肽通过自身促进的吸收系统（self-promoted uptake system）产生两个重要的作用机制。这些抗菌肽由于与细胞膜上的脂多糖结合而具有抗内毒素的活性，而对于其他抗菌药物则有诱导产生内毒素血症的可能。同时，这些抗菌肽与其他传统抗菌药物合并使用具有协同作用，且某种细菌对某种传统抗菌药物的耐药性程度愈高，合并某种合适抗菌肽时的协同作用愈强，因此，可以认为阳离子多肽是一种抗耐药菌药物。

阳离子多肽的作用机制大多为渗透至细胞质膜，以形成通道来破坏细菌质膜的正常功能（另外一种解释是这些多肽围绕在细菌质膜的表面，以改变其通透性，因此也被称之为所谓的“毛毯效应”）。它们对革兰阴性菌的作用机制是这些多肽首先与细菌表面的脂多糖结合，然后通过自身促进的吸收途径进入胞内（如图 6-1 所示）。在这一作用机制中，第一步是药物分子中的多价阳离子与结合在脂多糖表面的二价阳离子发生交互作用，由于这些多肽与脂多糖的亲和力比原来结合在脂多糖上的二价 Ca^{2+} 和 Mg^{2+} 的亲和力高三个数量级，因而可以大量地进行竞争性取代，从而导致正常细胞膜屏障的破坏，产生暂时性的“溃穴”，使各种分子如疏水性化合物和小分子蛋白和/或抗菌药物进入胞内，更为重要的是促进抗菌肽本身大量地吸收进入胞内（这就是自身促进吸收）。这一作用机制可以用来解释为什么阳离子多肽具有协同作用，以及为什么使用阳离子多肽会抑制内毒素的产生（内毒素是脂多糖被释放的一种形式）。对于不同的阳离子多肽，其自身促进吸收的效率是不同的。的确，对于某些作用于革兰阳性菌的多肽而言，不如作用于革兰阴性菌的多肽那样具有自身促进吸收的作用。大多数阳离子多肽具有抗革兰阴性菌的作用，它们在外膜的吸收是受速度限制的。它们在膜上所产生的交互作用的强度决定了这些药物抗内毒素和作为抗菌增效剂的效果。

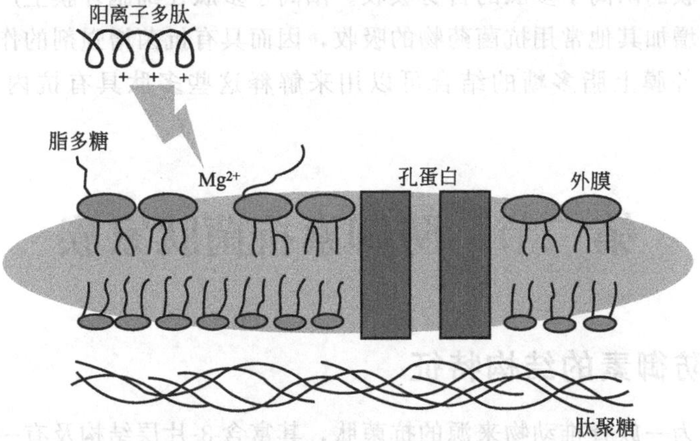

图 6-1　阳离子多肽穿过革兰阴性菌细胞外膜的自身促进吸收作用

阳离子多肽的杀菌作用是由于在细胞质膜上形成了一个“通道”（如图 6-2 所示）。典型的作用模式是带有阳离子的多肽残基与带有阴离子的膜发生交互作用。从电泳结果看，在细菌质膜上大量电荷的影响下，原来不具备三维结构的多肽形成各种形式的三维结构如β-片层、α-螺旋、伸展的螺旋和环状结构，然后利用分子的疏水面聚集成簇后直接进入膜的内部，而分子的亲水面在膜内形成一个通道，由此破坏了膜结构的完整性而使细菌死亡。阳离子多肽药物形成通道的能力受到膜电荷的影响，即转膜电位愈高、负电荷脂的含量愈高、阳离子脂和胆固醇含量的减少都有助于通道的形成。另外，对于真核细胞而言，具有较低的膜电

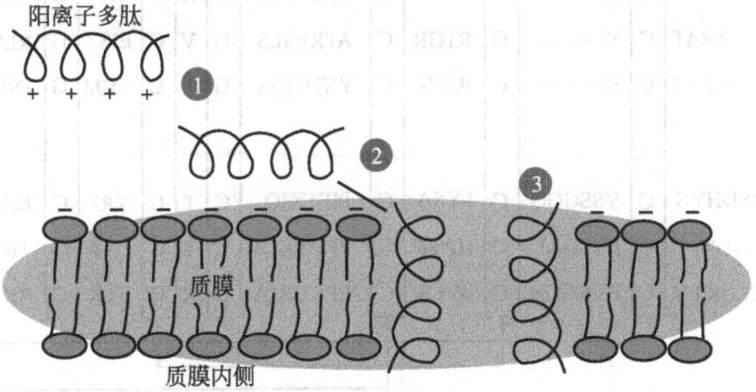

图 6-2　阳离子多肽的杀菌机制

带有正电荷的多肽①与带有负电荷的磷脂双层外表面（细胞质膜②）结合，导致局部的磷脂双层变窄。在膜电位的影响下，多肽插入膜内形成通道③，导致胞质内分子外流，最终导致细胞死亡

位、高胆固醇含量以及中等含量的脂的真菌，是这些阳离子多肽容易发挥作用的对象。

带有正电荷的多肽与结合在脂多糖上的二价阳离子产生交互作用，导致增强穿越细胞外膜的阳离子多肽的自身吸收。阳离子多肽在细胞外膜上产生的交互作用也能导致增加其他常用抗菌药物的吸收，因而具有抗菌增强剂的作用。阳离子多肽与细胞外膜上脂多糖的结合可以用来解释这些多肽具有抗内毒素作用的原因。

第二节　防御素抗菌肽家族

一、防御素的结构特征

防御素为一族脊椎动物来源的抗菌肽，其富含β-片层结构及有一个由6个二硫键连接的半胱氨酸构架，进一步可分为α和β两个亚族，如图6-3所示。这两种防御素都含有一个三重交链的β-片层结构，其中带有一个明显的“防御素折叠”。通常，将含有以二硫键连接的6～8个半胱氨酸的抗菌肽，称之为防御素，如昆虫防御素和植物防御素等。

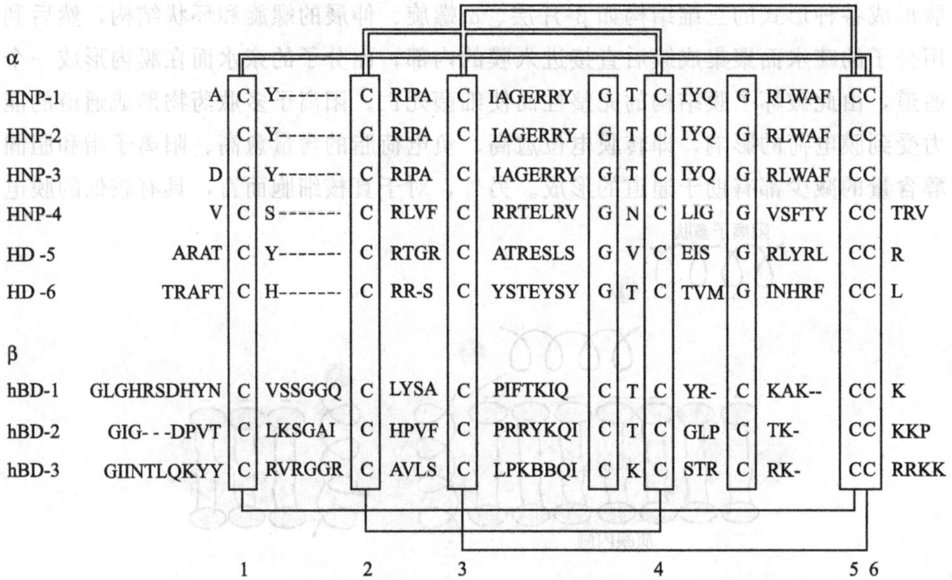
α
HNP-1 A C Y------- C RIPA C IAGERRY G T C IYQ G RLWAF CC
HNP-2 C Y------- C RIPA C IAGERRY G T C IYQ G RLWAF CC
HNP-3 D C Y------- C RIPA C IAGERRY G T C IYQ G RLWAF CC
HNP-4 V C S------- C RLVF C RRTELRV G N C LIG G VSFTY CC TRV
HD -5 ARAT C Y------- C RTGR C ATRESLS G V C EIS G RLYRL CC R
HD -6 TRAFT C H------- C RR-S C YSTEYSY G T C TVM G INHRF CC L
β
hBD-1 GLGHRSDHYN C VSSGGQ C LYSA C PIFTKIQ C T C YR- C KAK-- CC K
hBD-2 GIG- - -DPVT C LKSGAI C HPVF C PRRYKQI C T C GLP C TK- CC KKP
hBD-3 GIINTLQKYY C RVRGGR C AVLS C LPKBBQI C K C STR C RK- CC RRKK
1 2 3 4 5 6

图 6-3　氨基酸序列和人防御素的连接

Mitta 等从两种贻贝菌（*Mytilus edulis*、*Mytilus galloprovincialis*）中分离到多种抗菌肽，根据抗菌肽的一级结构和半胱氨酸的不同分为4种：防御素

(defensins)、贻贝素（mytilins)、贻贝肽（myticins）和贻贝霉素（mytimycins)，目前对贻贝素研究得比较透彻。

贻贝抗菌肽是以一种前蛋白原（preproprotein）的形式在血淋巴中被合成的，其结构特点是：N端具有一个阳离子的信号肽，紧接成熟的肽序列，C端含有阴离子残基。N端的信号肽与多肽在合成过程中转移到粗面内质网有关。而N端也可能是产生抗菌肽细胞的一种自身保护的识别信号。贻贝抗菌肽显著特点是富含半胱氨酸残基，能够形成多个二硫键。其中贻贝素包括5个同分异构体（A、B、C、D、G1），同分异构体A和B是在蓝贻贝（*Mytilus edulis*）的血清中分离到的，B、C、D、G1是从地中海贻贝（*Mytilus galloprovincalis*）的血细胞中分离得到的。

贻贝素的同分异构体贻贝素B、C、D对革兰阳性菌和革兰阴性菌均有活性。贻贝素G1只对革兰阳性菌有活性。针对革兰阳性菌，贻贝素亚型之间有着不同强度的特异活性。例如，贻贝素C对粪肠球菌的最小杀菌浓度（MBC）是贻贝素B的16倍；贻贝素C和G1对藤黄微球菌的MBC是贻贝素B和D的4倍；贻贝素D对金葡菌的MBC是贻贝素C的4倍，而贻贝素B和G1对其基本无活性。在抗革兰阴性菌活性上贻贝素表现了很大的差别，除了贻贝素G1，所有的贻贝素亚型对海洋弧菌属都有特别相似的MBC。另外，贻贝素C对*V. splendidus*的MBC是贻贝素B的8倍；贻贝素B和D对丝状真菌*F. oxysporum*有活性，而贻贝素C和G1则无此活性。

二、防御素的分布

早在20世纪60年代，当人们研究豚鼠白细胞的抗菌活性时，就对多肽产生了兴趣，因为在白细胞中富含这种物质且具有广谱抗菌的活性。随着各种分离检测技术的发展，加快了研究进展。人们在人白细胞中发现抗菌肽后，认为这种物质的分布很广泛，其由上皮细胞产生并对宿主具有防御作用。在已经研究过的哺乳动物以及小鸡和火鸡中，都发现有典型的防御素多肽。从蛇毒也已分离到防御素类多肽，其可能作为一种上皮宿主防御多肽，以抵御更大的捕食者。

在抵御微生物感染的宿主防御细胞和组织中，防御素的含量比较高。在白细胞储存的颗粒中，防御素的含量最高（>10mg/ml)。各种各样的表皮细胞都能够产生防御素，有些是组成型的，有些则是当感染时才产生。在这些表皮细胞中的防御素的平均浓度为10～100μg/ml，有些局部地方的浓度更高，因为这些多肽并非均匀分布的。

防御素在组织中的分布差别很大，即使极其相似的组织也是如此。在啮齿类动物中，小鼠不含白细胞防御素，而大鼠含有白细胞防御素，但这两种鼠都含有帕内特细胞防御素和表皮β-防御素。在某些情况下，防御素的表达似乎由特异性的细胞类型和组织环境联合诱导。在局部组织信号的影响下，炎性巨噬细胞即为由循环血单核细胞分化而成的白细胞。在兔子中，肺巨噬细胞中 α-防御素的量比中性粒细胞中要多得多，但在腹膜巨噬细胞中没有防御素。尽管防御素在单核细胞中表达，但利用非常灵敏的检测方法，可以在某些哺乳动物的巨噬细胞和淋巴细胞中检测到，仅在兔子的巨噬细胞中检测到高含量的防御素。

三、微生物对防御素的耐受性

通过插入诱变的方法，已经鉴定了一些细菌对防御素产生耐受性的特异性机制。破坏 *phoP-phoQ* 双组分转录调节子，能够增加沙门菌对防御素和其他阳离子多肽的敏感性。*PhoP-PhoQ* 直接调节涉及对阳离子多肽产生耐受性的多个基因，同时，通过介导第二个双组分调节子 PmrA-PmrB 来增加对其中一些阳离子多肽的敏感性。下游基因的功能包括对具有降低细菌对阳离子多肽亲和力的脂多糖的共价修饰，以及降解阳离子多肽的膜蛋白酶的表达。在淋病奈瑟球菌（*Neisseria gonorrhoeae*）中，有一种对防御素天然具有高耐受性的细菌，其依赖于能量的外排系统 *mtr* 增加细菌对内源性抗微生物多肽（protegrins）的耐受性，其为一种来自猪中性粒细胞的、类似于防御素的小型多肽。在葡萄球菌中，破坏 *dlt* 或 *mprF* 两个基因中的任何一个，就能够增加细菌对防御素的敏感性。*dlt* 基因负责丙氨酸对细胞壁中的磷壁酸进行共价修饰，而 *mprF* 基因对由赖氨酸与膜磷脂酰甘油进行共价修饰是必需的。这些修饰所起的作用多半是分别降低细胞壁和细胞膜上的负电荷，以及降低细菌对阳离子防御素的吸引。已经发现许多细菌中的耐受性基因具有同源性，表明耐受性机制可能被扩散。

四、防御素的其他生物活性

防御素还具有许多其他生理活性，如对单核细胞、T 淋巴细胞和树突细胞的趋化活性（chemotactic activity）。人源的 β-防御素 1 和 2，具有吸引记忆 T 淋巴细胞和未成熟树突细胞的作用，这种化学吸引剂的作用可能是由于防御素与细胞因子受体 CCR6 结合的缘故。尽管这一生理学意义还没有被了解，但在发炎的皮肤中高浓度的 HBD-2（人源 β-防御素 2）使防御素有可能与天然的细胞因子配体竞争。

某些被称之为皮质激素抑制剂（corticostatins）的防御素，通过与促肾脏腺皮质激素（adrenocorticotropic hormone，ACTH）受体的非活化结合，达到相反的效果。尽管这种活性将抑制免疫抑制性激素可的松的产生，但对感染是有用的。另有报道称某些防御素在纳摩尔浓度下，对哺乳细胞具有活化硝苯吡啶敏感的钙通道作用。也有报道称某些与防御素遗传和结构相似的多肽，已经在雄性生殖道，特别是附睾中发现。

第三节 cathelicidins 抗菌肽家族

一、cathelicidins 基因组成和生物合成

20 世纪 90 年代，在进行 bactenecin 5 cDNA 的克隆时发现 cathelicidins 抗菌肽具有共同的结构特征，即 N 末端都含有一个 cathelin 区域（一个来自猪白细胞的大小约 12kDa 的蛋白），所以在 1995 年将其命名为 cathelicidins 家族。

cathelicidins 以前肽原的形式存在，其 N 端为信号肽。C 端是成熟肽段带阳离子，另有 cathelin 前段带阴离子，可能用于中和阳离子肽段，使它在胞内运输、贮存时保持无活性的前肽状态，以避免细胞毒性。在多数情况下，这些抗菌肽的 cathelin 区域被蛋白水解酶水解，释放出一级结构高度不同的阳离子抗菌肽。尽管 cathelicidins 前肽原确切功能还不清楚，但研究者揣测这些分子有特异的生物学功能，而不仅仅是抗菌肽的贮存形式。

二、cathelicidins 抗菌肽家族的结构特征

根据不同 cathelicidins 抗菌肽氨基酸的组成和在特定环境中的空间结构特征，可将其分为四类，即 α-螺旋、伸展螺旋、β-片层和环状结构抗菌肽。

在天然抗菌肽中，α-螺旋构型的抗菌肽最为普遍，cathelicidins 抗菌肽也是如此。约有一半的成员的 C 末端有一个 α-螺旋。不同抗菌肽之间亲水扇形部分和疏水扇形部分形成的角度各不相同。在水溶液中，抗菌肽一般呈自由卷曲。当溶解于旋光性溶剂三氟乙醇或者是在各向异性的环境中如 SDS 胶束和磷脂脂质体中或者在脂肪 A 存在时，原来自由卷曲的构象就转变为 α-螺旋构型。CD 光谱估测 α-螺旋构型的 cathelicidins 的螺旋含量为 30%～90%，不过这取决于抗菌肽本身及其所处的环境。

伸展螺旋 cahtelicidins 抗菌肽是一些线性肽，富含脯氨酸和精氨酸，含量分别可达 33%～49%和 13%～33%，并有重复的模体。具有这种特征的抗菌肽首先是从牛嗜中性白细胞中分离得到的 Bac5 和 Bac7。后来又从猪小肠和嗜中性细胞中分离到 PR-39 和 prophenin-1。prophenin-1 是含有 79 个残基的猪 cathelicidin 抗菌肽，富含脯氨酸（53%）和苯丙氨酸（19%）。含有 13 个氨基酸残基的牛 indolicidin 除了富含脯氨酸外，还富含色氨酸，约为 40%，这是目前已知的 cathelicidins 抗菌肽家族中色氨酸含量最高的。用 CD 光谱、FTIR 光谱和 2DNMR 光谱考察 PR-39 和 Bac5 在水溶液及脂肪存在下的构型，结果表明 Falla 等提出的聚 L-脯氨酸-Ⅱ-螺旋可能是它们的活性构型。但是用能量计算法估计这些肽的构型是能量最低的 γ-螺旋，是一种比聚 L-脯氨酸-Ⅱ-螺旋更伸展的构型

(螺距为0.31nm比0.29nm)。

环状结构的cathelicidins目前已发现有两种。Dodecapeptide，也称bactenecin，是从牛嗜中性细胞中分离得到的。此肽的同系物OaDode在绵羊中发现。序列分析发现牛dodecapeptide为12个氨基酸残基，有4个Arg和2个Cys残基。一开始从牛嗜中性细胞分离出来的天然肽的特性研究是由Romeo及其合作者进行的，而进一步的研究是由其他实验室用一个合成的dodecapeptide进行的。这个合成的dodecapeptide是以分子内二硫键的环肽单体合成的。

目前发现的β-片层cathelicidins主要是1993年从猪嗜中性细胞中分离得到的protegrin抗菌肽。现已有5种protegrins(PG-1～PG-5)，其中三种PG-1～PG-3是从猪白细胞中分离得到的，另外两种PG-4、PG-5是从DNA序列中演绎得到的。Protegrins是长约16～18个残基的小阳离子肽，有4个保守的Cys形成分子内二硫键。天然的protegrin高度阳离子化，含有4～6个带正电的Arg残基。它们的C末端酰胺化。无论在极性还是非极性溶液，PG-1的NMR光谱表明它是一个两条反向平行的β-片层的两亲结构，链间由β-转折相连，中间为疏水区域，两端为亲水区域。

三、cathelicidins抗菌肽家族的抗菌活性

1. α-螺旋cathelicidins抗菌肽的抗菌活性

α-螺旋cathelicidins抗菌肽的抗菌谱广，既抗革兰阳性菌，又抗革兰阴性菌，还抗许多耐药菌，如耐甲氧西林金黄色葡萄球菌、耐万古霉素肠球菌、多重耐药菌铜绿假单胞菌、大肠埃希菌包膜和非包膜菌株，以及肺炎克雷伯氏菌等。人LL-37的抗菌活性比人嗜中性白细胞肽1(一种α-防御肽)还强，可以抗铜绿假单胞菌和嗜麦芽寡养单胞菌等许多菌。

带有疏水性C末端的α-螺旋cathelicidins还具有抗真菌的活性。它们抗真菌的MIC值与抗细菌的相同或略高，包括敏感性白色念珠菌和从免疫抑制病人中分离得到的新型隐球菌。α-螺旋cathelicidins抗菌肽以剂量依赖型方式，在MIC浓度时可迅速穿透敏感微生物的生物膜或人工膜，提高细菌细胞膜的通透性，从而导致细胞死亡。α-螺旋cathelicidins中有C末端(BMAP-27、BMAP-28和SMAP-29)或者N末端(LL-37/hCAP18)疏水区域的抗菌肽对真核细胞有毒性。而其他的α-螺旋cathelicidins如PMAP-23、CRAMP和BMAP-39对真核细胞的毒性很小甚至完全没有。不过这种毒副作用通常是在抗菌肽浓度稍高于MIC值时产生的，而且它们的细胞毒性在胞浆中受抑制，这是宿主保护自身细胞免受潜在伤害的一种机制。

2. 伸展螺旋cathelicidins抗菌肽的抗菌活性

在生理盐浓度下，伸展螺旋cathelicidins抗菌肽具有抗革兰阴性菌和革兰阳性菌的活性，Bac5和Bac7在体外有很强的抗菌活性，主要抗肠道革兰阴性菌和

一些革兰阳性菌。在浓度为0.5～20μmol/L时，能有效杀死大肠埃希菌、鼠伤寒沙门氏菌、肺炎克雷伯氏菌、阴沟肠杆菌（*Enterococcus cloacae*）、表皮葡萄球菌和巨大芽孢杆菌。在相同浓度下，Bac7可抑制铜绿假单胞菌的生长。Bac5和Bac7均可抗螺旋体，如问号钩端螺旋体和双曲钩端螺旋体，但伯氏疏螺旋体对它们耐药。绵羊和山羊的Bac5同系物在低盐浓度的介质中表现出强大的广谱的抗菌活性，可以抗革兰阴性菌、革兰阳性菌和某些真菌。有关Bac5和Bac7的作用机制研究表明，在杀菌浓度下可以迅速抑制细菌细胞呼吸，从而杀死细菌。

构效研究表明：高度阳离子化的N末端区域对Bac5和Bac7的活性是必需的。Bac7中生物活性所必需的N末端最短片段的长度是16个残基，Bac5是20个。N末端的Arg非常重要，如果被切除则抗菌活性完全丧失。

3. 环状结构的cathelicidins抗菌肽的抗菌活性

天然的环肽具有抗大肠埃希菌和金黄色葡萄球菌的活性，而合成的环肽可以抗革兰阴性菌，却不抗绝大多数的包括金黄色葡萄球菌在内的革兰阳性菌。环状dodecapeptide与脂多糖（LPS）的结合更有效，更能提高外膜的渗透性，这就是环肽选择性抗革兰阴性菌的原因。不过它不能渗透敏感菌的内膜，这排除了渗透杀菌的作用机制。环状dodecapeptide对鼠和人T淋巴细胞，鼠胚胎神经元细胞和星形胶质细胞，以及人成胶质细胞瘤细胞有毒性。目前有关线性dodecapeptide对真核细胞是否有毒性的研究还未进行。虽然现在对天然dodecapeptide的特点还不清楚，但是有关合成的环状dodecapeptide及其环状的和线性的同系物的研究对于导出环状发夹结构肽的作用特异性规则很有用。

4. β-片层cathelicidins抗菌肽的抗菌活性

具有β-片层结构的protegrins家族成员有广谱的抗菌活性，尤其是PG-1，其在浓度1～5μg/ml时，体外可杀死多种革兰阴性菌，如大肠埃希菌、铜绿假单胞菌、肺炎克雷伯氏菌、鼠伤寒沙门氏菌，以及多种革兰阳性菌，如甲氧西林耐药金黄色葡萄球菌、万古霉素耐药肠球菌和分支结核杆菌，对真菌和包被病毒也具有活性。性传播病原体奈瑟氏淋球菌、砂眼衣原体、Ⅱ型单纯性病毒和HIV-1对PG-1都敏感。虽然HIV-1和沙眼衣原体对防御素也敏感，但是PG-1的作用更强，且在血清环境中，防御素对奈瑟氏淋球菌和沙眼衣原体没有抗菌活性。Kokryakov经径向扩散分析证明PG-1和PG-3有抗大肠埃希菌-M35、*monocytogenes*钩端螺旋体EGD和白念珠菌的活性。PG-2对这三种菌也有抗菌活性，但是其活性远低于PG-1和PG-3。将铜绿假单胞菌和金黄色葡萄球菌连续地在PG-1的MIC_{50}值中传代培养，没有发现耐药株。

protegrin迅速而广谱的抗菌活性主要作用于细菌细胞膜。电镜中观察到的细胞膜的电生理现象表明，PG-1能在有爪蟾蜍卵母细胞和平面磷脂双分子层中形成阴离子通道。PG-1的快速杀菌作用既可以作用于对数期细胞，又可以作用于平衡期细胞。在4～8倍抗白念珠菌的MIC浓度（32～64μg/ml）时，可观察到它的快速杀菌活性，这与 PG-1 在浓度＞20μg/ml 时可以提高真菌细胞膜的传导性的现象相一致。protegrins 作用于大肠埃希菌时可迅速穿透细菌内外膜，并在外膜上形成环状损伤。这种损伤与补体复合物攻击细胞膜所产的损伤相类似。

研究者对 cathelicidins 抗菌肽家族的生物学性质、结构、抗菌活性、作用机制及构效关系等进行了大量研究，取得了很大的进展。但是有关保守的前体区的生物作用和为什么抗菌区域结构多样化而前体区却很保守的问题，存在着争论，而且对 cathelicidins 抗菌肽和同系物用作新的抗感染药物或者 LPS 中和剂的研究仍处于起始阶段。这就需要借助分子设计和动物感染模型对 cathelicidins 抗菌肽家族其他抗菌肽及其类似物的毒性、药代动力学、疗效等进行深入系统的研究，以解决越来越严重的耐药问题。近来发现的主要是伸展螺旋 cathelicidins 的其他生物活性，如伤口修复和抑制组织损伤等，为药物的开发提供了新的方向。

复习思考题

1. 什么是抗菌肽？主要有哪些来源？
2. 阳离子多肽的作用机制的是什么？
3. 简述防御素的结构特征及其生物活性。
4. 简述 cathelicidins 抗菌肽家族的结构特征及其生物活性。

第七章 抗肿瘤抗生素及肿瘤细胞耐药性

抗肿瘤抗生素是由微生物发酵产生的具有抗肿瘤活性的化学物质。它们大都兼具抗肿瘤和抗菌活性，结构多种多样，如醌类的蒽环类抗生素、链黑霉素、丝裂霉素；具有亚硝脲结构的链脲霉素；具有多肽和蛋白质结构的博莱霉素、放线菌素；具有糖苷类结构的光神霉素、色霉素 A3 等。此外还有一些带有特殊结构类型的抗肿瘤抗生素。

尽管已经发现了很多具有抗肿瘤活性的化合物，包括微生物来源的抗肿瘤抗生素，但最终能够作为抗肿瘤药物用于临床的为数不多。对已知抗肿瘤药物作用机制的研究，有助于研究开发新的抗肿瘤药物。就目前的研究进展，已知绝大多数用于临床的抗肿瘤药物是通过对肿瘤细胞 DNA 的作用来发挥其生物学活性的。根据药物对 DNA 作用，可以分为非共价结合（通过嵌入或与 DNA 小沟结合形成非共价复合物）、共价结合，以及先与 DNA 结合然后使其断裂三种不同的模式。近年来，对抗肿瘤药物与 DNA 结合的三维结构研究，使人们对其作用机制有了比较清晰的了解，特别是发现了 DNA 特定位置的某些特定碱基是抗肿瘤药物的直接靶位。

第一节 蒽环类抗肿瘤抗生素

一、柔红霉素和阿霉素

蒽环类（anthracyclines）抗肿瘤抗生素中含有一四环的发色团——7,8,9,10-四氢-5,12-并四苯二酮（7,8,9,10-tetrahydro-5,12-naphthacenedione)。20 世纪 50 年代已发现了蒽环类抗生素物质如紫红霉素（rhodomycins)、阿克拉菌酮（aklavin)、烬灰红菌素（cinerubins）等，因毒性过高，未深入研究。1963 年 Di Marco 等发现柔红霉素（daunomycin；daunorubicin，DNR）在实验动物中的抗肿瘤作用。其后陆续发现阿霉素（adriamycin，ADR；doxorubicin，DOX)、洋红霉素（carminomycin)、阿克拉霉素（aclacinomycin）等一些

在临床上有重要价值的抗肿瘤抗生素。为改善这类抗生素的骨髓抑制和心脏毒性，除了以用药方式或合并其他药物减少毒副作用外，从构效关系研究中，又发展了一些新的蒽环类抗生素如吡柔比星（pirarubicin，4-*O*-四氢吡喃阿霉素）、表阿霉素（epirubicin）和依达比星（idarubicin，4-去甲氧基柔红霉素）等，用于肿瘤化学治疗。如图 7-1 所示为柔红霉素类抗肿瘤抗生素的化学结构。图 7-2 所示为阿克拉霉素的化学结构。

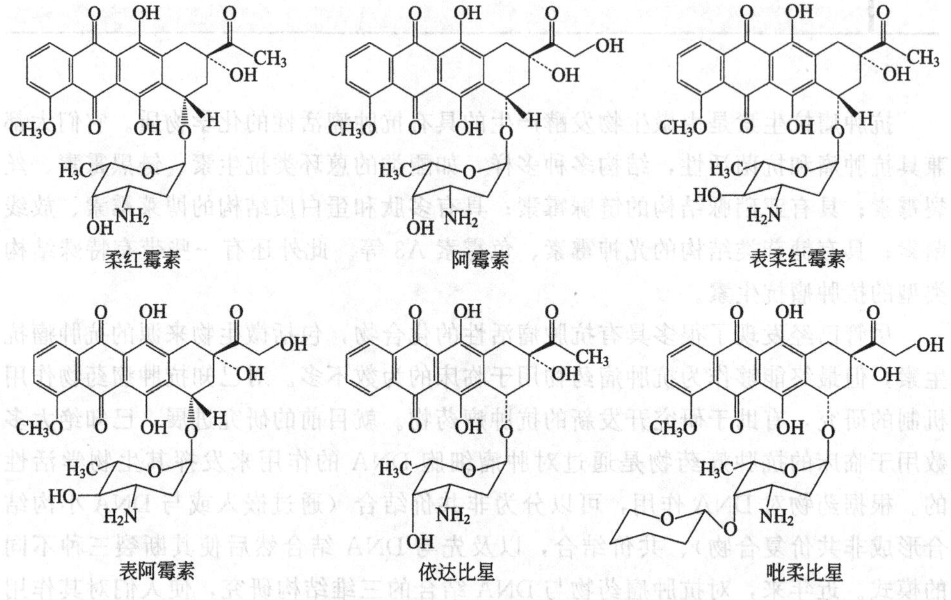

图 7-1 一些临床上常用的柔红霉素类抗肿瘤抗生素

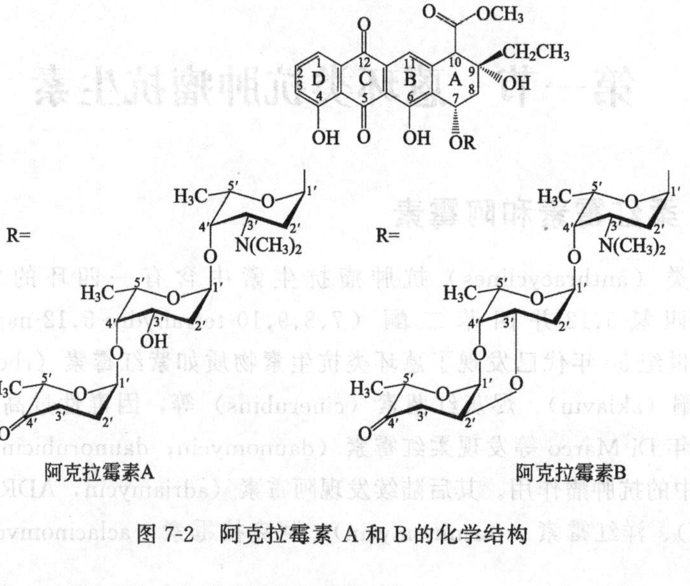

图 7-2 阿克拉霉素 A 和 B 的化学结构

二、双嵌入类化合物

通过对柔红霉素的结构改造，合成了双柔红霉素类化合物 WP631 和 WP652，其具有比柔红霉素和阿霉素更强的生物活性（化学结构如图 7-3 所示）。这两种双柔红霉素类化合物嵌入DNA 的模式不同：WP631 优先嵌入到具有 CG(A/T)(A/T) CG的一个六核苷的顺序中，并在两个苷元之间包裹 4 个碱基对；而 WP652 与一个四核苷序列结合，如 PyGTPu。

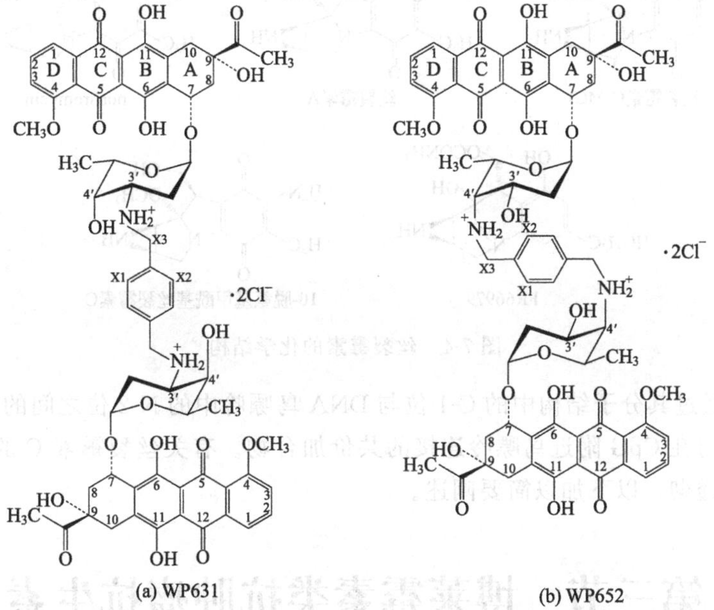

图 7-3　双柔红霉素类化合物 WP631 和 WP652 的化学结构

第二节　丝裂霉素类抗肿瘤抗生素

丝裂霉素是一类强效抗生素，于 1950 年由日本微生物学家从 *Streptomyces caespitosus* 的发酵培养物中发现。其家族成员之一丝裂霉素 C(mitomycin C，MC)，化学结构如图 7-4 所示。由于丝裂霉素 C 对实体瘤具有广谱的抗肿瘤活性，已于 20 世纪 60 年代被用于临床癌症化疗。MC 是乳房、肺、前列腺癌症联合化疗的一种重要药物，也是少数几种有效的抗结肠癌药物之一，并且是治疗表皮膀胱癌所选择的药物之一和单一治疗非小细胞型肺癌的最具活性的药物。

除了抗肿瘤活性，MC 对哺乳动物细胞或微生物有多种特殊生物效应，包括选择性抑制 DNA 合成、重组和染色体断裂，以及姐妹染色单体交换，并能诱导细菌 DNA 修复（SOS 效应）。最近报道了 MC 对哺乳动物基因表达的几种有趣效应：在人结肠癌中诱导 DT-硫磷酰胺脱氢酶转录［NAD(P)H-醌氧化酶］，在鸡胚中诱导或抑制苯乙哌啶酮诱导基因，在人 kB 癌细胞中抑制 P-糖蛋白表达和多药抗性，诱导人 Y-盒结合蛋白和相应的多药抗性基因上游调控。尽管这些观察结果中的一些在癌症化疗上有潜在应用，但 MC 对基因表达效应的机制还未被阐明。

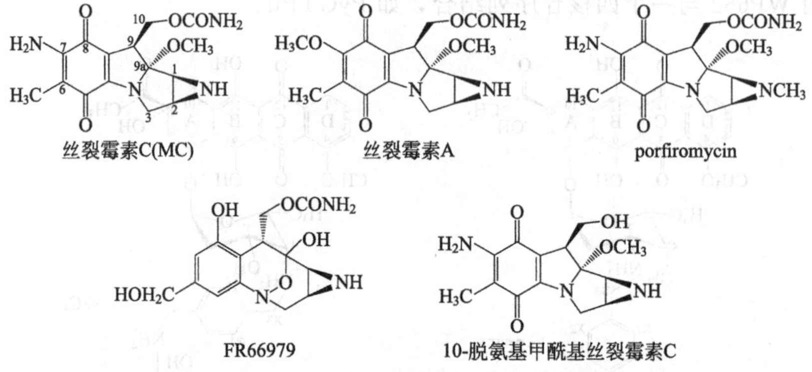

图 7-4　丝裂霉素的化学结构

MC 通过其分子结构中的 C-1 位与 DNA 鸟嘌呤中的 N-2 位之间的共价连接，形成一种与在 CpG 附近鸟嘌呤连接的共价加合物。有关丝裂霉素 C 的作用机制研究比较透彻，以下加以简要阐述。

第三节　博莱霉素类抗肿瘤抗生素

博莱霉素（bleomycin，BLM）是一族具有独特结构和作用的广谱抗菌抗肿瘤抗生素，是日本微生物化学研究所梅泽滨夫首先从轮枝链霉菌（*Streptomyces vertillus*）中分离到的，属于糖肽类抗生素。BLM 组分繁多，在天然组分中结构衍生物有十几个。国际市场上所用的 BLM 药品为 A2 和 B2 的混合物；培罗霉素（pepleomycin，PEP）被称为第二代博莱霉素；国内原来开发的平阳霉素其主要成分为博莱霉素 A5；国内最近研究开发的博安霉素为博莱霉素的 A6 组分，这些化合物的化学结构如图 7-5 所示。博莱霉素的结构于 1972 年被首次提出，1978 年进行了修改，1982 年用全合成的方法制得从而进一步确证。它由 9 个氨基酸、2 个六碳糖和 1 个氨基侧链构成，各组分分子结构间差异仅在于 C 末端氨基取代侧链的不同。

一个典型的 BLM-A2 分子由四部分组成：①末端氨基，参与 BLM 与核酸的相互作用；②二噻唑部分，也参与 BLM 通过 DNA 小沟与 DNA 结合；③一个假肽部分，通过几个配位键结合过渡态金属，与识别特定DNA序列有关；④一个多聚糖部分，其功能尚待讨论。

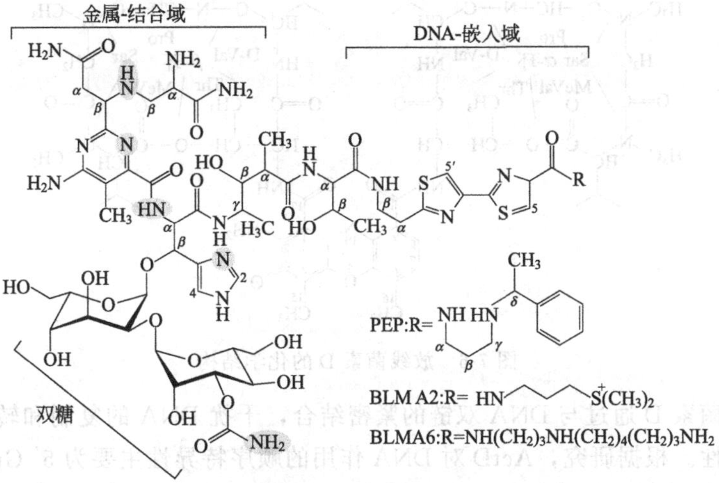

图 7-5　博莱霉素和培罗霉素的化学结构

此类抗生素在临床上用于头颈部肿瘤、恶性淋巴瘤及皮肤癌等上皮细胞癌的治疗，毒性较小。其作用机制是嵌入DNA分子，引起DNA的断链，从而抑制肿瘤DNA的合成。其优点是抗瘤作用强，抗瘤谱广，不引起白细胞减少，不抑制机体免疫功能，不损害造血系统等。

由印度斯坦链异壁菌 E495-94（*Streptoalloteichus hindustanus* E495-94）产生的泰莱霉素（tallysomycin）被称为第三代博莱霉素，其疗效比博莱霉素好，而毒副作用较小。

第四节　其他类别的抗肿瘤抗生素

一、放线菌素 D

放线菌素类（actinomycins）是一类含有环肽的抗生素，结构中含有两条对称的五肽内酯环，连接于一个吩嗯嗪酮发色团，如图 7-6 所示。它也是最早用于临床的抗肿瘤抗生素。自发现放线菌素对霍奇金病有效后，人们开始从微生物产物中寻找抗肿瘤药物。至今，报道的放线菌素已有 50 种以上，临床上应用的仅为放线菌素 C 和放线菌素 D。

放线菌素 D(ActD) 于 1954 年从微小链霉菌（*Streptomyces parvullus*）发酵液中分离，中国从产黑色链霉菌 No. 1779（*Streptomyces melanochromogenes*

No. 1779）中也得到放线菌素 D，原定名为更生霉素（kenshengmycin）。

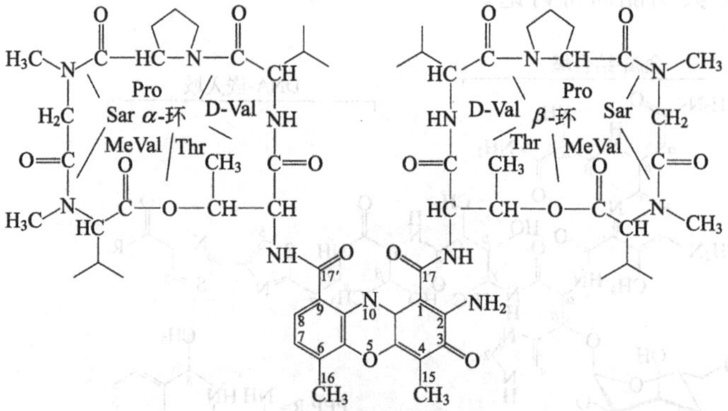

图 7-6　放线菌素 D 的化学结构

放线菌素 D 通过与 DNA 双链的紧密结合，干扰 DNA 的复制和转录来发挥生物学活性。根据研究，ActD 对 DNA 作用的顺序特异性主要为 5′-GpC 结合位点，尽管诸如 GpG 这样的序列对 ActD 具有特殊的亲和力。ActD 通过位于 DNA 小沟处的两个环状戊肽，在 GpC 处将其药物分子中的吩噁嗪酮稠环嵌入到 DNA 与之结合，且发现在 ActD 与邻近的 N-2 氨基基团之间具有很强的氢键。与 GpC 位点的结合亲和力也受到侧序列的影响。

已经分析了 ActD-GAAGCTTC 与 AtcD-GATGCTTC 复合物的溶液结构并与晶体结构进行了比较。ActD 与 AGCT 序列的结合引起 MeVal 的 *N*-甲基嵌入 ApG 处碱基之间。

二、烯二炔类抗肿瘤抗生素

近年来，在微生物代谢产物的抗肿瘤生物活性物质的筛选过程中，发现了许多新的抗肿瘤抗生素，其中最引人注目的成果之一是 1985 年前后相继发现的具有环状烯二炔结构的新型抗生素，包括卡利齐霉素（calicheamicin）、依斯帕霉素（esperamicin）、迪呢霉素 A（dynemicin A），以及新制癌菌素（neocarzinostatin，NCS）等。其中卡利奇霉素自从 1987 年其结构被报道以来，来自不同领域的科学家就一直惊叹这种代谢物的复杂结构与高度活性。近几年来，对于 CLM 与单克隆抗体偶联药物作用机制及其临床应用研究逐渐增多，其中临床科学家参与这些探索研究，卡利奇霉素 γ_1 的抗体导向的药物（图 7-7）于 2001 年上市，商品名为 Mylotarg，是一种重组人源化小鼠抗 CD33 的单链连接了烯二炔类的抗肿瘤抗生素卡利奇霉素，用于治疗急性髓细胞白血病。

力达霉素（图 7-8）是中国医学科学院药物生物技术研究所从放线菌 *Streptomyces globisporus* 的代谢产物中筛选到的大分子蛋白类抗肿瘤抗生素，它由一个蛋白和一个含烯二炔结构的发色团组成，分子中蛋白的相对分子质量为 1 万左

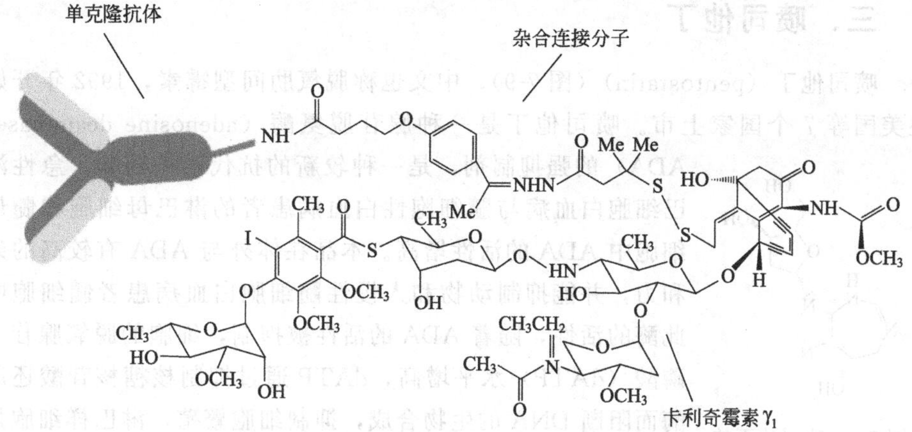

图 7-7　卡利奇霉素的化学结构及其抗体

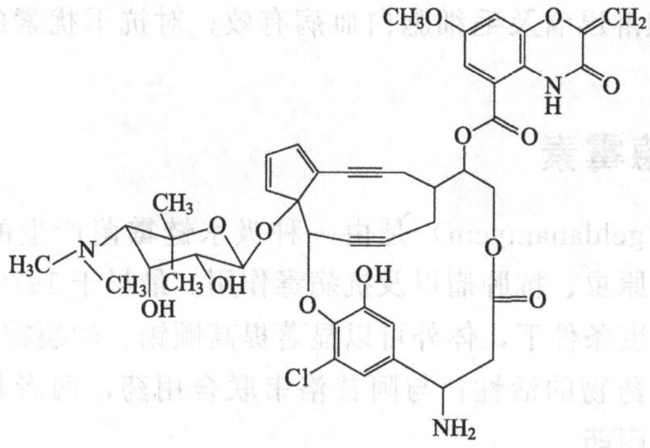

图 7-8　力达霉素的化学结构

右，是迄今为止抗肿瘤活性最强的抗生素。力达霉素的结构包含一条肽链和一个脂溶性的九元环烯二炔发色团，两者可以拆分和重建，烯二炔发色团为活性中心。

力达霉素的主要分子作用机制是引起 DNA 断裂，且由核苷酸碱基和序列的特异性，主要作用在 A、T 碱基上，最适序列为 CTTAT/ATAAC。由于力达霉素作用形成的 DNA 断裂端为—HOHO—，以及断裂点互补链相邻部位出现无碱基位点，使 DNA 双链断裂不易修复，这也成为力达霉素作用强的原因之一。该药物目前正在我国进行临床试验。

对这类抗肿瘤抗生素的作用机制研究发现：烯二炔类抗生素切断 DNA 的作用涉及这类抗生素与 DNA 双螺旋小沟的结合，其活化形式必须先经过 Bergman 重排反应形成芳香双自由基活性物质。在 DNA 小沟中的二自由基接近两根链的糖-磷酸骨架。通过双自由基，同时从相对链的糖上夺取氢原子从而导致双链的断裂。

三、喷司他丁

喷司他丁（pentostatin）（图 7-9），中文也称脱氧肋间型霉素，1992 年开始在美国等 7 个国家上市。喷司他丁是一种腺苷脱氨酶（adenosine deaminase，ADA）的强抑制剂，是一种较新的抗代谢类药物。急性淋巴细胞白血病与髓细胞性白血病患者的淋巴母细胞和髓母细胞中 ADA 的活性增高。本品在体外与 ADA 有较高的亲和力，并能抑制动物和人慢性髓细胞白血病患者髓细胞中此酶的活性，随着 ADA 的活性被抑制，细胞的脱氧腺苷三磷酸（dATP）水平增高，dATP 通过抑制核糖核苷酸还原酶而阻断 DNA 的生物合成，抑制细胞繁殖，淋巴样细胞最为敏感。还能抑制 RNA 合成和增强对 DNA 的损伤。

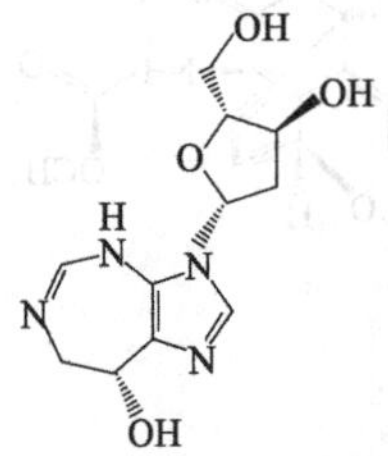

图 7-9　喷司他丁的化学结构

喷司他丁对急性及慢性淋巴细胞白血病、非霍奇金淋巴瘤、皮肤 T 细胞淋巴瘤及毛细胞白血病有效；对抗干扰素的病人使用本品仍非常有效。

四、格尔德霉素

格尔德霉素（geldanamycin）是由一种吸水链霉菌产生的苯醌安莎类抗生素，具有抗菌、抗原虫、抗肿瘤以及抗病毒作用。最早于 1970 年由 Deboer 等研究发现。其在低浓度条件下，体外可以显著提高顺铂、丝裂霉素 C、多柔比星和阿糖胞苷等抗肿瘤药物的活性；与阿昔洛韦联合用药，两者具有联合抗病毒作用，且不产生交叉耐药。

格尔德霉素能够特异性抑制热休克蛋白 90 的 ATP/ADP 结构域，下调多种热休克蛋白 90（Hsp90）的靶蛋白功能。Hsp90 在体内作为分子伴侣，其效应蛋白是在肿瘤生长转移的信号通路中起重要作用的蛋白激酶和转录因子。Hsp90 可以稳定效应蛋白的构象，防止它们由泛素化的途径降解，使其以活性形式存在，促进肿瘤生长转移。

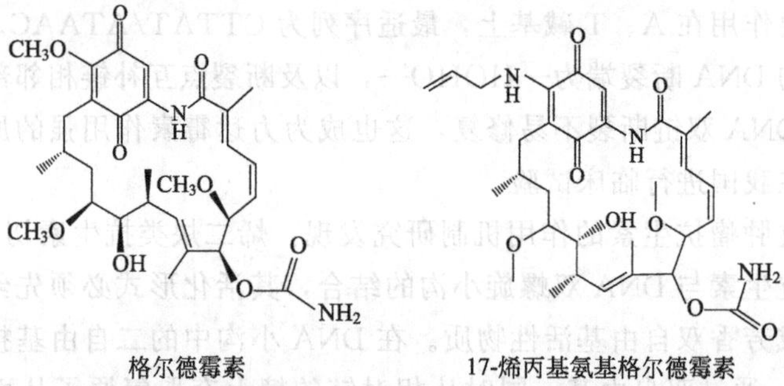

图 7-10　格尔德霉素及其衍生物 17-烯丙基氨基格尔德霉素的化学结构

格尔德霉素及其衍生物17-烯丙基氨基格尔德霉素（17-AAG，17-DMAG）（化学结构见图7-10）在体内可以与ATP竞争结合Hsp90 N端的结合位点，从而改变Hsp90构象，使其不能与效应蛋白及其他小分子蛋白形成复合体，抑制其行使正常的分子伴侣功能，最终导致效应蛋白降解，继而阻断肿瘤赖以生存的信号通路网络。该衍生物目前正在进行Ⅲ期临床试验。

第五节　肿瘤细胞多药抗性的特性

在肿瘤化疗过程中，有两个主要的也是最基本的问题。首先是一个临床有效的肿瘤化疗剂是如何发挥作用的，接着就是肿瘤细胞是如何躲避药物的细胞毒作用，也即肿瘤细胞如何放大内在药物的耐受性或通过与药物相接触而产生获得耐受性。近年来不论是临床医生还是实验室科研人员对肿瘤细胞的多药抗性（multidrug resistance，MDR）进行了广泛的研究，因为许多不同种类的肿瘤化疗剂涉及这一耐药机制，而这些研究帮助阐明了MDR的许多遗传学方面的特性。

一、MDR的证明

1. 交叉耐药性

早在20世纪60年代已经确证了带有耐药性白血病小鼠对2～3种不同天然产物的耐药性。另外，对长春生物碱耐药的细胞能够降低放线菌素D的积累，这是一种白血病小鼠对不同药物产生多重耐药的基本模式。利用放线菌素D和阿霉素耐药的中国仓鼠肺细胞进一步描述了两种结构上和生物化学上差距很大的抗生素的交叉耐药性。结果发现其产生耐药的主要原因是由于血浆膜被修饰而致使降低了对药物的渗透性。在对秋水仙碱耐药中国仓鼠卵巢细胞进行研究时，也发现有血浆膜通透性改变的现象。这是早期的对MDR的研究和认识。

2. 药物转运

证明MDR的第二个重要的标记是细胞降低对药物的积累与依赖于能量的药物泵出（drug efflux）有关。有关这一耐药机理的最早研究认为有一种分子量相当大的物质改变了存在于细胞膜水平的药物转运系统。Hela细胞降低对放线菌素D吸收是由细胞膜通透性改变所致。通过对许多MDR中国仓鼠细胞的研究也得到了相同的结果。但是，小鼠白血病细胞的耐药性被认为是由于药物滞留系统被损坏所致。Ehrich腹水瘤细胞对阿霉素吸附而产生耐受性的原因，可通过因存在有活性膜外细胞转运系统来解释。因此，在当时还未发现P-糖蛋白时，提出了药物流出泵的概念。

3. P-糖蛋白

一种高分子量的与药物耐受性具有定量相关性的浆膜糖蛋白首先在秋水仙碱耐性中国仓鼠细胞中被发现。这种新发现的蛋白被叫作 P-糖蛋白，这是证明 MDR 的第三个标志，其介导耐药肿瘤细胞通透性特性的改变。这种蛋白首先从其他中国仓鼠细胞亚系中分离得到并进行了详细的研究。后来又在人体长春碱耐性白血病细胞株中发现了一种 170～190kDa 的膜糖蛋白。接着在许多 MDR 人体和啮齿类动物肿瘤细胞中发现有过量的 P-糖蛋白，这提供了有关 MDR 分子生物学、生物化学和遗传学的新信息。

4. MDR 细胞的复杂性表型

MDR 细胞具有复杂的表型。这些变化是否由 P-糖蛋白介导的多效性响应所致，或是在 MDR 细胞中存在着多种 P-糖蛋白异构体，或是由侧翼基因的共扩增（co-amplification of flanking genes）所致需作深入的研究，但许多研究表明 P-糖蛋白是引起多药抗性的原因，其有关的证据如：①对结构和功能不相关的药物产生抗性；②增加不同药物的敏感性；③改变药物转运（增加排出，降低流入）；④谷胱甘肽水平和转移酶活力变化；⑤拓扑异构酶活力改变；⑥对天然杀伤细胞产生抗性；⑦钙水平改变；⑧胞内 pH 改变；⑨膜电位改变；⑩氨基酸、核苷、离子转运改变；⑪膜结构和代谢改变。另外，P-糖蛋白引起超多药抗性的证据如：①MDR 细胞株中的 P-糖蛋白水平增高，P-糖蛋白的表达与药物的抗性程度有关；②在 MDR 细胞株中，P-糖蛋白基因常被扩增；③转染 P-糖蛋白基因和具有增加 P-糖蛋白表达的 CDNAS 至受体细胞能够导致形成 MDR；④转染不同的 P-糖蛋白或突变株 CDNAS 能够表达不同 MDR 的表型；⑤P-糖蛋白的结构特征是一种依赖于能量的膜转运蛋白；⑥一系列与 MDR 表型有关的药物与 P-糖蛋白结合。

二、MDR 的分子遗传学

1. 基因扩增细胞遗传学

通过基因分析解释 MDR 表型的第一条路线是观察与基因扩增有关的细胞遗传学异常情况：如电镜下可以看到异常的染色体结构（同源染色区，homogeneously staining regions，HSR），中期异常条带区域（abnormally banding regions，ABR）或者有被称为双重染体（double minuts，DM）的小型配对染色体的存在。HSR 和 ABR 现象首先在抗叶酸（antifolate）耐性细胞中被发现，这种细胞扩增双氢叶酸还原酶基因，也在 *N*-myc-扩增的人体神经胚细胞瘤中发现。DM 现象首先在人体肿瘤细胞，尤其是神经胚细胞瘤中发现，并发现在氨甲呤耐药小鼠细胞中传导双氢叶酸还原酶编码基因的扩增。这种早期对具有高水平 MDR 细胞的染色体结构的认识，促使了应用分子生物学方法对 MDR 基因扩增进行研究，即现在已经认识的编码 P-糖蛋白的基因扩增的研究。

具有 HSR 和 DM 的药物耐性细胞，即具有被扩增的靶基因的细胞的一个显著的特征是在不含药物的培养基上又能转化成敏感性细胞。在缺乏选择压力的情况下，含有 DM 的细胞很快地失去耐受性和 DM。相反，具有插入至 HSR 的扩增基因的细胞即使在没有药物存在的情况下，也要维持相当时间的耐药性，但最终细胞的耐药性和 HSR 长度都下降。MDR 的扩增和逆转具有潜在的临床意义，但最近也有研究发现在人体 MDR 肿瘤细胞中既没有观察到细胞遗传学的变化，也没有发现有基因扩增的分子水平的证据。

2. P-糖蛋白基因家族

对编码 P-糖蛋白的基因研究发现有一个小的基因家族，在人体细胞中有两个成员，在啮齿类动物细胞中有三个成员。而人体 MDR1 基因（Ⅰ型）或小鼠和中国仓鼠基因（Ⅰ型和Ⅱ型）单独就可以产生 MDR 表型，包括 P-糖蛋白的过量表达。虽然人体 MDR3（或称 MDR2）基因尚未发现控制 MDR 类型，但最近的研究发现在用药物处理前的 B-细胞早幼粒白血病细胞中有很高的表达，这可能对临床上具有很重要的意义。另外，在啮齿类动物中发现的 *pgp1* 和 *pgp2*（中国仓鼠）以及小鼠 *mdr3*（或 *mdr1a*）和小鼠 *mdr1*（或 *mdr1b*）基因与人体 MDR1 基因有着很高的同源性，它们分别控制着 MDR 表型，而啮齿类动物的 *pgp3* 和 *mdr2*（Ⅲ型）基因尽管与Ⅰ型和Ⅱ型基因的 DNA 序列及推测的蛋白质结构具有很高的同源性，但它们对 MDR 表型不起作用。

3. P-糖蛋白的功能

(1) 药物外排泵模型　对人体、中国仓鼠和小鼠 P-糖蛋白基因的核苷酸和推测的氨基酸序列的分析结果认为，这种糖蛋白具有特殊的结构和功能。图7-11所示为推测的 P-糖蛋白结构，它约由 1280 个氨基酸构成 12 个跨膜区，每两个跨膜区组成一个双链分子（bipartite molecule）。这些双链分子是基因复制产物还是基因融合产物尚有争论。由 6 个跨膜区构成的 3 个双链分子的一端是一个较短的疏水性氨基末端，另一组的末端则是一个亲水性的羧基，它具有 ATP 结合位点并进行水解。

在靠近氨基末端的第一个双链分子中有许多潜在的糖苷化部位。仅仅 3 个双链分子组成的 6 个跨膜区不能单独地起到转运药物的作用。P-糖蛋白分子被认为是链状的，以使与 MDR 有关的药物分子通过细胞质和/或细胞浆膜被转运至胞外。在这条分子链中有两个 ATP 结合位点，任何一个 ATP 结合位点失活，则就会失去 MDR 作用。所有的人体和啮齿动物的 MDR 基因家族都具有很高的同源性，表明其基因产物的结构和功能具有相同的模式。

许多实验表明不管是细胞内在的还是获得性的 MDR，P-糖蛋白对许多亲脂性化疗药物起着能量驱动泵的作用。在细胞内是否存在有Ⅰ型和Ⅱ型（决定 MDR 表型）P-糖蛋白基因产物和Ⅲ型（假定不决定 MDR 表型）P-糖蛋白基因产物的天然的内源性底物尚不清楚，这是一个有待研究的有趣的课题。

(2) 与其他转运蛋白的同源性　P-糖蛋白与其他许多细菌转运蛋白（如小分

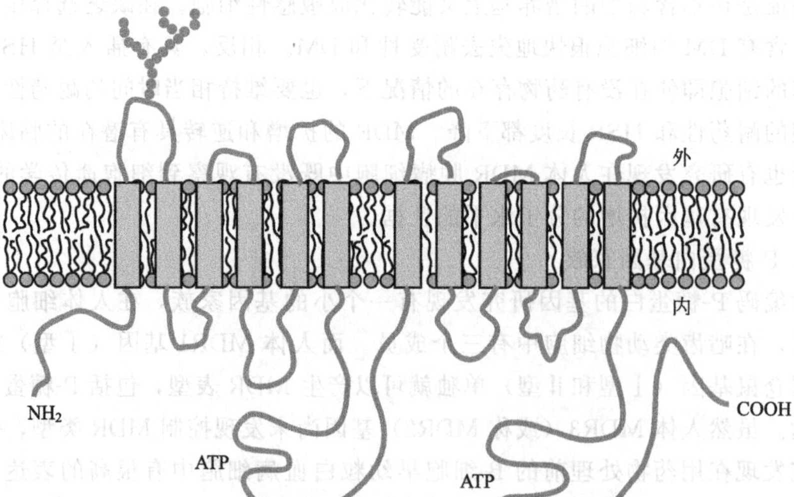

图 7-11　P-糖蛋白结构示意

子离子、氨基酸、肽和糖）有很高的同源性。P-糖蛋白与 HlyB 蛋白具有惊人的结构一致性，该蛋白是存在于大肠埃希菌溶菌株细胞膜上的膜蛋白，能将 α-溶血素运至胞外而造成溶血作用。总共约有 30 多个 ATP 结合蛋白在结构功能上与 P-糖蛋白相似，其中有一些也在真核细胞中发现，如酵母 STE6 的基因产物是一个用于脂溶性 α-因子外激素的转运者。*pfmdr1* 基因中控制氯喹耐受性，因为在耐药细胞中该基因被扩增。纤维囊泡症基因产物 CFTR，也是原核和真核运输蛋白超级家族中的一员，但其生理机制还尚未被鉴别。腺苷酸环化酶的蛋白质顺序与 P-糖蛋白的同源性很差，但其拓扑结构非常相似。腺苷酸环化酶除了合成环腺嘌呤单磷酸外，还可以将其转运至胞外。因此，虽然 *mdr* 基因产物与其他转动系统存在各种差异，但其氨基酸序列如转动机理有着相似性，尤其是与 ATP 的结合和用于依赖能量的膜转动过程的水解具有相似性。

（3）生化特征　P-糖蛋白基因的初级产物推测是一个 140kDa 的蛋白质，最早的研究表明 P-糖蛋白是糖苷化的。成熟的定位在膜上的 P-糖蛋白通过翻译后糖苷化加上分子量至少为 20kDa 的碳水化合物成为 170～180kDa 的蛋白质。但这种糖基至今尚未被识别。P-糖蛋白的磷酸化有可能介导 MDR 表型，有许多研究证实膜蛋白是被磷酸化的。在耐药细胞亚株中除了有 MDR 的重要特征外，还有许多生物学改变的特性，如逆向转运、分化增加、表皮生长因子受体增加和神经节苷表达简化等。似乎有理由推断蛋白磷酸化程度的不同对改变 MDR 表型起着重要的作用，这些证据也支持了耐药细胞中各种激酶和/或磷酸酶活力被改变的可能性。最近有研究认为 P-糖蛋白的磷酸化基因具有代谢活力，蛋白质的磷酸化对转运分子起着重要的作用。用单克隆抗体的方法，在耐药细胞中检测到有两种形式的P-糖蛋白存在，即一种是MDR1基因的初级产物，另一种则为经过翻译后修饰的成熟的P-糖蛋白。用HYB-241抗体能够检测到在敏感细胞中存在有180kDa的糖蛋白（P180），但其在长春碱或放线菌素D耐受细胞中，P180的量增加。用C219抗体在耐受细胞中能够检测到有P170蛋白，而其在敏感细胞中不能被检测到，因为这种蛋白是在耐受性的发展过程中表达的。

4. P-糖蛋白的组织表达

（1）正常的组织　对正常组织中存在的P-糖蛋白的功能进行研究是非常重要的，因为肿瘤细胞与MDR表型的表达是否有关，且能否成为化疗的控制点来控制肿瘤细胞是一个普遍感兴趣的问题。

上皮细胞中P-糖蛋白的表达可理解为由于它的存在而限制某些特殊分子进入特殊的组织中，而在肾和结肠中P-糖蛋白的存在可认为起到能将潜在的有毒代谢物和外源天然产物等泵出胞外的作用，但在其他人体组织中存在的P-糖蛋白的作用还无法解释。另外，发现P-糖蛋白在受孕小鼠的妊娠子宫中表达量很高，其集中在子宫内膜的苯巴比妥表面。随后的研究证明许多甾体，尤其是孕酮竞争azidopine与P-糖蛋白结合。孕酮也抑制长春碱与膜结合，并提高具有较高水平MDR的细胞对长春碱的积累。因此，在特殊情况下，P-糖蛋白可能会转运甾体。在多数情况下，啮齿类动物的P-糖蛋白表达模式与人体的表达模式一样。

（2）人体肿瘤细胞　有关P-糖蛋白表达的最早研究是在患有实体瘤或白血病的病人身上进行的。通过这些研究发现P-糖蛋白的表达量与临床耐药性的发展有正相关性。但是，很难制定MDR基因表达与化疗的反应和与临床结果相关的标准，因而也难以从P-糖蛋白是否存在或存在量的多少来进行预测。由本来就有P-糖蛋白表达的组织发展成为肿瘤的情况下（如肾、结肠和肾上腺皮层），这些肿瘤倾向于固有的药物耐受性。而由本来没有P-糖蛋白表达的组织发展成为肿瘤的情况下（如乳房癌和卵巢癌），P-糖蛋白原先是没有的，它是在与化疗剂接触后开始表达并能达到很高的浓度。相反，有些慢性肿瘤不表达P-糖蛋白。最近有研究发现，临床上耐药性P-糖蛋白表达的骨髓瘤病人治疗时合用异博定药物能够部分减轻症状。MDR基因表达可以作为临床上一个有用的参数，但其对药物产生耐受性的机理需要进一步研究。

有关P-糖蛋白的过量表达的实验都是基于人体MDR/或其他Ⅰ型基因的扩增来研究的，但是，对于低水平获得性MDR细胞，其P-糖蛋白的过量产生可在mRNA水平或与基因扩增无关的蛋白水平，即MDR基因可在转录水平或转译水平受到调节。这种可能性得到以下两种实验结果的支持，一是已观察到P-糖蛋白具有很高的组织专一性表达；二是有些病人对化疗剂的耐受性并没有发现有两种人体基因的扩增。

对于获得性MDR细胞，已有足够的证据证明P-糖蛋白与药物结合并起着ATP驱动药物流出泵的作用。许多原核生物和真核生物的具有转运功能的蛋白的同源性和类似性结果认为哺乳类P-糖蛋白的功能也是转运功能。但是，对于正常组织来说，P-糖蛋白的功能还难以解释。具有固有MDR或获得性MDR的细胞的P-糖蛋白是否有正常的内源性底物还不明了。P-糖蛋白除了把药物泵出胞外，它对细胞分化也是必需的。因此，对这种浆膜蛋白需要进行全面研究。

5. 非P-糖蛋白介导的多药抗性

尽管已有大量的研究证明肿瘤细胞的多药抗性是由P-糖蛋白所介导，但并非所有的多药抗性的肿瘤细胞的耐药程度与P-糖蛋白的表达量成正相关性。如在对鼠成胶质细胞瘤细胞株的柔红霉素抗性研究中发现，其与胞内Ⅱ型DNA拓扑异构酶结构的改变有关，而其胞内药物的积累量和保留时间都没有改变，且其P-糖蛋白的表达量也与敏感细胞一样并非过量。因此通常称由P-糖蛋白介导的多药抗性为“经典的”MDR，而那些由非P-糖蛋白介导的多药抗性为“非经典的”MDR。

复习思考题

1. 简述抗肿瘤抗生素的种类。
2. 简述蒽环类抗肿瘤抗生素的结构特征和作用机制。
3. 简述丝裂霉素C的结构特征和作用机制。
4. 简述烯二炔类抗肿瘤抗生素的结构特征和作用机制。
5. 简述格尔德霉素类抗肿瘤抗生素的结构特征和作用机制。
6. 肿瘤细胞多药抗性具有哪些特性？

第八章 微生物来源的生理活性物质

第一节 微生物来源的具有免疫调节作用的生理活性物质

一、免疫调节与免疫治疗

免疫反应是机体排除外来物质如细菌、病毒和移植物等的重要防御机制，也是防止自身细胞变异而致病的重要自稳机制。通过影响机体免疫功能，达到预防和治疗疾病的手段称为免疫治疗或免疫疗法（immunotherapy）。用药物促进低下的免疫功能恢复正常或防止免疫功能降低，达到防治目的，称免疫增强治疗（immunopotentiate therapy）。抑制与免疫有关细胞的增殖和功能，减低机体免疫反应的疗法，称为免疫抑制治疗（immunosuppressive therapy）。所使用的药物分别称为免疫增强剂（immunopotentiator）和免疫抑制剂（immunosuppressant），总称免疫调节剂（immunomodulator）。

参与免疫反应的细胞主要有巨噬细胞（macrophageφ，Mφ）、T淋巴细胞和B淋巴细胞。Mφ有吞噬、处理以及提呈抗原、激活淋巴细胞以及分泌多种可溶性因子以加强淋巴细胞活性的功能，参与免疫反应的传入；同时它也是免疫效应细胞，能杀死细菌和肿瘤细胞，引起组织损伤，而参与免疫反应的传出。T细胞按其功能又可分为T辅助细胞（T-helper cell，Th）、T抑制细胞（T-suppressor cell，Ts）和T细胞毒细胞（T-Cytotoxic cell，Tc）等亚群。B细胞产生抗体，是免疫反应的效应细胞。在免疫反应中，各种免疫细胞通过直接接触和它们分泌的可溶性因子发挥免疫调节作用和免疫效应作用。

免疫调节是指在免疫反应中，各种免疫细胞及其亚群间、细胞与各种细胞因子间存在着的刺激与抑制，或正相与负相两方面作用构成的互相制约的调节网络，完成对抗原的识别和反应。这种调节作用对维护机体免疫功能的稳定和动态平衡十分重要。

免疫细胞间的调节作用：免疫反应过程涉及多种免疫细胞间的相互作用，如T-Mφ、T-B、Th-Ts 和 Ts-Tc 等细胞间的相互作用，而其中 Ts 与 Th 在免疫调节中起关键作用。活化的 Th 细胞辅助 B 细胞产生抗体，辅助 Tc 细胞杀伤靶细胞，诱导 Mφ 表现迟发型超敏反应。而 Ts 细胞反过来对 Th、Tc、B 细胞和 Mφ 的功能产生抑制作用。同样 B 细胞和 Mφ 也可以通过多种机制对 T 细胞以及互相之间发挥促进和抑制的调节作用。

细胞因子的免疫调节作用：在免疫反应中，免疫细胞的相互作用，除细胞间的直接接触外，免疫细胞释放的可溶性因子也参与免疫反应的调节。就目前所知，这些因子包括干扰素（interferon，IFN）、白细胞介素（interleukin，IL）、集落刺激因子（colony stimulating factor，CSF）等。这些细胞因子在介导机体多种免疫反应如肿瘤免疫、感染免疫、移植免疫、自身免疫等过程中发挥着重要的甚至是中心的作用。它们各自具有多种生物学活性，彼此之间还在诱生、受体调节及生物效应等三个水平上相互作用，构成了内容丰富、关系复杂的细胞因子网络（cytokine network）。

免疫调节剂作用于免疫反应的不同环节，通过其作用，使机体的免疫反应处于所需要的范围，可达到防治疾病的目的。

免疫抑制治疗是免疫治疗的重要组成部分。免疫抑制治疗所使用的免疫抑制剂的发展始于 1959 年 Calne 和 Eukcoki 分别报道 6-巯基嘌呤使狗移植肾存活时间延长，至今其发展过程大致可分为以下四个阶段。

第一阶段，从 20 世纪 60 年代初开始，其特点是利用全身 X 射线照射和细胞毒药物如环磷酰胺和硫唑嘌呤等，杀伤体内迅速分裂的细胞，达到抑制免疫反应的目的。

第二阶段，试图发展一些更有选择性的药物和方法，如类固醇、激素、抗淋巴细胞球蛋白和全身淋巴组织照射等以消除免疫活性细胞。

第三阶段，也称为免疫药理学阶段，其特点是选择性作用于免疫活性细胞的亚群，其代表药物是环孢菌素 A（cyclosporin A，CsA）和抗淋巴细胞单克隆抗体。

第四阶段，将是在同种移植反应中诱导对外来抗原的耐受性，目前已有些研究预示了这种发展的可能前景。

20 世纪 70 年代初作为抗真菌抗生素分离得到的 CsA，经近 10 年的研究于 70 年代末作为免疫抑制剂应用于临床器官移植并取得了极大的成功，促使各国新抗生素研究学者从微生物代谢产物中筛选有免疫抑制活性的物质。研究成果相当辉煌，先后找到一系列具有免疫抑制活性的微生物代谢产物，且数目还在不断增加。无论是从已知的抗生素中筛选免疫抑制剂，还是应用专门设计的筛选方法从微生物代谢产物中寻找免疫抑制剂，到目前为止就其化学结构而言可简单地分为三种类型的物质，即大环类、肽类和其他结构类别的化合物。

二、大环内酯类免疫抑制剂

1. 大环内酯类免疫抑制剂发展概况

自环肽类免疫抑制剂环孢菌素A普遍应用以后，脏器移植的成功率大为提高，但排斥反应的发生率还相当高，有副反应和并发症，如肾毒性、高血压、高血脂症的发生率均在60%左右，这就促使进一步寻找作用强、毒副作用低的新型免疫抑制剂，日本藤泽制药公司研究人员以淋巴细胞IL-2的产生为靶向的筛选方法，于1984年发现了一系列新的大环内酯类化合物，其中FK-506（藤霉素）以强的免疫抑制活性，较低的毒性于1993年以他克莫司（tacrolimus）之名在日本上市，1994年获FDA批准在美国用于肝脏移植，同时与FK-506结构类似的三十一元大环内酯类抗真菌抗生素雷帕霉素（rapamycin，RPM）引起了研究人员的注意，研究发现，它同样具有很强的免疫抑制作用，而其作用机制却与CsA和FK-506不同，后以西罗莫司（sirolimus）之名上市。

除了他克莫司和西罗莫司外，寡霉素（oligomycin）A、B、C是1954年从淀粉酶产色链霉菌（*Streptomyces diastatochromogenes*）获得的二十六元大环内酯类化合物。寡霉素F则是在1993年由德国Hartmut等从*Streptomyces* sp. No. A-171中发现的，这些化合物对人和鼠的混合淋巴细胞反应（MLR）都呈现较强的抑制作用，其IC_{50}约为0.1μg/ml，在极低浓度下即可抑制IgG的产生，它们还都具有Na^+/K^+-ATP酶的抑制活性。

刀豆霉素（concanamycin）A、B、C是日本Kinashi等从淀粉酶产色链霉菌中分得的一族十八元大环内酯类化合物。它们对PWM（美洲商陆有丝分裂原）和MLR引起的淋巴增殖都有一定的抑制作用，它也具有Na^+/K^+-ATP酶的抑制活性。进一步研究表明，刀豆霉素B对Ⅱ型MHC（主要组织相容性复合物）分子的抗原也有抑制作用，这也就减弱了机体对异体抗原的免疫应答，这在移植排异反应的治疗中具有积极的意义。由于Ⅱ型MHC分子在免疫系统的自我/非我识别中起重要作用，它还涉及自身免疫疾病的发展，因此以Ⅱ型MHC分子的表达为靶标成为近年来寻找新型免疫抑制剂的方向之一。

2. 他克莫司和西罗莫司的作用机制与临床应用

他克莫司类化合物是藤泽制药公司根据CsA能抑制IL-2产生的原理而专门设计的模型筛到的大环内酯类免疫抑制剂。它们的免疫抑制作用及其机制与CsA相似，但其抑制各种免疫反应的作用较CsA强100倍。它主要抑制IL-2产生、IL-2R的表达和Tc细胞的产生。它也抑制多种淋巴因子基因的活化和mRNA的转录。FK-506的细胞内受体蛋白称为FKBP（FK-binding Protein），分子质量为11.8kDa，也具有PPI酶的活性。FK也抑制FKBP的酶活性，但不抑制亲环孢菌素蛋白（cyclophylin，CsP）的酶活性。现已发现分子量不等的多个CsP和FKBP，它们分别构成两个功能相同而结构不同的家族。FK-506抑制细胞产生 IL-2 的机制与 CsA 的作用机制非常相似。当药物进入细胞后先与其受体蛋白结合形成 CsA-CsP 和 FKBP-FK506，然后阻断巨噬细胞向辅助 T 细胞核的信息传递，从而抑制 IL-2 的产生。现已证明 CsA-CsP 和 FKBP-FK-506 还要与细胞内另一个具有蛋白质丝氨酸/苏氨酸磷酸酶活性的蛋白质钙调磷酸酶 (calcineurin) 结合，其磷酸酶活性受抑制。钙调磷酸酶与淋巴细胞活化有关。Flagan 认为 CsA-CsP 和 FKBP-FK-506 复合物能阻断淋巴因子活化所必需的核转录因子 NF-AT 的胞浆亚单位转移入核内与核内合成的亚单位结合，从而阻断淋巴因子基因的活化。图 8-1 所示为 FK506 和 CsA 抑制 IL-2 产生，以及其他一些免疫抑制剂的作用模式。

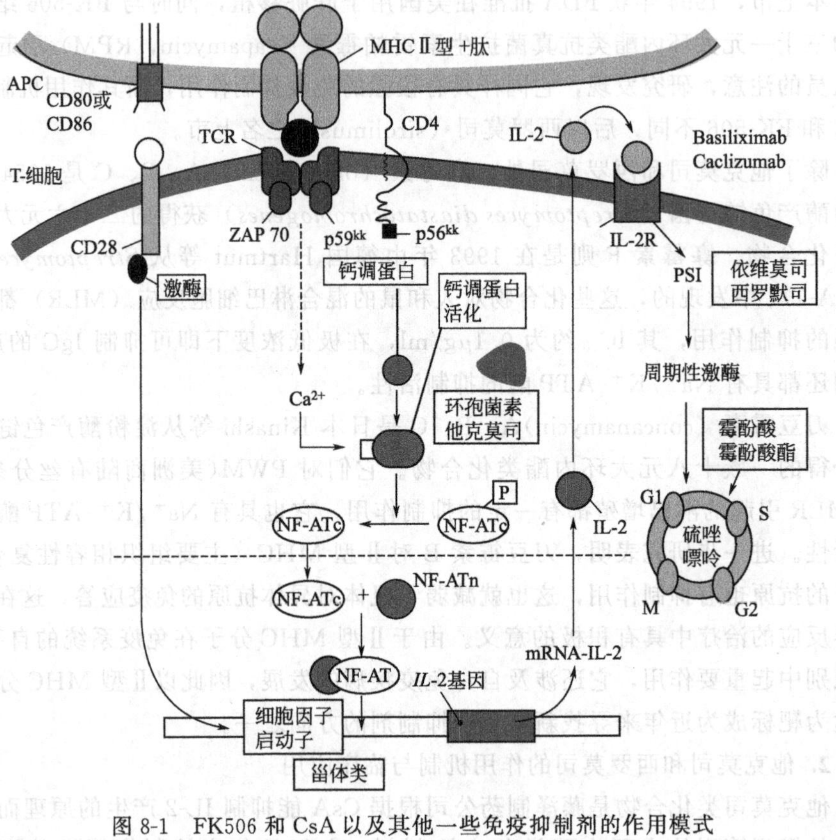

图 8-1 FK506 和 CsA 以及其他一些免疫抑制剂的作用模式

西罗莫司是 Vezina 等于 1975 年筛到的结构中含三烯的大环内酯类抗真菌抗生素，同时发现它对大鼠免疫反应也有抑制作用。因其作为抗真菌抗生素没有前途而放弃。自 FK-506 问世后，发现它们的结构非常相似，故重新研究其免疫抑制作用。结果表明其抑制免疫作用的强度与 FK-506 相似或更强。它与 CsA 联合使用具有协同作用，对其他自身免疫性疾病也有很好的疗效，可能是一个比 CsA 和 FK506 更为有效的免疫抑制剂。因此，自从 1989 年阐明它能延长实验动物器官移植存活率以来，研究进展非常迅速，不到两年的时间，已将其作为器官移植用的抗排斥作用新药进行Ⅰ期临床试验，现已进入临床应用。

深入的研究又发现，RPM 的作用与 FK506 和 CsA 又有许多不同点，归纳起来主要有：①FK-506 抑制依赖于细胞内 Ca^{2+} 增加出现的 T、B 细胞活化和分裂，而 RPM 既抑制依赖，也抑制不依赖于细胞内 Ca^{2+} 增加出现的 T、B 细胞活化和增殖；②FK-506 抑制 IL-2 的产生而不抑制细胞对 IL-2 的反应，RPM 与之相反，它仅轻度抑制 IL-2 的产生，而强烈抑制细胞对 IL-2 的反应，外源性 IL-2 能抵消 FK-506 的抑制作用而不能抵消 RPM 的作用；③FK-506 抑制 IL-2R 的表达，而 RPM 不抑制这种表达；④FK-506 抑制细胞从 G_0 期进入 G_1 期，而 RPM 则抑制细胞从 G_1 期进入 S 期。由此可以看出 FK-506 与 RPM 的结构相似性远比它们免疫抑制活性的相似性大得多，而 FK-506 与 CsA 的活性的相似性比其结构相似性大，其原因尚不清楚。RPM 的细胞内结合蛋白也是 FKBP，FK-506 和 RPM 与 FKBP 结合部分的结构完全相同。RPM 能竞争地与 FKBP 结合，而阻断 FK-506 的作用，所以在某种药物浓度下，它们表现互相拮抗。但是在等分子浓度时它们又表现为协同的免疫反应抑制作用。RPM 与 CsP 不能结合，也不阻断 CsA 的免疫抑制作用。同样如图 8-2 所示 FK-506 和 RPM 的效应结构不同，这可能是上述各种生物活性差别的化学基础。RPM 的免疫抑制作用机制是抑制 IL-2 对 B 细胞的刺激作用，从而达到抑制 B 细胞的增殖反应。

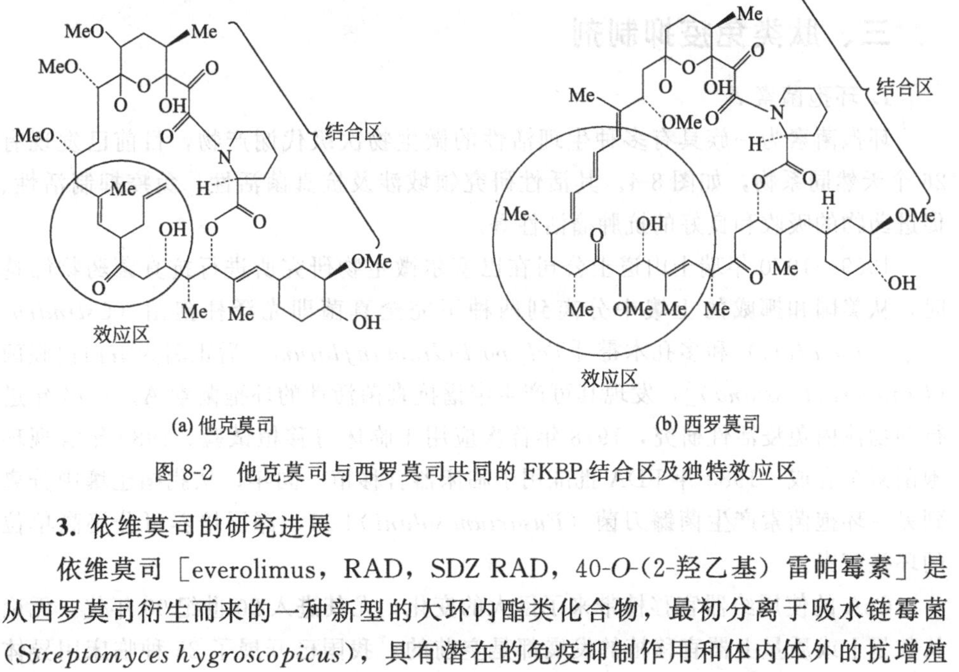

图 8-2 他克莫司与西罗莫司共同的 FKBP 结合区及独特效应区

3. 依维莫司的研究进展

依维莫司［everolimus，RAD，SDZ RAD，40-*O*-(2-羟乙基) 雷帕霉素］是从西罗莫司衍生而来的一种新型的大环内酯类化合物，最初分离于吸水链霉菌（*Streptomyces hygroscopicus*），具有潜在的免疫抑制作用和体内体外的抗增殖活性，其化学结构如图 8-3 所示。相对于西罗莫司，依维莫司在生物利用度上有一个很大的提高。不同于钙调蛋白抑制剂，依维莫司通过阻止早期 T 细胞特异基因的转录活性来达到免疫抑制作用，从而阻止 T 细胞生长因子如 IL-2 的产生。依维莫司的安全性和有效性已经得到证明，而且这些证据是基于大规模的、随机的、双盲的、国际范围所收集的肾或心脏移植临床病例。许多结果表明作为一种最新的免疫抑制剂，依维莫司将为器官移植后的免疫抑制提供一个更佳的治疗选择。

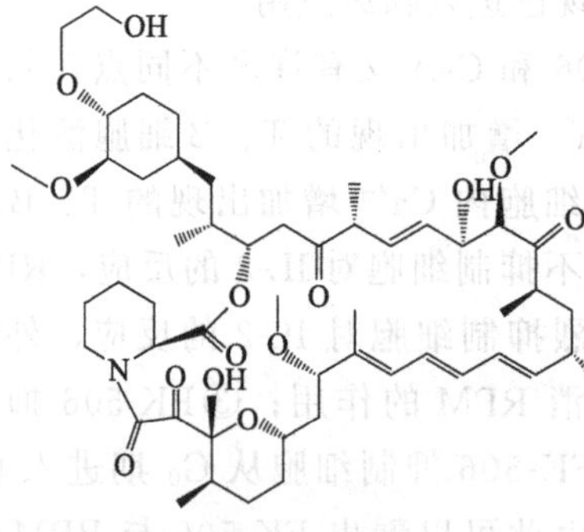

图 8-3　依维莫司的化学结构

依维莫司和西罗莫司有相似的作用机制，对诱导淋巴细胞增殖的生长因子和间充质细胞来源的造血细胞和非造血细胞表现出强有力的抑制作用。然而，类似于钙调蛋白抑制剂和西罗莫司，依维莫司也是通过细胞色素 P450 3A4 同工酶经生物转化而来。同样类似于西罗莫司，临床经验已确定了生物学上的相对副反应，包括高脂血症，并可以恶化与环孢菌素相连的肾毒性。然而同样类似于西罗莫司，累积的证据表明副反应高脂血症是可以被控制的，而且西罗莫司在联合降低剂量的环孢菌素使用时，环孢菌素所致的肾毒性将明显降低而且急性排斥发生率也很低。但相比于西罗莫司，依维莫司的亲水性更强，表现出的半衰期更短一些（大概 30h），并且具有更强的相对生物利用度。

三、肽类免疫抑制剂

1. 环孢菌素 A

环孢菌素为一族具有多种生理活性的微生物次级代谢产物，目前已发现有 26 个天然同系物，如图 8-4。其活性研究领域涉及抗真菌活性、免疫抑制活性、促进药物的吸收和良好的抗肿瘤活性等。

1969～1970 年瑞士山道士公司在巴塞尔微生物研究所进行抗真菌药物筛选时，从美国和挪威的土壤中分离到两种不完全真菌即光泽柱孢菌（*Cslindrocarpon Lucidum*）和多孔木霉［*Tolypocludium inflatum*，后正名为雪白白疆菌(*Beauveria bassiana*)］，发现其可产生窄谱抗真菌活性的环孢菌素 A。1974 年进行动物体内免疫活性研究，1978 年首次应用于临床肾移植试验。1980 年实现环孢菌素全合成。1983 年 FDA 批准用于临床器官移植。同年，从我国土壤中分离到另一环孢菌素产生菌镰刀菌（*Fusarium solani*）4-11，深层培养可分泌高单位的环孢菌素。

CsA 的使用给器官移植带来了巨大的变化，尤其进入 20 世纪 90 年代，无论从数量上或质量上器官移植的发展都是空前的。我国已开展了 25 种临床用异体

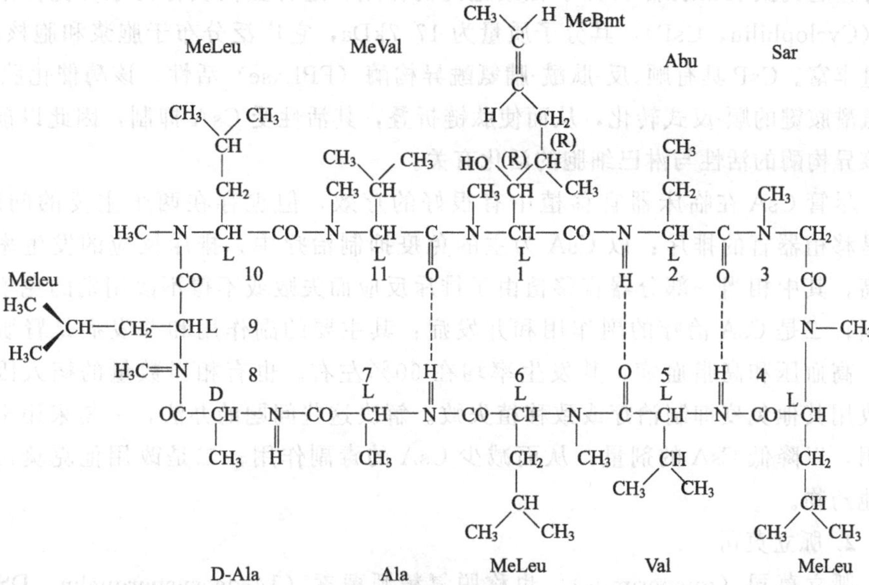

图 8-4　环孢菌素 A 的化学结构

器官移植，成人器官 16 种，胚胎器官移植 9 种，在这些移植中肾移植处于首位，1960～1993 年施行 11971 例，目前每年 2000 例以上，存活在 5 年以上 1150 例，10 年以上 202 例，最长已达 16 年（世界上最长达 25 年）。

CsA 对自身免疫性疾病如类风湿性关节炎、系统性红斑狼疮、牛皮癣、哮喘、再生障碍性贫血、皮肤肌炎、内原性葡萄膜炎及肾病综合征等的治疗有效，对血吸虫病、疟疾也有一定疗效。还可防止艾滋病病毒的扩散。此外，它对某些植物病，如苹果腐烂病等有效。

作为一种有效的免疫抑制剂，CsA 的主要特点是抑制作用的选择性，其主要作用于 T 细胞，抑制其增殖和分化。CsA 抑制 T 细胞的活化，抑制 Th 产生Ⅱ型白细胞介素（IL-2）、IL-3、γ 干扰素（IFN-γ）等各种淋巴因子和 IL-2 受体的表达，从而抑制了细胞毒 T 细胞（Tc）的产生。在药理剂量下，CsA 对抑制性 T 细胞的产生没有抑制作用，这一点对移植耐受性的形成很有意义。CsA 对 B 细胞和巨噬细胞的增殖和功能没有直接的抑制作用。这些特点是 CsA 以前的任何免疫抑制剂所没有的。从而使免疫抑制剂的研究进入了一个新时代，称之为环孢菌素时代。

研究还发现 CsA 抑制 T 细胞活化的早期阶段，即作用于细胞周期的 $G_0 \sim G_1$ 期的界面，阻止细胞进入 G_1 期。CsA 抑制植物血凝素（PHA）、Ca^{2+} 载体 A23187 等引起细胞内钙离子增加所诱导的淋巴细胞活化，而不抑制由佛波脂等直接活化蛋白激素酶 C 所诱导的淋巴细胞活化。CsA 抑制 IL-2 和 IL-2R 等的基因的活化和 mRNA 的转录。另外，还发现 CsA 与淋巴细胞内的一种蛋白质分子结合，起到摄取和浓缩 CsA 于靶细胞内的作用，这种蛋白质称为亲环孢菌素蛋白（Cyclophilin，CsP），其分子质量为 17.7kDa，它广泛分布于胞浆和胞核内，含量丰富。CsP 具有顺,反-肽酰-脯氨酰异构酶（PPLase）活性，该酶催化肽酰-脯氨酰胺键的顺-反式转化，从而使肽链折叠，其活性受 CsA 抑制，因此以前认为该异构酶的活性与淋巴细胞的活化有关。

尽管 CsA 在临床器官移植中有很好的疗效，但也存在两个主要的问题。一是移植器官的排斥：以 CsA 为主的免疫抑制治疗中，排斥反应的发生率相当高，其中相当一部分器官移植由于排斥反应而失败或不得不改用别的免疫抑制剂；二是 CsA 治疗的副作用和并发症：其主要的副作用和并发症是肾脏毒性、高血压和高脂血症，其发生率均在60%左右。也有相当数量的病人因此而改用其他免疫抑制治疗或致移植失败。解决这些问题的办法，一是采用多药联用，以降低 CsA 的剂量，从而减少 CsA 的毒副作用；二是改用他克莫司或其他药物。

2. 胍立莫司

胍立莫司（gusperimus），也称脱氧精胍菌素（14-deosyspergualin，DSG）（图 8-5）是由来自于侧孢芽孢杆菌（*Bacillus lacterosporus*）发酵液的精胍菌素（spergualin，SG）经化学修饰而得的具有免疫抑制作用的化合物，它不仅能预防移植器官的排异反应也能抑制正在发生的排异反应，但胃肠道反应较重，故临床仅用于使用 CsA 或其他免疫抑制剂无效时出现的排异反应。DSG 不抑制 IL-2 产生和 IL-2R 的表达。其作用机制尚不完全明了，主要抑制 Mφ(单核巨噬细胞）合成 IL-1，抑制Ⅱ类组织相容性抗原的表达和抗原提呈功能等。

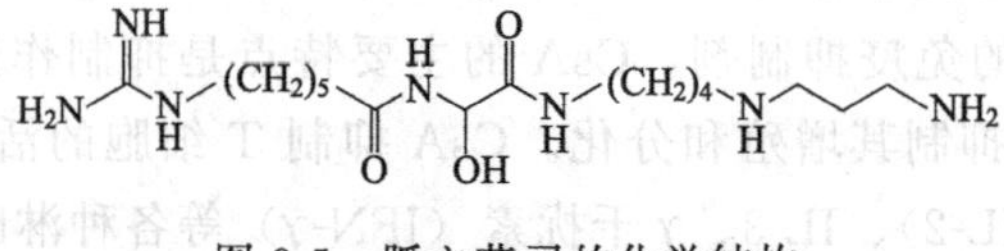

图 8-5　胍立莫司的化学结构

四、其他结构类别的免疫抑制剂

咪唑立宾（mizoribine，MZB；bredinin）为咪唑核苷类化合物，产生菌为青霉类的 *Eupenicillium brefeldinum* M-2166，是 1974 年筛得的抗真菌抗生素，后发现有较好的免疫抑制作用。

麦考酚酸（mycophenolic acid，MPA），产生菌为短密青霉（*Penicillium brevicompactum*），是苯并呋喃类化合物，早期发现具有抗真菌作用，后发现 MPA 能显著延长大鼠、狗和猴器官移植的存活时间。其作用机制为直接作用于次黄嘌呤核苷——磷酸脱氢酶，抑制肌酐酸转变为鸟苷酸，从而抑制 DNA 合成，使淋巴细胞停止在 G_1 期，抑制 T 和 B 细胞免疫反应。MZB 的作用机制与 MPA 相同。MPA 的吗啉乙酯衍生物现已成为免疫抑制药物。

图 8-6 所示为咪唑立宾和麦考酚酸的化学结构。

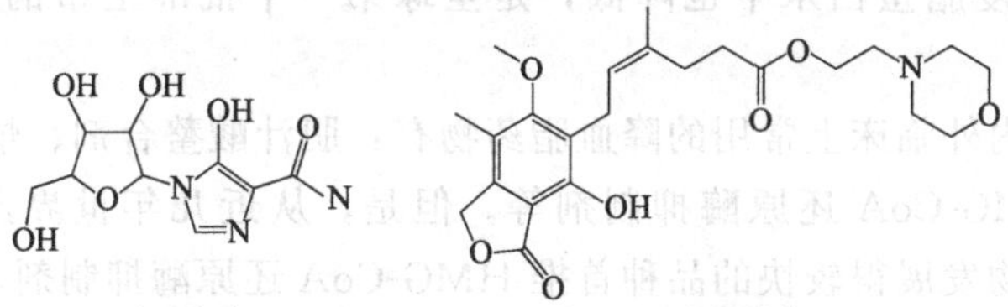

图 8-6　咪唑立宾和麦考酚酸的化学结构

第二节　微生物来源的具有降血脂作用的酶抑制剂

一、胆固醇与高血脂症

冠状动脉疾病是人类死亡的主要原因之一，高血脂症是导致冠心病的首要危险因素。高血脂的临床表现是：血浆中胆固醇、低密度脂蛋白（LDL）、极低密度脂蛋白（VLDL）和甘油三酯（TG）的浓度偏高，而高密度脂蛋白（HDL）的浓度低。降低血浆中胆固醇的含量能降低冠心病的发生率。

胆固醇是一切真核生物质膜的组分，它对高等生物的细胞生长和生物活力都是必需的。但是，胆固醇过多可致命，因为胆固醇酯空斑的沉积会形起动脉粥样硬化。很明显，在正常的情况下，胆固醇的代谢必须是精确调节的。目前的研究表明体内有两种方式来调节胆固醇的含量：一是从 LDL 中释放胆固醇来降低胆固醇生物合成途径中的关键酶——3-羟基-3-甲基戊二酰辅酶 A（HMG-CoA）还原酶的形成，从而抑制胆固醇的从头合成；二是 LDL 受体本身受胆固醇的调节，即当细胞内有丰富的胆固醇存在时，新的 LDL 受体不再合成，而从血浆 LDL 吸取更多胆固醇的作用被阻断。

从微生物代谢产物中已经发现了多种胆固醇生物合成酶抑制剂，如 HMG-CoA 合成酶抑制剂、HMG-CoA 还原酶抑制剂、鲨烯合成酶抑制剂等，尤其是微生物来源的 HMG-CoA 还原酶抑制剂在临床中的成功应用，开创了高血脂症治疗的新领域。

二、HMG-CoA 还原酶制剂

1987 年，默克公司的降血脂药物洛伐他汀（lovastatin，Mevacor）获

FDA 批准上市后，立即引起了医学界的关注，该药的成功开创了降血脂药物的崭新阶段。该药通过抑制 HMG-CoA 还原酶的活性，以减少肝胆固醇的合成，刺激低密度脂蛋白（LDL）受体产生，并加强血浆中低密度脂蛋白的清除，极低密度脂蛋白水平也降低，是全球第一个批准上市的 HMG-CoA 还原酶抑制剂。

目前，国内外临床上常用的降血脂药物有：胆汁酸螯合剂、烟酸类、苯氧芳酸衍生物、HMG-CoA 还原酶抑制剂等。但是，从近几年世界药品市场来看，其中降血脂药物发展得较快的品种首推 HMG-CoA 还原酶抑制剂。

从 3-羟基-3-甲基戊二酰辅酶 A（HMG-CoA）至甲羟戊酸内酯需 HMG-CoA 还原酶催化，此酶为合成胆固醇关键酶（限速酶）。这步受阻，人体内脏内源性胆固醇的合成受阻，必然降低胆固醇在血中的含量。实验表明其特异性酶抑制剂确能明显降低血中胆固醇含量。

HMG-CoA 还原酶抑制剂与 HMG-CoA 还原酶的底物极为相似，它们与酶结合从而竞争性地抑制甲羟戊酸内酯的形成（图 8-7），降低肝细胞内胆固醇含量，使血中除去更多的低密度脂蛋白（LDL），从而最终使 LDL 减少。LDL 的清除受 LDL 受体的控制，LDL 的受体数由细胞内胆固醇含量调节，细胞内胆固醇含量低，LDL 受体释放就多，胆固醇含量高，LDL 受体的释放受到抑制。另外，细胞内胆固醇合成酶抑制剂减少肝脏内脂蛋白的结合，形成的脂蛋白越少，密度越低，也降低了 LDL。

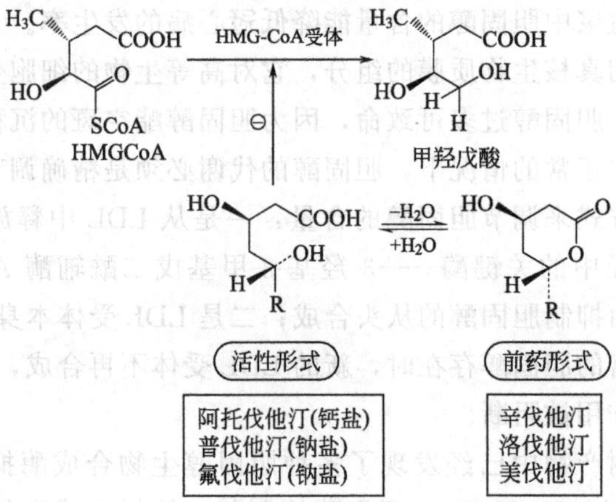

图 8-7　HMG-CoA 和 HMG-CoA 还原酶抑制剂

从微生物来源的这一类抑制剂现已有三个被列为临床十分有效的降血脂药物，其中洛伐他汀直接来源于微生物代谢产物、普伐他汀是先由放线菌发酵产生美伐他汀（mevastatin）然后由真菌进行羟化获得，而辛伐他汀则通过对洛伐他汀的化学修饰获得。目前在临床上应用的还有一系列通过化学合成获得的他汀类药物，如氟伐他汀、匹伐他汀、阿托伐他汀和罗苏伐他汀等（图 8-8）。他汀类药物已经成为临床上治疗高脂血症的最重要的药物。

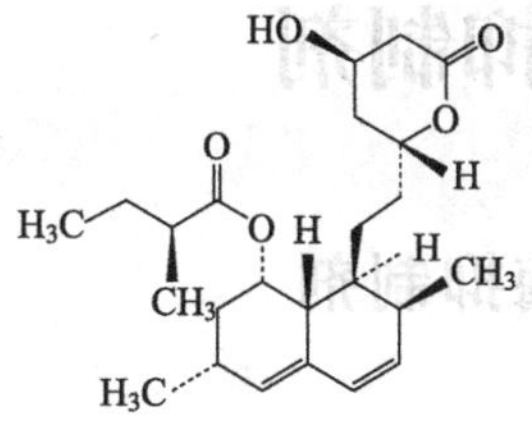

洛伐他汀

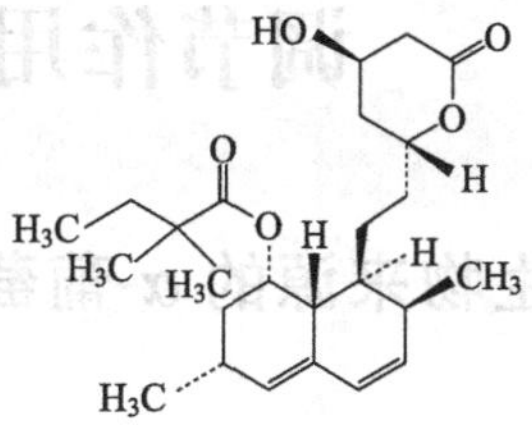

辛伐他汀

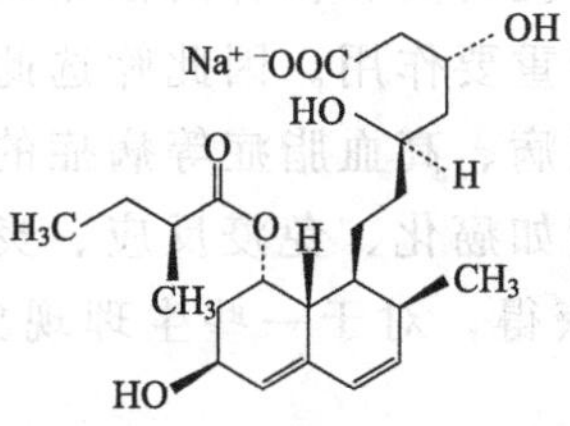

普伐他汀钠盐

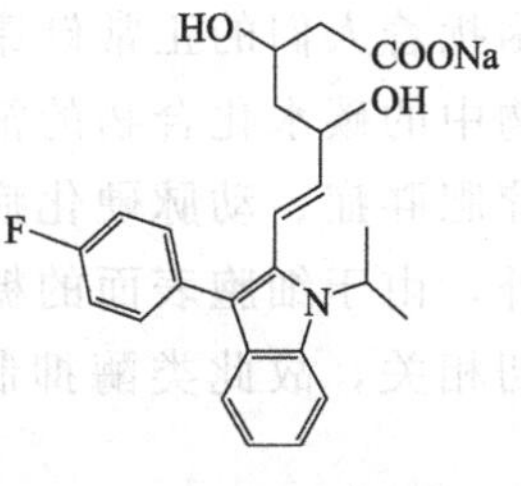

氟伐他汀钠盐

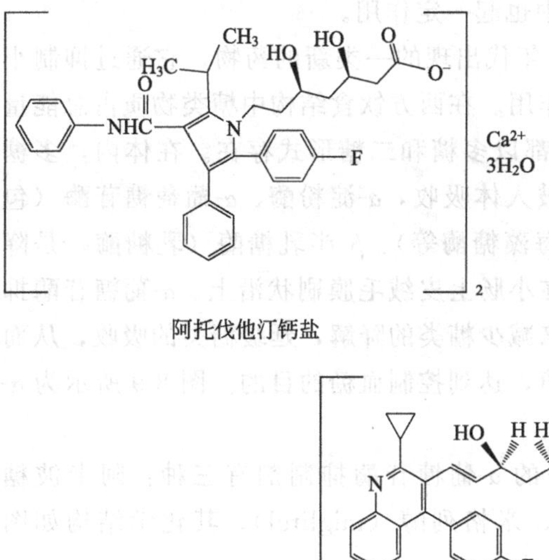

阿托伐他汀钙盐

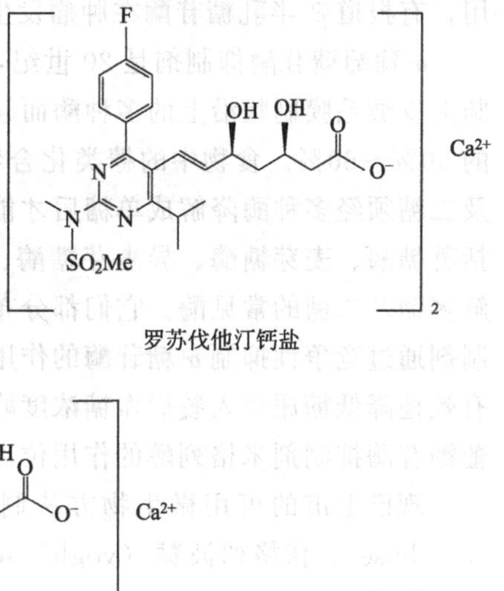

罗苏伐他汀钙盐

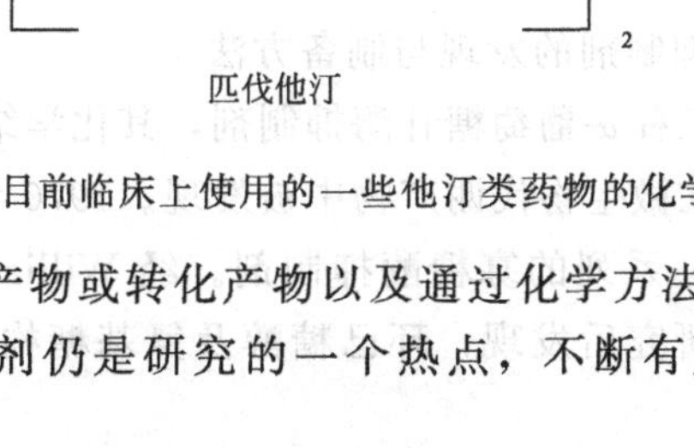

匹伐他汀

图 8-8　目前临床上使用的一些他汀类药物的化学结构

从微生物次级代谢产物或转化产物以及通过化学方法，继续寻找更有效的 HMG-CoA 还原酶抑制剂仍是研究的一个热点，不断有更好潜力的候选品种出现。

第三节　微生物来源的具有代谢调节作用的酶抑制剂

一、微生物来源的α-葡萄糖苷酶抑制剂

1. 概述

随着人类生活水平的提高，患肥胖症、糖尿病、高血脂症、动脉硬化症的数量增加，困扰着人们的正常健康生活。淀粉酶和糖苷酶催化碳水化合物的水解，对食物中的碳水化合物的消化起着重要作用。因此筛选此类酶的抑制剂，用作治疗肥胖症、动脉硬化症、糖尿病、高血脂症等病症的药物为人们所重视。另外，由于细胞表面的糖质与诸如癌化、免疫反应、炎症、感染等生理现象密切相关，故此类酶抑制剂的获得，对于一些生理现象的研究，也大有裨益。

糖苷酶广泛分布于微生物、动植物中，其中主要有葡萄糖苷酶、半乳糖苷酶等。另外如唾液酸酶也是一种糖苷酶，这些糖苷酶在体内过程中都起着重要的作用，有报道β-半乳糖苷酶在肿瘤发生中也起一定作用。

α-葡萄糖苷酶抑制剂是20世纪80年代出现的一类新的药物，它通过抑制小肠上皮绒毛膜刷状沿上的多种酶而起作用。在西方饮食结构中糖类物质占总能量的50%～60%。食物中的糖类化合物都以多糖和二糖形式存在。在体内，多糖及二糖须经多种酶降解成单糖后才能被人体吸收，α-淀粉酶、α-葡萄糖苷酶（包括蔗糖酶、麦芽糖酶、异麦芽糖酶、海藻糖酶等）、β-半乳糖酶（乳糖酶）是降解多糖及二糖的常见酶。它们都分布在小肠上皮绒毛膜刷状沿上。α-葡糖苷酶抑制剂通过竞争性抑制α-糖苷酶的作用来减少糖类的降解，延缓糖类的吸收，从而有效地降低糖尿病人餐后血糖浓度峰值，达到控制血糖的目的。图8-9所示为α-葡糖苷酶抑制剂米格列醇的作用位点。

现已上市的可用微生物方法制备的α-葡糖苷酶抑制剂有三种：阿卡波糖(acarbose)、伏格列波糖（voglibose)、米格列醇（miglitol)。其化学结构如图8-10所示。

2. α-葡萄糖苷酶抑制剂的发现与制备方法

目前用于临床的三种α-葡萄糖苷酶抑制剂，其化学结构都为葡萄糖的结构类似物。这类药物首先在微生物代谢产物中被发现。1970年，Palus等最早从微生物代谢产物中分离到一系列的寡糖酶抑制剂。经William-Olsson等对这些化合物进行广泛而深入的研究后发现，环已糖醇及氨基糖构成这类化合物的活性部位，称acarviosine。

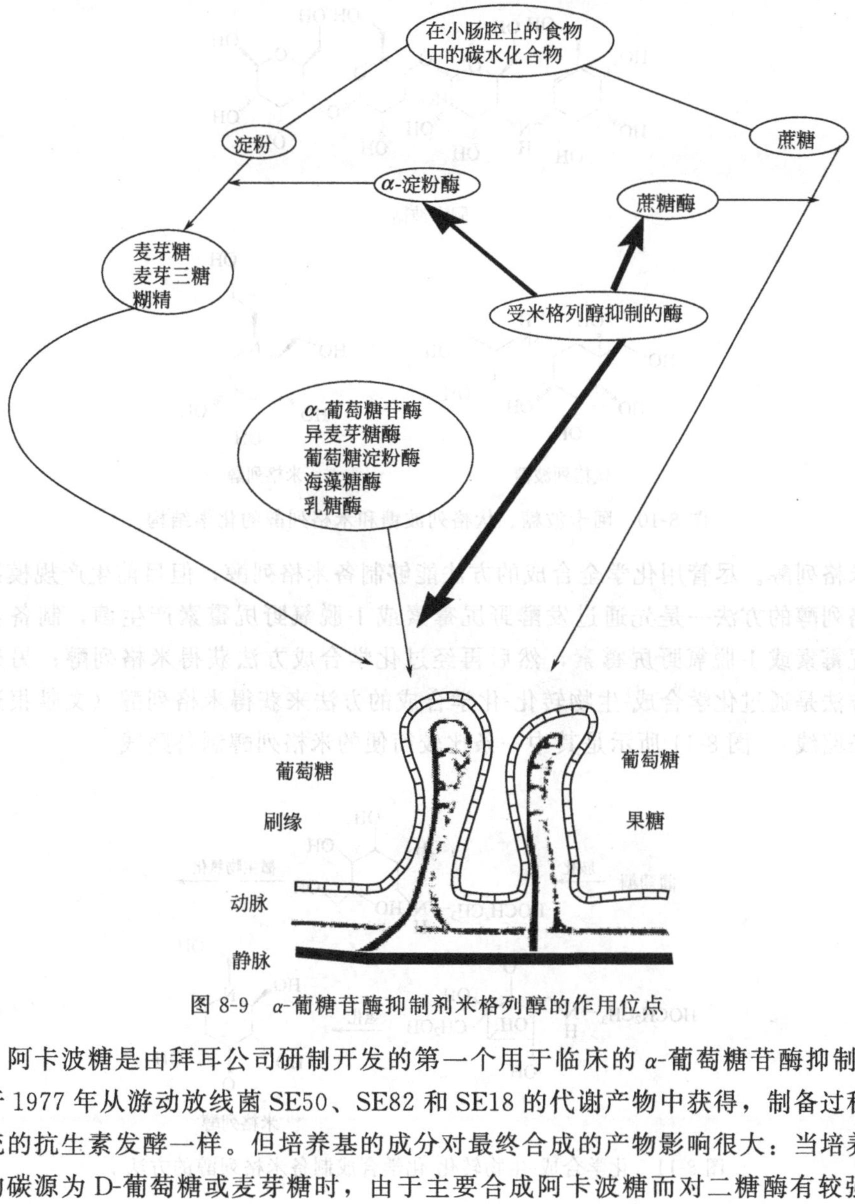

图 8-9　α-葡糖苷酶抑制剂米格列醇的作用位点

阿卡波糖是由拜耳公司研制开发的第一个用于临床的 α-葡萄糖苷酶抑制剂。其于 1977 年从游动放线菌 SE50、SE82 和 SE18 的代谢产物中获得，制备过程与传统的抗生素发酵一样。但培养基的成分对最终合成的产物影响很大：当培养基中的碳源为 D-葡萄糖或麦芽糖时，由于主要合成阿卡波糖而对二糖酶有较强的抑制作用；当碳源为淀粉时，合成的主要产物不是阿卡波糖而表现出对淀粉酶有较强的抑制作用。由于阿卡波糖的糖化学结构比较复杂，因此，目前工业规模都是通过微生物发酵获得的。

米格列醇也是由拜耳公司研制开发的 α-葡萄糖苷酶抑制剂，但由赛诺菲生产上市。米格列醇的发现，首先是由于 1970 年发现原来由抗沙门菌筛选获得的野尻霉素（1966 年）具有淀粉酶抑制作用，随后又发现微生物产生的 1-脱氧野尻霉素具有更强的 α-葡萄糖苷酶抑制作用。通过对这一类化合物的研究，最终开发

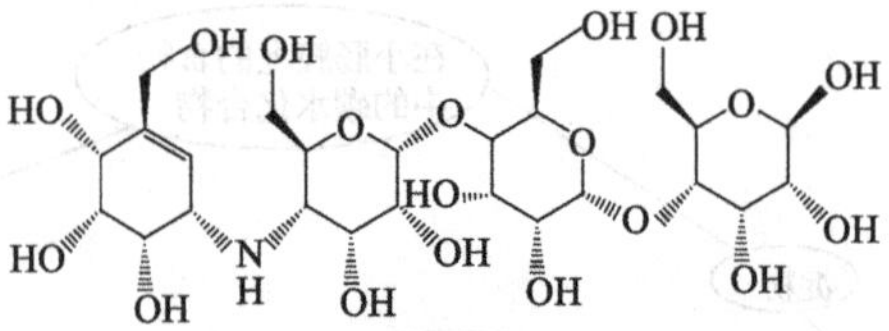

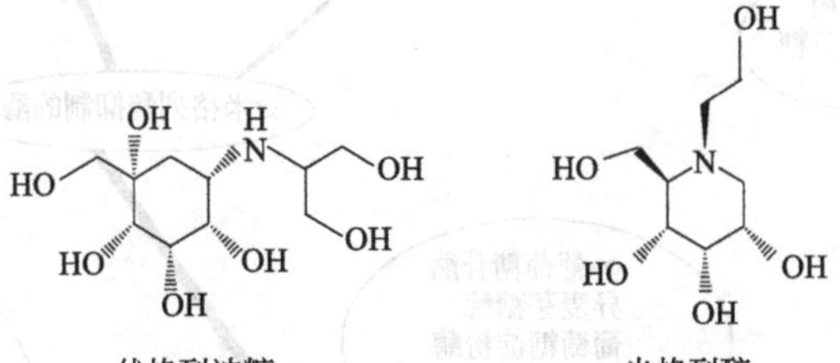

图 8-10　阿卡波糖、伏格列波糖和米格列醇的化学结构

了米格列醇。尽管用化学全合成的方法能够制备米格列醇，但目前生产规模制备米格列醇的方法一是先通过发酵野尻霉素或 1-脱氧野尻霉素产生菌，制备获得野尻霉素或 1-脱氧野尻霉素，然后再经过化学合成方法获得米格列醇；另外一种方法是通过化学合成-生物转化-化学合成的方法来获得米格列醇（文献报道有三条路线），图 8-11 所示是其中一条比较简便的米格列醇制备路线。

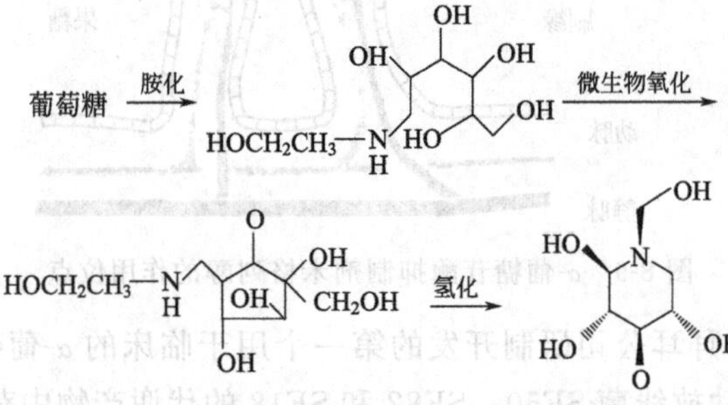

图 8-11　化学合成-生物转化-化学合成制备米格列醇的方法

伏格列波糖是日本武田药品公司研制的另一个 α-葡萄糖苷酶抑制剂。根据文献报道，除通过全合成方法可以获得该化合物外，还有两条制备伏格列波糖的路线。一条路线是通过发酵有效霉素产生菌，分离其发酵产物有效霉素 A，经过生物转化得到关键中间体有效霉烯胺（valienamine），再通过化学合成方法得到伏格列波糖；另外一条路线是同样在发酵有效霉素产生菌时，直接从其发酵代谢产物中分离关键中间体 valiolamine，再通过化学合成方法得到伏格列波糖。具体制备方法如图 8-12 所示。

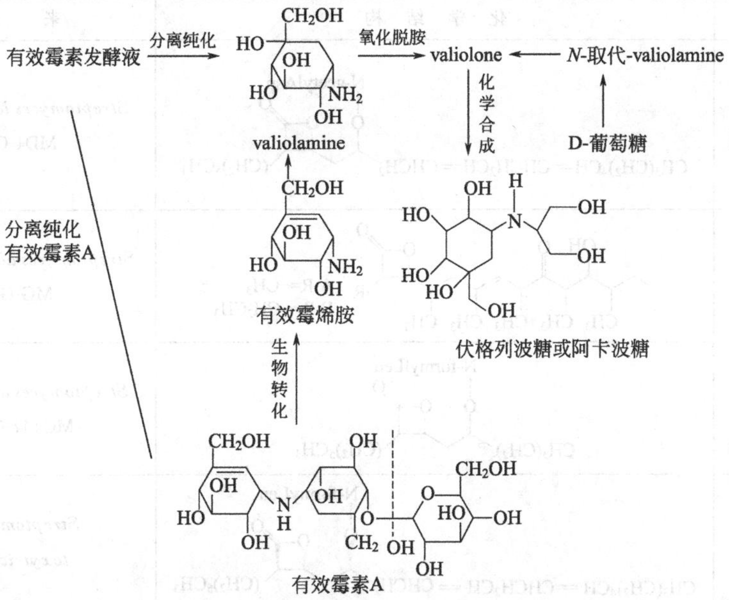

图 8-12　发酵-生物转化-化学合成或发酵-化学合成制备伏格列波糖的方法

二、微生物来源的胰脂酶抑制剂

1. 概述

自 1978 年，梅泽滨夫等在放线菌的发酵液中陆续发现了一系列结构类似的胰脂肪酶抑制剂，分别命名为酯酶抑素（esterastin）、依贝内酯（ebelactone）A 和 B、valiacton（见表 8-1）。其中依贝内酯 A 和 B 还具有抑制 *N*-甲酰甲硫氨酸氨肽酶（fMet-AP）和提高免疫应答的活性。它们在结构上的共同点为都有一条带有一个 *β*-内酯环的脂肪长链。

20 世纪 80 年代左右罗氏公司的科研人员也开始采集真菌及细菌的样品，目的是寻找对肠道脂肪酶有抑制能力的微生物代谢产物，开发具有应用价值的新型肥胖治疗药物。他们对采自西班牙马洛卡（Mallorca）和瑞士哥斯特德（Gsttad）泥土样本中的几千种微生物进行筛选，最后发现毒三素链霉菌产生的化合物利普他汀（lipstatin）最为稳定，作用也最强，它与早期发现的酯酶抑素仅有一个氨基酸之差。通过对其解构，罗氏公司又合成了一种更加稳定的利普他汀氢化衍生物 THL，并将其开发成为减肥药物——赛尼可，1994 年，罗氏在日本的研发中心又发现了与 THL 结构类似的胰脂肪酶抑素（panclicin）A～E。他们发现的这些胰脂肪酶抑制剂亦含有 *β*-内酯环的脂肪长链，对于这类化合物罗氏公司进行了系统的研究。

表 8-1　微生物来源的胰脂酶抑制剂

化合物	化学结构	来源
酯酶抑素	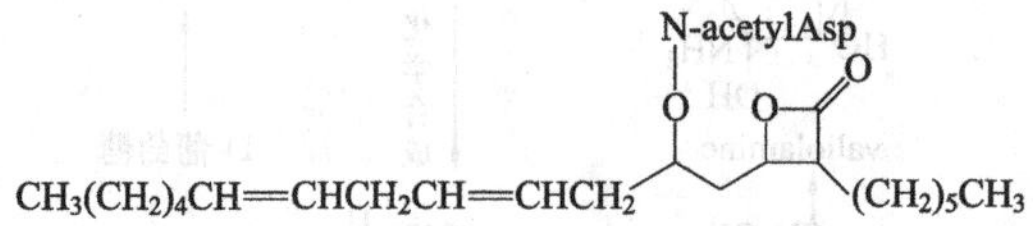 N-acetylAsp CH₃(CH₂)₄CH=CHCH₂CH=CHCH₂ ··· (CH₂)₅CH₃	*Streptomyces lavendulae* MD4-C1
依贝内酯 A、B	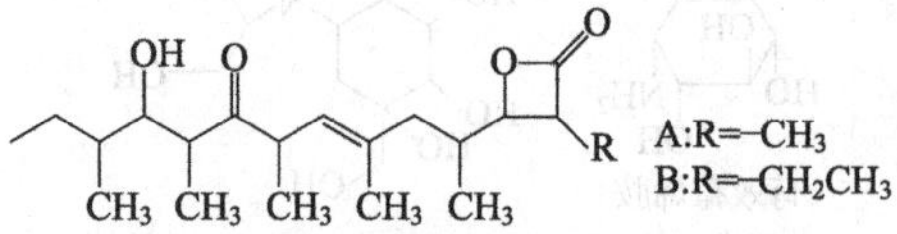 OH, O CH₃ CH₃ CH₃ CH₃ CH₃ R　A:R=CH₃　B:R=CH₂CH₃	*Streptomyces aburaviensis* MG-G1
valiacton	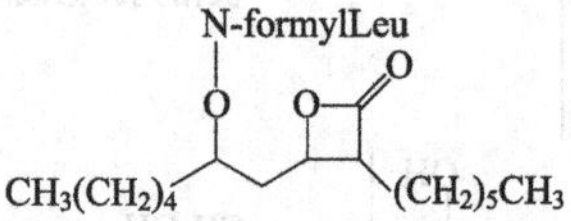 N-formylLeu CH₃(CH₂)₄ ··· (CH₂)₅CH₃	*Streptomyces albolongus* MG147-CF2
利普他汀	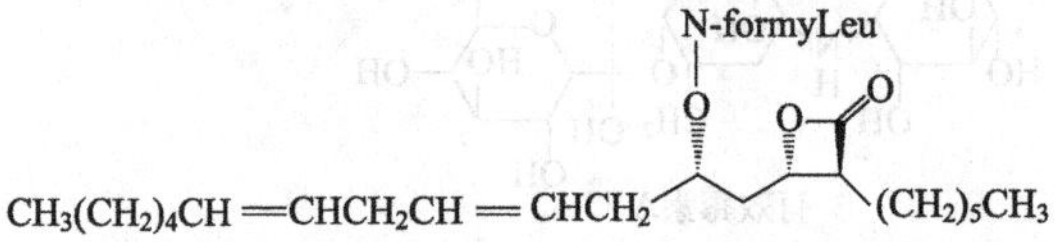 N-formyLeu CH₃(CH₂)₄CH=CHCH₂CH=CHCH₂ ··· (CH₂)₅CH₃	*Streptomyces toxytricini*
胰脂肪酶抑素 A	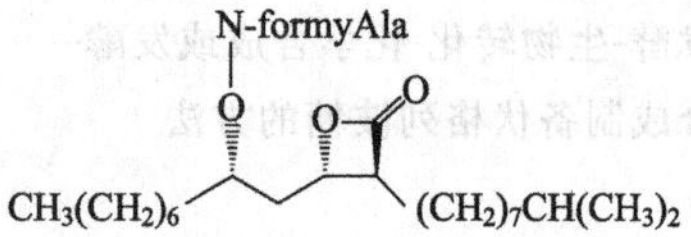 N-formyAla CH₃(CH₂)₆ ··· (CH₂)₇CH(CH₃)₂	
胰脂肪酶抑素 B	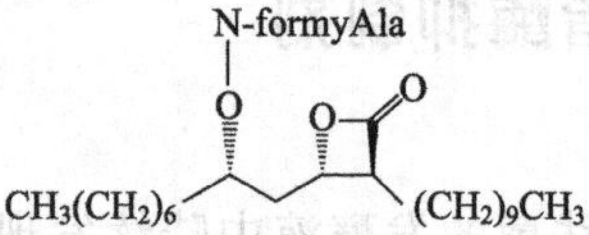 N-formyAla CH₃(CH₂)₆ ··· (CH₂)₉CH₃	
胰脂肪酶抑素 C	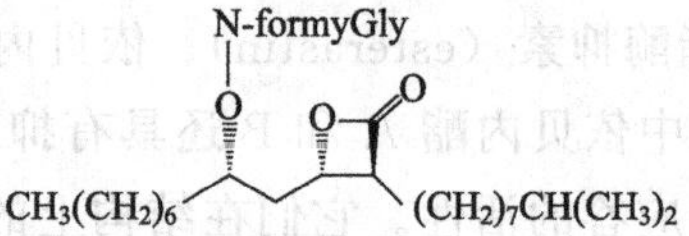 N-formyGly CH₃(CH₂)₆ ··· (CH₂)₇CH(CH₃)₂	*Streptomyces* sp. NR0691
胰脂肪酶抑素 D	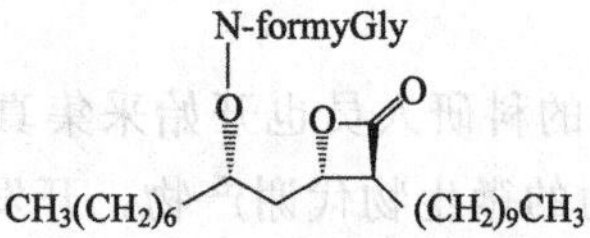 N-formyGly CH₃(CH₂)₆ ··· (CH₂)₉CH₃	
胰脂肪酶抑素 E	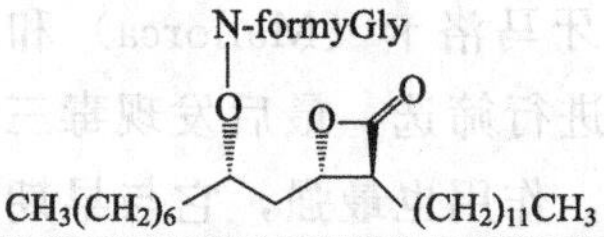 N-formyGly CH₃(CH₂)₆ ··· (CH₂)₁₁CH₃	

2. 胰脂肪酶抑制剂的作用机制

人体内脂肪的消化主要是在小肠中进行。胰液和胆汁一同分泌到十二指肠中，胰液中含有的胰脂肪酶是食物甘油三酯水解过程的关键酶，它可以在水油界面上显示出高度的酶活性，其最适底物是经乳化的甘油三酯。甘油三酯经该酶水解释放脂肪酸和单酰基甘油，脂肪酸和单酰基甘油再被小肠黏膜吸收。

胰脂肪酶抑制剂可与胰脂肪酶的活性部位不可逆共价结合。人胰脂肪酶的活性部位位于152位的丝氨酸，丝氨酸的侧链羟基可识别并以α型方式亲核攻击利普他汀的β-内酯环与其羧基形成酯键，酶的活性便被抑制。可见β-内酯环是抑制活性的关键基团。实验表明β-内酯环被破坏后，其抑制作用几乎完全丧失。利普他汀对胰脂肪酶表现出高度的专一性。图8-13所示为胰脂肪酶抑制剂赛尼可的作用位点以及脂肪的代谢。

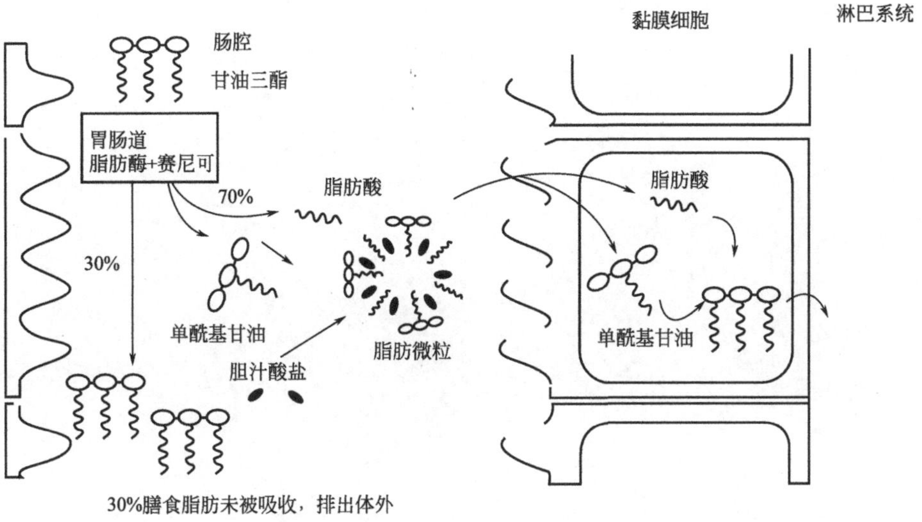

图8-13　胰脂肪酶抑制剂赛尼可的作用位点以及脂肪的代谢

3. 减肥药物的研究现状及进展

肥胖是一种世界范围的常见疾病，当人体进食热量多于消耗热量时，多余热量以脂肪的形式储存于体内。因为体脂的增加使体重指数［BMI＝体重（kg)/身高^2（m^2)］大于24者称为肥胖症。无明显病因可寻者称为单纯性肥胖，具有明确病因者称之为继发性肥胖。随着人们物质生活水平的不断提高，单纯性肥胖正逐渐成为一种较为常见的病症。它不仅影响美观而且是引发多种疾病（如非胰岛素依赖型糖尿病、心脏病、脑血管疾病、呼吸系统疾病、某些癌症）的危险因子。因此对它的防治有着十分重要的临床意义。当饮食和运动疗法对治疗无效，BMI＞$30kg/m^2$，或BMI＞$27kg/m^2$伴有高血压、糖尿病、高血脂等危险因素时，应考虑辅以药物治疗。科学工作者从未停止过对新的安全性较高的治疗肥胖药物的研究和开发。

复习思考题

1. 免疫治疗的概念是什么？

2. 举例说明不同结构类别的免疫抑制剂的作用机制。
3. 举例说明 HMG-CoA 还原酶抑制剂的种类及其作用机理。
4. 举例说明α-糖苷酶抑制剂的种类及其作用机理。
5. 举例说明胰脂酶抑制剂的作用机理。

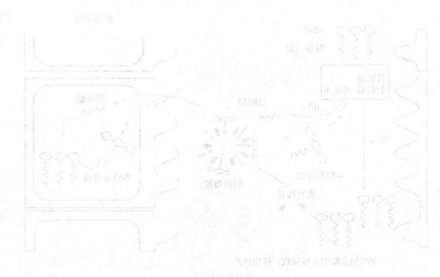

第九章 非临床用微生物药物

由微生物产生的次级代谢产物作为农业或畜牧业用的药物，通常被称为农用抗生素。农用抗生素的发展十分迅速，已成为微生物源农药的主体之一，也是除临床应用外的一大类微生物药物。农用抗生素在作物生产上的应用主要是防治作物病害、虫害、草害以及植物生长调节剂和抗病毒制剂等方面，它和化学农药的主要区别在于前者是生物合成的，后者是人工合成的产物。在20世纪50年代，为了防治某些病害，人们曾将医用抗生素作为农用，如美国、英国、日本等先后把链霉素、土霉素、灰黄霉素等用于防治植物病害，同时又开发了放线酮、抗霉素A等一些抗生素，由于成本和性能等问题，竞争不过化学农药，以致发展缓慢。1958年日本见里等人成功开发了灭瘟素S(blasticidin S)，替代有机汞制剂，用于防治稻瘟病，并于1963年闯过了成本和药害两关，在近千亩水稻田大规模使用，取得显著效果，从而掀起了开发农用抗生素的热潮。尤其在日本，成为开发新农用抗生素的主体，相继开发出春日霉素、多氧霉素、有效霉素等杀菌抗生素；以后又开发了杀螨素、双丙氨磷等杀虫和除草抗生素。我国农用抗生素的研究始于20世纪50年代，以筛选杀菌抗生素和植物生长调节剂为代表；60年代我国研制成功了放线菌酮和灭瘟素，并成功投入工业生产；70年代研制成功了春日霉素、庆丰霉素、井冈霉素、多抗霉素；80年代研制成功了公主岭霉素、多效霉素、农抗120、杀蚜素、浏阳霉素等；90年代又研制成功了中生菌素、武夷菌素、宁南霉素、华光霉素、梅岭霉素和阿维菌素等。目前，农用抗生素已成为世界农药市场中不可缺少的一部分。上述这些农用抗生素，加上作为植物生长调节剂的农用抗生素——赤霉素等，使农用抗生素遍及农药的所有领域，作为化学农药的互补，越来越引起人们的注意。此外，由于化学农药及其他传统农药所产生的抗性问题，人们对农用抗生素的开发日益关注，许多新的农用抗生素相继问世。

第一节　农用抗虫抗生素

农用杀虫抗生素的研究，在20世纪50年代初就有报道称抗霉素A(actimycin A）具有杀虫杀螨作用；60年代报道的杀虫抗生素有卟啉霉素（pofiromycin)、密旋霉素（pactamycin）和稀疏霉素（sparospmycin）等。1967年，Michaeal等人从一株链霉菌中分离到了莫能菌素（monensin)，后分别经美国FDA和欧共体批准生产应用，影响较大，被称之为农用抗生素发展的一个里程碑。70年代日本报道了四活菌素（tetranactin)，并于70年代末正式投产，另外还有密尔比菌素（milbemycin）等。70年代末到80年代初，阿维菌素（avermectins）的发现和成功开发，被认为是农业生产中最有潜力的杀虫抗生素。之后影响较大的是陶氏公司对多杀菌素（spinosad）的成功开发。我国对农用杀虫抗生素的研究起步较晚，最早的报道是浙江农科院的杀蚜素，之后相继出现了上海农药研究所的浏阳霉素、上海农科院的韶关霉素、江西农业大学的南昌霉素和梅岭霉素；在畜用上的还有海南霉素等。国内自主开发的杀虫抗生素与国外的杀虫抗生素相比，在生产规模和使用范围来看，其影响力还是比较小的，下面介绍国内外影响较大的部分杀虫抗生素。

一、聚醚类抗生素

所谓聚醚类抗生素，即是指分子中含有众多环状醚键的抗生素。这类抗生素在结构上的共同特征是：在分子的一端带有一个游离的羧基，富含C-甲基、C-乙基，具有一系列的含氧官能团（包括醚基、羧基、羟基和羰基)，以及存在有半缩醛和螺缩酮。这类抗生素的最大特点是具有抑制球虫的活性，它们对家禽的球虫显示选择毒性，且很少为宿主的消化道所吸收。这类抗生素的作用机理是作为离子载体干涉细胞膜离子的转运。

细胞为了正常的生长和繁殖，就必须通过细胞质膜将各种物质摄入胞内或将无用的物质排至胞外。对各种特异地透过细胞膜的物质，要以存在于膜上的载体作媒介进行转运。已知其中包括Na^+-K^+-ATP酶、结合蛋白系统、磷酸转移酶系统等。聚醚类抗生素如盐霉素（salinomycin)、莫能菌素（monensin)、马杜拉霉素（maduramicin）等以及具有酯肽结构的缬氨霉素等的作用机制为充当K^+类离子的载体（图9-1)。

盐霉素是由日本Miyazaki等于1974年从白色链霉菌（*Streptamyces albus*）培养物中分离到的又一个聚醚类抗生素。其作用机制与莫能菌素相似，它能干扰病原体细胞膜内外的离子平衡和增强有益阳离子进入动物细胞膜的通透性。体外试验表明，盐霉素对某些离子的选择结合能力与尼日利亚霉素相同，而与莫能菌素不同（表9-1)。盐霉素也已作为兽用药和饲料添加剂被广泛用于畜牧业。

还有许多聚醚类抗生素正在进一步开发之中，如奈良霉素（narasin)、有载霉素（carriomycin)、洛奴霉素（lonomycin）和腐霉素（septamycin）等。作为抗球虫病治疗剂，多醚类抗生素具有以下三个优点：①有高的疗效；②对已耐药的球虫病仍有效；③至今为止还未发现产生真正的耐药现象。

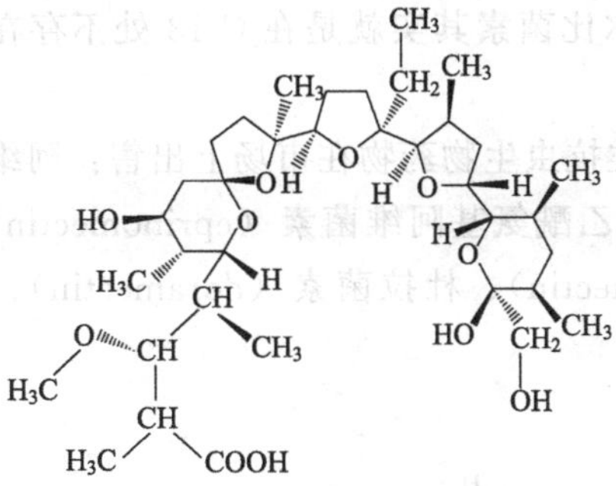

莫能菌素

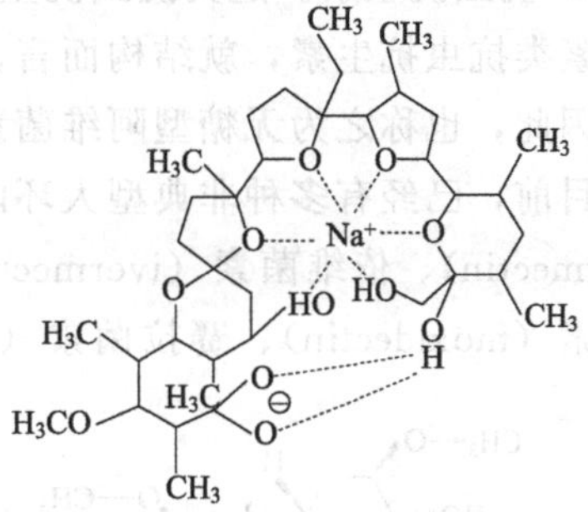

莫能菌素作为离子载体的作用机制

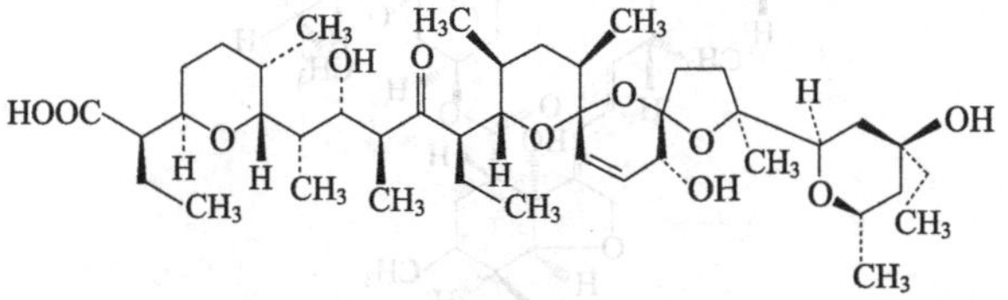

盐霉素

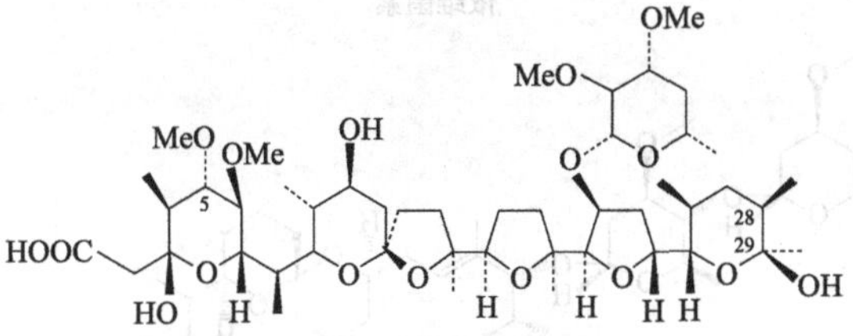

马杜拉霉素

图 9-1 一些聚醚类抗生素的化学结构及其作用机制

表 9-1 聚醚类抗生素对某些离子的选择结合特性

抗生素名称	离子选择性	
	对一价离子的选择性	对二价离子的选择性
盐霉素	$K^+ > Rb^+ > Na^+ > Ca^+ > Li^+$	
莫能菌素	$Na^+ > K^+ > Rb^+ > Li^+ > Cs^+$	
尼日利亚霉素	$K^+ > Rb^+ > Na^+ > Cs^+ > Li^+$	
拉沙里菌素 A (lasalocid A)	$Cs^+ > Rb^+ > K^+ > Na^+ > Li^+$	$Ba^{2+} > Ca^{2+} > Mg^{2+}$
溶胞菌素(lysocellin)	$Rb^+ > K^+ > Na^+ > NH_4^+$	$Ba^{2+} > Mg^{2+} > Ca^{2+}$
A-23817	$Li^+ > Na^+ > K^+$	$Ca^{2+} > Mg^{2+} > Ba^{2+}$
抗生素 6016	$NH_4^+, K^+ > Rb^+, Na^+ > Li^+$	$Mg^{2+} > Ca^{2+} > Ba^{2+}$

二、非典型大环内酯类抗虫抗生素

非典型大环内酯类抗虫抗生素是一族亲水化合物，具有广谱抗线虫类及节肢动物活性。就结构而言，与传统的大环内酯类抗生素相似，但由于没有抗微生物的特性，因此将其称之为非典型的大环内酯类（atypical macrocyclic lactones,

AML）抗虫抗生素。这类抗虫抗生素较细一点来分可分成为阿维菌素类和密尔比菌素类抗虫抗生素，就结构而言，密尔比菌素其实就是在 C-13 处不存在糖结构，因此，也称之为无糖型阿维菌素类。

目前，已经有多种非典型大环内酯类抗虫生物药物在市场上出售：阿维菌素（avermectin）、依维菌素（ivermectin）、乙酰氨基阿维菌素（eprinomectin）、莫西菌素（moxidectin）、赛拉菌素（selamectin）、杜拉菌素（doramectin）、阿巴

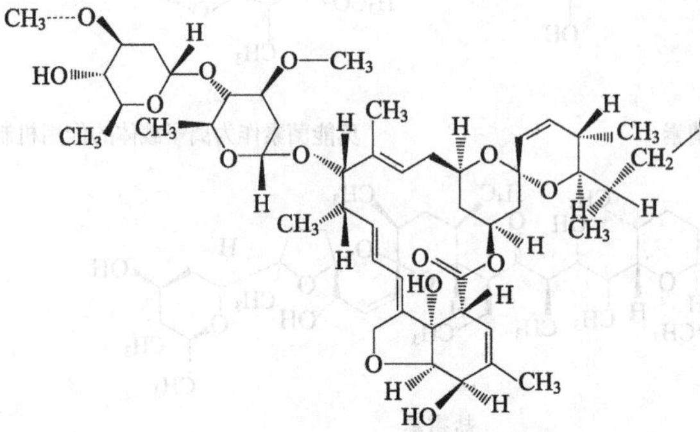

依维菌素

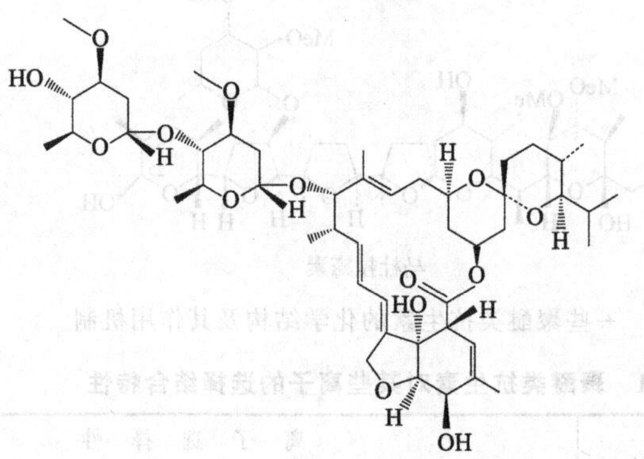

阿维菌素

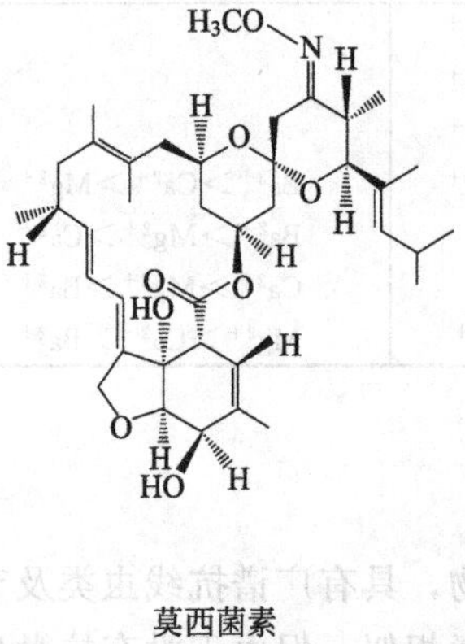

莫西菌素

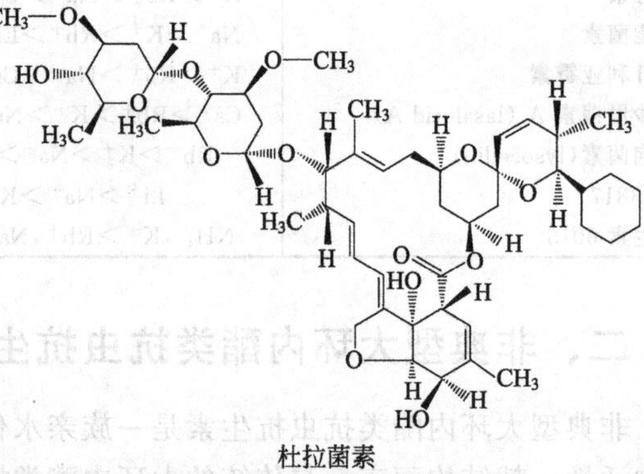

杜拉菌素

图 9-2　一些非典型大环内酯类抗生素的化学结构

汀（abamectin），以及密尔比菌素和密灭汀（milbemectin）（图 9-2）。这些药物都是阿维菌素类家族成员，其或是直接来源于微生物代谢产物，或是经过化学修饰的结构类似物，市场前景被非常看好，以致有些生产商已经终止了部分化学合成驱虫药物的生产。由于这类药物具有高效低毒的特性，已经被兽医、养马者、农民和宠物饲养者所接受。但目前由于这类药物的生产成本比较高，因而其价格比较昂贵，从某种程度上影响了进一步推广应用。

第二节　农用抗菌抗生素

农用抗菌抗生素在农用抗生素的开发及应用中占有较大的比例，在农作物应用方面取得成功的杀菌农用抗生素种类繁多，如用灭瘟素 S、春日霉素防治水稻瘟枯病，有效霉素防治水稻纹枯病。灭粉霉素（sildeomycin）防治麦类锈病，抗霉菌素（农抗 120）防治小麦叶锈，庆丰霉素除能防治水稻叶瘟病外，也可防治小麦白粉病。公主岭霉素用于防治高粱黑穗病、小麦黑穗病等。放线酮（actidione）防治菜豆和葡萄等作物的白粉病、桃树褐斑病、甘薯黑斑病、茶树叶斑病及树木的锈斑病等。灰黄霉素防治果树、蔬菜真菌性病害，金真菌素（aureofungin）防治柑橘流胶病和苹果白粉病，特别适用于果蔬收获后的病害（腐烂病）及种子处理。也有一些可防治植物病毒病及类菌质病害的农用抗生素。

一、灭瘟素 S

灭瘟素 S(blasticidin S）是链霉菌 *Streptomyces griseochromogenes* Fukunaga 产生的抗生素，1955 年由 Takeuchi 等首先分离得到，1959 年见里等发现其具有杀菌活性。灭瘟素 S 是一种具有防治作用的触杀性杀菌剂，对细菌和真菌细胞的生长表现出广泛的抑制作用。它的作用模式是抑制蛋白质的生物合成，通过与原核生物核糖体亚单位 50S 结合，使转肽酶失去活性，抑制肽链的延伸。实验条件下抑制稻瘟病菌（*Pyricularia oryzae* Cavara）孢子萌发和菌丝体生长的浓度小于 1mg/ml，实用上灭瘟素 S 以喷雾方式防治水稻稻瘟病。日本农药公司生产的灭瘟素 S 以粉剂（DP）、乳剂（EC）和可湿性粉剂（WP）出售，商品名为 Bla-S。防治稻瘟病的使用剂量为 100～300g/hm^2，但对苜蓿、茄子、三叶草、土豆、烟草和西红柿等作物有药害，过量使用水稻叶子会产生黄色斑点。

二、春日霉素

春日霉素（kasugamycin）是链霉菌 *Streptomyces kasugensis* Umezawa 产生的抗生素，1965 年梅泽滨夫等首先报道。春日霉素既干扰氨酰 tRNA 与 mRNA-30S 核糖体亚单位结合，又干扰氨酰 tRNA 与 mRNA-70S 核糖体结合，阻止氨基酸形成肽链，抑制蛋白质生物合成。春日霉素用于防治水稻稻瘟病，大白菜、芹菜叶斑病，水稻、蔬菜细菌性疾病以及苹果和梨的黑斑病，它是具有预防和治疗作用的内吸性杀菌剂。春日霉素在浓度低至20mg/L时就有防治稻瘟病的作用，连续使用易产生抗性。它可被植物组织吸收和传导。春日霉素对豌豆、蚕豆、土豆、葡萄、柑橘和苹果有轻微的药害，但对水稻、大豆、大白菜、西红柿以及其他蔬菜等没有药害。

三、有效霉素

有效霉素（validamycin）是链霉菌 *Streptomyces hygroscopicus*（Jenses）Waksmann Henria var Limoneus 产生的抗生素，Horii 等首先分离得到。在七个结构类似的有效霉素 A~G 中，有效霉素 A 是活性最强的一个组分。已经证明有效霉素 A 是立枯丝核菌（*Rhizoctonia Solani Kuhn*）海藻糖酶的强力抑制剂，而对葡萄糖水解酶活性没有影响。海藻糖是立枯丝核菌贮存碳水化合物的主要形式，而海藻糖酶在消化海藻糖，将葡萄糖运输到菌丝体顶端的过程中发挥着不可缺少的作用。有效霉素是一组非内吸性的干扰病原菌生长活性的化合物，它们不具有杀菌活性，因为它们对立枯丝核菌无杀灭作用，只引起其菌丝顶端非正常分支。病原菌在非正常分支后就停止进一步生长。低剂量（30g/hm^2）对防治水稻、土豆、蔬菜、草莓、烟草、生姜、棉花、甜菜和其他作物的立枯丝核菌非常有效。

国产井冈霉素（jinggangmycin）是防治水稻纹枯病的高效、低毒的农用抗生素，它与日本的有效霉素同属吸水链霉菌不同变种产生的同一种物质，其主要有效组分为有效霉素 A，其化学结构如图 9-3 所示。

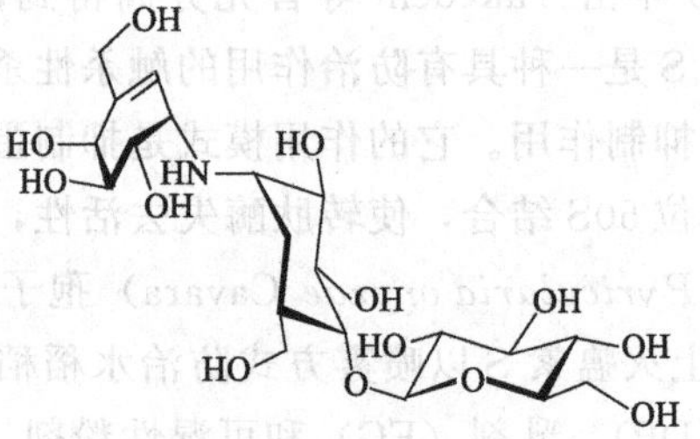

图 9-3　有效霉素 A 的化学结构

第三节　除草及其他农用抗生素

除草农用抗生素商品化的产品原先仅有双丙氨膦一个产品。近年来又发现了不少具有除草活性的农用抗生素，如 phthoxazolin、homoalanosin、hydatocidin、 arabenoic 酸、α-亚甲基-β-氨基丙酸及 conmexistin、anissmycin、丰加霉素（toyocamycin）、除莠霉素、rermycin、放线菌酮（actidione）、hibenaphos 等。双丙氨膦（bilanaphos）是由日本明治制药株式会社产业化成功的除草农用抗生素。

由微生物产生的植物生长调节剂报道较多，如由链霉属放线菌 *Streptomyces garyphalus*、*S. Lavendulae*、*S. Nagasaleiensis*、*S. orchidacceus* 和 *S. Noseochromgenes* 等产生的氨基异噁唑，它可用于甘蔗以提高含糖量，同时也对革兰氏阳性和阴性菌有抗菌作用。另外还有国内生产的 5406，其活性有效成分为玉米素和激动素，但在世界上影响最大的要数赤霉素 A3(gibberellic acid)。

一、双丙氨膦

双丙氨膦早期是从吸水链霉菌（*Streptomyces hygroscopicus*）的培养液中分离得到，是一种广谱除草剂，用于葡萄、苹果、白菜、葫芦、桑科植物、杜鹃花、橡胶和其他作物田地中杂草的防治，也用于防治未耕作土地上的一年生杂草及多年生杂草。双丙氨膦防治一年生杂草的使用剂量为 0.5～1.0kg/hm^2，防治多年生杂草的使用剂量要高得多。在耕种作物的情况下，对杂草直接进行喷洒，对阔叶杂草的防治效果优于禾本科杂草。双丙氨膦是一种生物活性酸的化合物，其化学名称为 4-[羟基（甲基）膦酰基]-L-高丙氨酰-L-丙氨酸，是谷氨酰胺合成酶有效及不可逆的抑制剂，它可引起氨的积累，抑制光合作用过程中的光合磷酸化作用。双丙氨膦对植物的杀灭作用太快，不可能是因缺乏谷氨酰胺和缺乏由谷氨酰胺转化的氨基酸所致。人们推测这种植物毒性是由高浓度的铵离子引起的。但是，给植物提供谷氨酰胺可以翻转双丙氨膦的植物毒性作用，而此时铵离子的水平并没有降低。C_3 植物因谷氨酰胺合成酶被抑制而产生的植物毒性大部分是由于光呼吸的迅速停止导致叶绿体内乙醛酸的累积和二磷酸核酮糖羧化酶迅速被抑制所致。在光照下固碳的抑制引起一系列的反应，最终以光动力严重损坏而结束。在离体情况下，双丙氨膦对酶没有抑制作用，但在被处理的植物中，可转化为植物毒素（phosphinothricin，PPT）。在高等植物组织内，PPT 不是代谢降解的，它被转移到木质部和韧皮部，在那里有一种酶（PPT 酰基转移酶，又称为双丙氨膦还原酶）使双丙氨膦酰化而转变为对谷氨酰胺合成酶无抑制性的物质，也就不产生植物毒性。

二、除莠霉素

除莠霉素（herbmycin）是 1978 年首先由日本学者 Satoshi Omura 等在定向筛选除草剂时，从吸水链霉菌（*Streptomyces hygrocopicus*）发酵液中发现，因为它具有除草活性，所以称之为除莠霉素，为安莎环类抗生素。

除莠霉素 A 的除草特点是它能选择性地抑制杂草而对水稻没有影响。这是因为水稻和稗草分别属于 C_3 和 C_4 植物，即 C_3 植物光合作用的关键酶是 1,5-二磷酸核酮糖羧化酶（RubisCO），而 C_4 植物光合作用的关键酶是磷酸烯醇式丙酮酸羧化酶（PEPC）。除莠霉素的作用靶位是磷酸烯醇式丙酮酸羧化酶，对 1,5-二磷酸核酮糖羧化酶没有影响。

三、赤霉素

赤霉素是最早发现的具有植物生长调节作用活性的农用抗生素，其产生菌为藤仓赤霉（*Fusarium moniliform*）。赤霉素最早是从受赤霉菌感染而徒长的水稻秧苗（即恶苗病）中发现的，于 1962 年由日本泽木英一首先确认。目前在世界上广泛应用，已发现的赤霉素达 70 种以上，从真菌和高等植物中分离得到的赤霉素可分为 19 碳和 20 碳两种结构。国内目前生产及使用的有 A3、A4 和 A7 等，其中 A3 为 19 碳的赤霉素，其活性成分为赤霉酸。

赤霉素具有改变某些作物雌雄花比例、诱导单性结实、加速作物果实生长、提早种子发芽时间、加快茎生长、减少花果脱落等作用。赤霉素是植物生长中必不可少的物质，具有调节植物生长和发育作用，极低浓度就有效果，且易变构，并对植物顶端部位有效，同时并不影响植物细胞分裂。

四、脱落酸

脱落酸（abscisic acid）与生长素、乙烯、赤霉素和细胞分裂素并列为五大类植物激素。1963 年，脱落酸首次由 Addcott Ohkuma 等从棉花幼果中提取得到。大量的研究证明，脱落酸在调控植物生长发育、帮助植物抵抗不良生长环境等许多方面有着重要的生理活性和应用价值。存在于植物生物体内的天然活性脱落酸光学构型为 *S*-(+)-脱落酸，而非天然型的 *R*-(−)-脱落酸，仅为前者活性的 20%～30%左右。

用化学合成方法往往只能得到外消旋的脱落酸，制造成本很高。目前，已经筛选得到能够产生脱落酸的微生物菌种，并通过固体培养方法能够产生大量的脱落酸，具有工业化生产价值。通常，用于工业化生产脱落酸的微生物为灰葡萄孢（*Botrytis cinerea*）。

第四节　作为食品防腐剂的抗生素

一、纳他霉素

纳他霉素（natamycin），也称游链霉素或匹马霉素（pimaricin），是由纳塔尔链霉菌（*Streptomyces natalensis*）产生的一组多烯大环内酯类抗生素。恰塔努加链霉菌（*Streptomyces chattanovgensis*）和褐黄孢链霉菌（*Streptomyces gilvosporeus*）也能够产生该类混合物。

纳他霉素能够专一性地抑制酵母和霉菌，阻止丝状真菌中黄曲霉毒素的形成。与其他抗真菌物质相比，纳他霉素对哺乳动物细胞的毒性极低，可以广泛用于由真菌引起的疾病。除此之外，由于纳他霉素的溶解度低，可用其对食品表面作处理以增加食品的保质期，却不影响食品的风味和口感。因此，40 多年来食品行业对它的兴趣不减。纳他霉素作为一种天然的食品防腐剂已被批准用于某些乳制品、肉类、水果和饮料等许多食品工业中。目前，已成为世界 30 多个国家广泛使用的一种天然食品防腐剂和抗菌添加剂，美国 FDA 于 1982 年批准纳他霉素可作为食品防腐剂，我国于 1997 批准作为食品防腐剂。

纳他霉素之所以被广泛用于食品工业，主要是具有四个特点：①剂量低，效率高，抑菌作用比山梨酸强 50 倍左右；②适用 pH 范围广，而一般适用的山梨酸的防腐效果随 pH 的升高而降低；③无特殊感官性状；④抑制有害真菌而不影响有益菌群。

二、乳链球菌素

乳链球菌素（nisin）也称乳链菌肽，是某些乳酸链球菌产生的一种多肽化合物，由 34 个氨基酸组成。乳链球菌素在英国已经有近 50 年的使用历史，全世界有 50 多个国家正在使用。乳链球菌素能有效地抑制引起食品腐败的许多革兰阳性菌，如肉毒梭菌、金黄色葡萄球菌、溶血链球菌和李斯特菌的生长和繁殖，尤其对产生孢子的革兰阳性菌，如枯草芽孢杆菌和嗜热脂肪芽孢杆菌等有很强的抑制作用。广泛被用于乳制品、罐装食品、植物蛋白食品，以及肉制品的防腐和保鲜。在添加乳链球菌素的食品中，可以降低灭菌温度和缩短灭菌时间，以及改善食品的品质和降低能耗。我国于 1990 年批准其用作食品添加剂。

第五节　兽用抗生素与细菌耐药性

一、抗菌生长促进剂

自 20 世纪 40 年代抗菌药物于临床应用不久，很快被用于动物的感染治疗。在研究饲喂作为饲料添加剂的磺胺和链霉素对鸡肠道细菌的作用时，发现药物对鸡具有生长促进作用；随后发现对猪也有生长促进作用。当分析金色链霉菌菌丝对猪生长促进作用的原因时，发现菌丝中残存的金霉素是一种生长促进剂。美国和英国先后于 1949 年和 1953 年，分别批准将这些抗菌药物作为生长促进剂。从那时起，各种结构类别的抗菌药物被先后批准为生长促进剂使用。

20世纪60年代，当发现在人兽互传的鼠伤寒沙门菌中有编码金霉素耐药基因的质粒时，确认养殖动物是一个巨大的可转移性耐药基因的贮存库。自20世纪70年代以来，细菌耐药性问题日趋严重。除了医院是重要的耐药菌产生地外，人们已经能够接受医院外健康人也是重要的耐药基因接受者的观点。很多抗菌药物在医院外不仅被用于人体，同时也被广泛地用于动物。这样，动物也不可避免地出现对耐药细菌的选择性。动物体内细菌转座子和质粒上的耐药性基因的扩散的直接原因是由于在动物中大量使用抗菌药物。动物间的粪便接触，特别是大规模圈养动物间很容易增加细菌耐药性的扩散程度。

动物使用抗菌药物的目的有三个：一是治疗细菌感染性疾病；二是预防细菌感染性疾病的发生；三是作为饲料添加剂以增加饲料利用率和加快动物的生长。在这种情况下，所用的抗菌药物被称之为抗菌生长促进剂（常见的英文名词有：antimicrobial growth promoters，AGP；或antimicrobial performance enhancers，APE；或growth-promotion antibiotics；或growth-enhancing antibiotics等）。

原先，在美国以低于治疗剂量的四环素和青霉素作为AGP使用。其作为治疗用药时的剂量为：每千克饲料混合200～800mg；其作为AGP时的剂量为：每千克饲料混合50～200mg。对于喹喔啉（quinoxaline）类、卡巴多司（carbadox）和奥喹多司（olaqumdox）抗菌药物的使用情况为：作为治疗时的剂量是每千克50～200mg，作为AGP时为每千克25mg。因此，作为AGP时的剂量即为亚治疗的（subtherapeutic）剂量。但在欧盟和其他许多国家，对于已经注册用于人和/或动物治疗的抗菌药物，不能作为AGP使用。尽管如此，由于那些作为AGP使用的许多药物与治疗用的药物很多是结构类似物，因而具有交叉耐药性。

尽管抗菌药物在牲畜上的使用具有巨大的经济效益，但对由于使用AGP而带来的细菌耐药性问题（包括动物致病菌和内在微生物菌群）愈来愈受到人们的重视，因为动物中的这些耐药菌可以直接地或间接地进入人体。欧洲国家早在1968年就不允许临床治疗用的抗菌药物作为AGP用于动物，而仅把莫能菌素、盐霉素、黄霉素（flavomycin）和喹喔啉类药物作为AGP使用。人畜通用的抗菌药物有螺旋霉素和杆菌肽等，即使牲畜单一使用的那些抗菌药物如阿伏帕星、泰乐菌素和维及尼亚霉素，其化学结构分别与人体使用的万古霉素、红霉素和原始霉素（pristinamycin，普那霉素）相近。

另外，一些原来作为治疗用的药物现在被作为AGP使用，并对这些老药进行结构改造而使其对多重耐药菌的感染有效，如正在开发中的晚霉素（everninimycin，SCH-27899）为卑霉素（avilamycin）的结构类似物，因此，具有交叉耐药性。由于作为AGP使用的浓度高于抑制肠道细菌的MIC，所以导致细菌对这些抗菌药物以及治疗用抗菌药物产生耐药性。因此，世界卫生组织（WHO）于2000年在日内瓦召开会议，提出终止或尽快结束使用与目前临床应用相同的抗菌药物作为 AGP。

二、通过饲养动物细菌的耐药基因向人体的传播

1. 大肠埃希菌对抗菌药物的耐受性

Levy 及其合作者进行了一项关于质粒传播的研究，发现在大肠埃希菌中编码土霉素抗性基因的质粒会从农场动物传播到在农场中工作和生活的人身上。一旦抗性基因已经广泛分布在不同的生态系统中，就很难返回到原来的轨迹。只能够通过对抗性基因作特殊的遗传标记并跟踪其下一步的传播，或者在一种抗生素被发现后就做预期研究使其只应用于一个领域比如动物饲养。当 1983 年在前民主德国土霉素作为生长促进剂被禁止并以链丝菌素替代之后才得以控制土霉素抗性基因的进一步传播。在那时，肠杆菌科在动物和人中没有发现抗性。两年后，在猪肠的大肠埃希菌中首次发现了转座子编码的抗性机制（链丝菌素转乙酰酶）。到 1990 年德国统一，禁止链丝菌素用作生长促进剂时，抗性已经散播到养猪工人甚至他们家庭成员肠道的大肠埃希菌，而且已经散播到市区其他市民的大肠埃希菌中，并通过尿路感染传播。

2. 肠球菌对糖肽类抗生素的耐受性

在肠球菌中有四种不同的获得性糖肽类抗性基因型，其中 *vanA* 基因型在中欧发生得最频繁。以 *vanA* 基因簇为中介的糖肽类抗性机制是基于靶点的改变。这个基因簇是位于 *Tn1546* 转座子上，而这个转座子又是整合到结合质粒上的。德国有些小城镇没有医院，在这些小城镇的污水处理工厂里检测到了带有 *vanA* 基因的糖肽类抗性屎肠球菌（glycopeptide resistant *Enterococcus faecium*，GREF）。这是首次在医院外发现其寄宿场所。喂养动物时用糖肽类抗生素阿伏帕星作为饲料添加剂，就创造了 GREF 的寄宿环境，这个假想得到了证实。因为在用阿伏帕星的农场里动物（猪和鸡）粪便中发现了 GREF，而在不用或者很少用阿伏帕星的农场里则没有。肉食动物肠内菌群 GREF 的存在也表明它们存在于肉类产品中，这从屠宰后的家禽和生的碎猪肉中得到了证实。如果 GREF 存在于肉类产品中，就有可能传播到健康的非就医人群中，并且这已经被证实了。

三、从动物向人体传递耐药细菌的途径

从动物向人体进行耐药细菌传递的研究工作大多集中在由沙门菌、弯曲杆菌和耶尔森氏菌（*Yersinia* spp.）引起的革兰阴性菌食物感染上。人们对从动物向人体传递的耐药沙门菌已经进行了许多年的监测，发现在没有使用抗菌药物前，尽管细菌质粒传递现象非常普遍，但当时所分离到的沙门菌和其他一些肠杆菌对大多数抗菌药物是敏感的。人体可以通过直接与感染沙门菌的动物接触或其粪便的接触传递得到沙门菌，但最重要的传递途径是动物食品。

与人体使用抗菌药物一样，动物使用这些药物不仅会增加动物致病菌的耐药性，同时也增加动物体内菌群对这些药物的耐药性。动物传染性细菌或肠道菌群的耐药基因可以通过直接与人体的接触，或是通过间接地食用这些动物来传递给人体。这些耐药细菌既可以在人体内定殖，也可以将其耐药基因传递给人体内源菌群。再则，动物肠道菌群中耐药菌的数量愈多，耐药基因传递给致病菌的可能性愈大，进而向环境中扩散的可能性愈大。

复习思考题

1. 农用抗生素在作物生产上有哪些应用？
2. 聚醚类抗生素的结构特征及其作用机理是什么？
3. 何谓非典型大环内酯类抗生素？
4. 农用抗菌抗生素主要有哪些种类？
5. 作为食品防腐剂的抗生素主要有哪些种类？
6. 动物中细菌的耐药基因是如何向人体传播的？

第十章 生物转化技术在现代制药工业中的应用

第一节 生物转化的定义与研究内容

在过去30多年中开展理论研究的同时，微生物转化或酶转化技术在有机化学合成领域中的尝试使实际应用方面也得到了长足的进步。许多化学合成工艺相当复杂的药物、食品添加剂、维生素、化妆品和其他一些精细化工产品合成过程中的某些重要反应，目前已经能够用微生物或酶转化技术得以替代。另外，随着组合化学、组合生物化学在新药发现的研究过程中发挥重要作用的同时，组合生物转化（combinatorial biotransformation），或组合生物催化（combinatorial biocatalysis）技术在这一研究领域中的应用也已悄然兴起。

生物转化的本质是某种微生物（或酶）将一种物质（底物）转化成为另一种物质（产物）的过程，这一过程是由某种微生物产生的一种或几种特殊的胞外或胞内酶作为生物催化剂进行的一种或几种化学反应，简言之，即为一种利用微生物酶或微生物本身的合成技术。这些具有生物催化剂作用的酶大多数对其微生物的生命过程也是必需的，但在微生物转化过程中，这些酶仅作为生物催化剂用于化学反应。由于微生物产生的这些能够被用于化学反应的大多数生物催化剂不仅能够利用自身的底物及其类似物，且有时对外源添加的底物也具有同样的催化作用，即能催化非天然的反应，因而微生物转化可以认为是有机化学反应中的一个特殊的分支。

某种特殊的微生物能够将某种特定的底物转化成为某种特定的产物，其本质是酶的作用。因此，对酶转化无需多作解释，它与微生物转化的差别仅在于：前者是一个单一的酶催化的化学反应，而后者为了实现这一酶催化反应，需要为微生物提供一个能够生物合成这些酶的条件，因此，从这一角度来看，这似乎是真正的生物转化。另外，尽管用于生物转化的酶大多来自于微生物，但也可以是来自于动物和植物的酶。而对于一个具体的生物转化来说，究竟是采用微生物转化技术，还是采用酶转化技术，这要综合考虑实现这一过程的诸多因素，如成本、环境、技术装备和质量要求等。

用于微生物转化的菌株或酶的筛选的范围应该尽可能地广，因为至目前为止已经发现了3000余种能够催化各种化学反应的酶，其中有些酶的催化效果比化学催化剂好；另外，微生物的多样性和其生理生化特性的多样性（它们能够修饰和降解许许多多有机化合物），使我们有可能找到某种微生物或酶来催化某种特定的和所期望的化学反应。

第二节　生物转化的基本类型

一、还原反应

生物转化中的还原反应在现代医药工业的应用中有着重要的作用。脱氢酶被广泛地用于醛和酮羰基以及烯烃碳-碳双键的还原，这种生物转化反应可使潜手性底物转化为手性产物，如图10-1所示。面包酵母醇脱氢酶和马肝醇脱氢酶能催化酮不对称还原，其还原产物仲醇的对映体过量率接近100%。有很多脱氢酶已经商品化，如酵母醇脱氢酶、马肝醇脱氢酶、羟基甾体醇脱氢酶等。

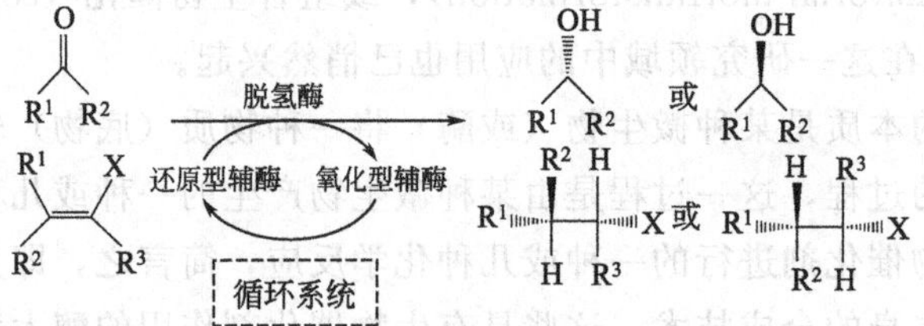

图10-1　脱氢酶催化的还原反应

二、氧化反应

氧化反应是向有机化合物分子中引入功能基团的重要反应之一。生物催化的氧化反应主要有三大类酶：单加氧酶、双加氧酶和氧化酶，它们所催化的反应如图10-2所示。但单加氧酶和双加氧酶直接在底物分子中加氧，而氧化酶是催化底物脱氢，脱下的氢再与氧结合生成水或过氧化氢。脱氢酶与氧化酶相似，也是催化底物脱氢，但它催化脱下的氢与氧化态$NAD(P)^+$结合，而不是与氧结合，这是两者的主要区别。氧化反应表面上看是加氧或脱氢，其本质是电子的得失。单加氧酶、双加氧酶和氧化酶是催化底物氧化失去电子，并将电子交给氧，即氧是电子受体；脱氢酶催化底物失去电子，它将电子交给

NAD(P)$^+$，然后还原型 NAD(P)H 再通过呼吸链或 NAD(P)H 氧化酶将电子最终交给氧并生成水。

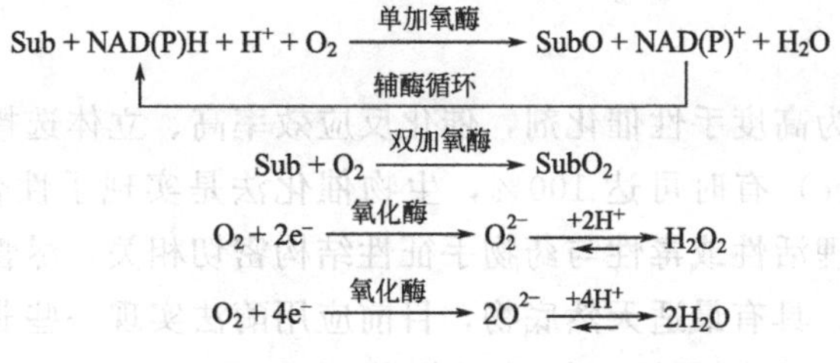

图 10-2　生物催化的氧化反应类型

Sub：底物

三、水解反应

水解酶（hydrolases，EC 3. ×. ×. ×）是最常用的生物催化剂，占生物催化反应用酶的 65%左右。它们能够水解酯、酰胺、蛋白质、核酸、多糖、环氧化物和腈等化合物，这些反应的形式如图 10-3 所示。其中酯酶、脂肪酶和蛋白酶是生物催化手性合成中最常用的水解酶。

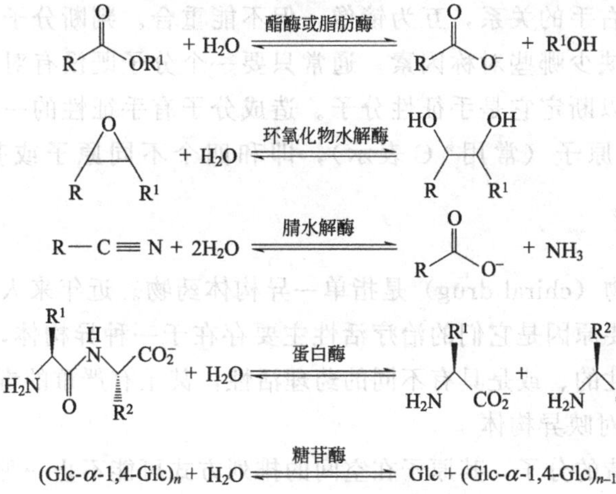

图 10-3　生物催化的水解反应的类型

四、转移和裂合反应

在生物催化中最为常用的酶为氧化还原酶和水解酶，其在催化手性合成反应中约占 90%。然而，其他四大类酶——转移酶、裂合酶、异构酶和连接酶（合成酶）在生物催化中也有着重要的应用，它们能催化 C—C、C—N、C—O 以及 C═C 和 C═O 等化学键的生成或裂解反应。

第三节 生物转化与手性药物合成

生物催化剂为高度手性催化剂，催化反应效率高、立体选择性好，反应产物对映体过量率（ee）有时可达 100%，生物催化法是实现手性合成的有效途径，而很多药物的药理活性或毒性与药物手征性结构密切相关。尽管由于酶是高度进化的生物催化剂，具有最适天然底物，目前应用酶法实现一些非天然产物的全合成尚有一定的困难和局限性，但采用化学-酶合成法（chemoenzymatic synthesis），在合成的关键性步骤，尤其是涉及手性化学反应过程，采用纯酶或微生物催化合成反应，而一般的步骤采用化学合成法，实现优势互补，取得了很大的进展。在过去的 30 多年中，生物转化在工业应用的领域不断得到扩大，尤其是在医药工业中的应用得到了长足的进步。

一、有关手性的几个基本概念

1. 手性或手征性

所谓手征性（chiral 或 chirality）是指实物与其镜像不能相互重合的性质，如同人的左手和右手的关系，互为镜像，但不能重合。判断分子是否具有手征性，必须考虑它缺少哪些对称因素。通常只要一个分子既没有对称面又没有对称中心时，就可以断定它是手征性分子。造成分子有手征性的一个最通常的因素是含有手性碳原子（常用 $^{*}C$ 表示），即和四个不同原子或基团相连的碳原子。

2. 手性药物

所谓手性药物（chiral drug）是指单一异构体药物。近年来人们对手性药物愈来愈关注的重要原因是它们的治疗活性主要存在于一种异构体，而另一（些）异构体或是无活性的、或是具有不同的药理活性，甚至有严重的毒副作用。

3. 对映体、对映异构体

具有一定构造的分子，其原子在空间的排列方式可能不止一种，即可能存在不止一种构型。凡是手性分子，必有互为镜像的构型。这种互为镜像的两种构型叫做对映体（enantiomer）。分子的手性是对映体存在的必要和充分的条件。一对对映体的构造相同，只是立体结构不同，因此它们是立体异构体。这种立体异构体就叫做对映异构体。对映异构和顺反异构一样都是构型异构。要把一种异构体变成构型异构体，必须断裂分子中的两个键，然后对换两个基团的空间位置。而构象异构则不同，只要通过键的扭转，一种构象异构体就可以转变为另一种构象异构体。

4. 立体异构体

立体异构体（stereoisomer）是指其分子由相同数目和相同类型的原子组成，是具有相同的连接方式但原子的空间排列方式不同，即构型不同的化合物。

5. 非对映异构体

非对映异构体（diastereoisomer）具有两个或多个非对称中心，且其分子相互不为镜像的立体异构体。如D-赤鲜糖和D-苏糖常简称为“非对映体”。

6. 不对称合成、手性合成

不对称合成常常也被称之为手性合成（asymmetric synthesis，chiral synthesis）。最初的定义为，不对称合成是一个用纯手性试剂通过非手性底物的反应形成光学活性化合物（optically active compound）的过程，即从一个具有对称构造的化合物产生光学活性物质的反应过程。更为广义的不对称合成的定义为，一个反应，其中底物分子整体中的非手性单元由反应剂以不等量生成立体异构产物的途径转化为手性单元。也就是说，不对称合成是一个过程，它将潜手性（prochiral）单元转化为手性单元，使得产生不等量的立体异构产物。这里所说的反应剂可以是试剂、溶剂、化学催化剂、生物催化剂（微生物和酶）或物理力等。不对称合成的目的并不单是制备光学活性化合物，而且要达到高度的非对映选择性。一个成功的不对称反应的标准是：①高的对映体过量；②用于不对称反应的反应剂应易于制备并能循环使用；③可以制备得到 *R* 和 *S* 两种构型；④最好是催化性的合成。迄今，能完成最好的不对称合成的反应剂可以认为是生物催化剂，即自然界中的微生物和酶。

7. 对映体会聚转化

另外一条能够得到100%对映体转化收率的不同路线是对映体会聚转化（enantioconvergent transformations），即或是利用两种对映体互补的酶进行不同区域特异性的转化，或是结合使用酶催化和化学催化的方法，使得到100%的转化收率。前一种方法的适用范围不广，后一种方法已经在（*R*）-硝苯洛尔（*R*-nifenalol）的制备过程中获得了成功，其利用了环氧化物水解酶催化和硫酸催化相结合的方法（图10-4）。

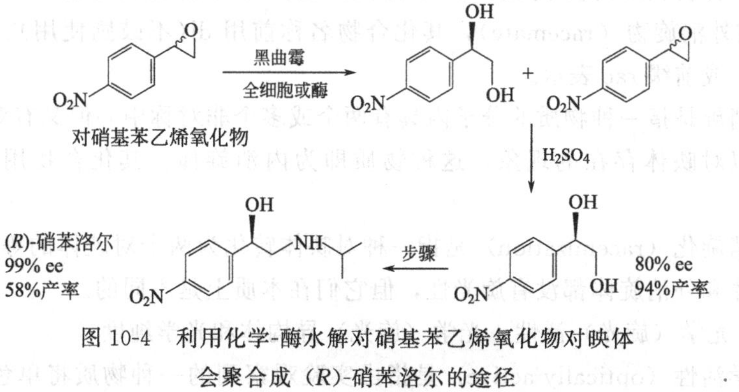

图10-4 利用化学-酶水解对硝基苯乙烯氧化物对映体会聚合成（*R*）-硝苯洛尔的途径

8. 去对称化反应

利用不同的水解酶或水合酶进行去对称化（desymmetrization），是一种非常有效的特异性反应。一个对称的潜手性分子，利用某一种特定的酶促仅对分子中的一个功能基团进行生物转化，最终得到一个所期望的手性分子，这就是去对称化。图 10-5 所示为美国 Schering-Plough 公司利用脂肪酶，对 2-取代-1,3-丙二醇进行去对称化转化，最终得到合成抗真菌药物 SCH1048 的关键手性中间体。

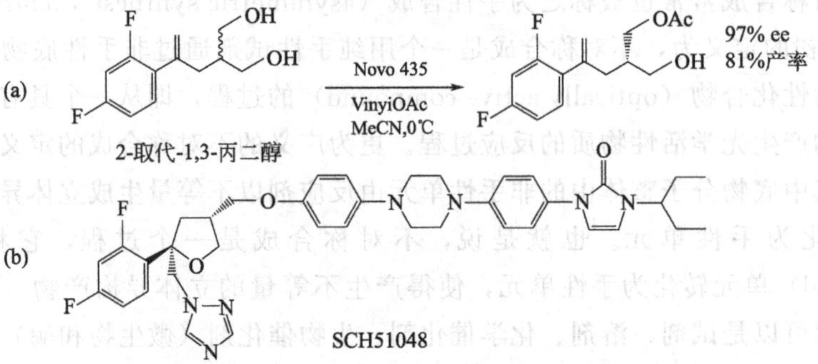

图 10-5　利用脂肪酶对 2-取代-1,3-丙二醇进行去对称化的转化反应

9. 不对称放大、手性合成子和手性助剂

不对称放大（asymmetric amplification）是指应用一种具较低对映体纯度的催化剂或试剂制备具较高对映体纯度的产物的过程。

手性合成子（chiral synthon）为一单对映体化合物，以其作为起始原料在反应过程中诱导产生所需的手性化合物。

手性助剂（chiral auxiliary）为一单对映体化合物，其通过共价键与底物暂时结合，在反应过程中诱导出手性，最后再使共价键断开得到单对映体产物，并回收助剂。

10. 外消旋、内消旋和外消旋化

外消旋是指一种物质以两种互为对映体的手性分子的等量混合物形式存在的现象，这种物质即为外消旋体。外消旋体也称为外消旋混合物（racemic mixture）或外消旋物（racemate），其化合物名称前用 dl(不鼓励使用)、或±符号(较好)、或前缀 rac 表示。

内消旋是指一种物质的分子内具有两个或多个非对称中心但又有对称面，因而不能以对映体存在的现象，这种物质即为内消旋体，其化合物用前缀 meso 表示。

外消旋化（racemization）是指一种对映体转化为两个对映体的等量化合物。内消旋体和外消旋体都没有旋光性，但它们在本质上是不同的。

11. 光学（旋光）活性、光学（旋光）异构体和光学纯度

光学活性（optically active）是指由实验观察到的一种物质将单色平面偏振

光的平面向观察者的右边或左边旋转的性质，通常用（+）表示右旋，用（-）表示左旋。

光学异构体（optical isomer）即为对映体的同义词，现已不常用，因为一些对映体在某些光波长下并无光学活性。

光学纯度（optical purity）是指根据实验测定的旋光度，在两个对映混合物中一个对映体所占的百分数。测定样品光学纯度的经典方法是使用旋光仪。光学纯度通过把测量的比旋 $[\alpha]$ 表达为纯对映体旋光的百分数，即：

$$光学纯度(\%)=[\alpha]_{样品}/[\alpha]_{纯}\times100\%$$

式中，$[\alpha]_{样品}$ 为所测样品的比旋光度；$[\alpha]_{纯}$ 为纯（单一）对映体的比旋光度。比旋 $[\alpha]$ 可以通过下式计算：

$$[\alpha]_{D}^{20}=\alpha/(L\cdot c)$$

式中，α 为测定的旋光；L 为样品池光路长度（dm，$1dm=10^{-1}m$）；c 为样品浓度（g/100ml）；D 为用于测定的钠光波长 589nm，相当于太阳光谱中的 D 线。

12. 立体选择性反应和立体专一性反应

如果一个反应不管反应物的立体化学如何，生成的产物只有一种立体异构体（或有两种立体异构体时，其中一种异构体占压倒优势），这样的反应被称之为立体选择性反应（stereoselective reaction）。

从立体化学上有差别的反应物给出立体化学上有差别的产物的反应被称之为立体专一性反应（stereospecefic reaction）。所有的立体专一性反应必定是立体选择性反应，但不是所有的立体选择性反应必定是立体专一性反应，因为有些反应物是没有立体结构特征，而生成物是有立体结构特征的。

13. 对映体过量和对映选择性

对映体过量（enantiomeric excess，ee）是指在两个对映体混合物中，一个对映体 E_1 过量的百分数，即

$$ee=[(E_1-E_2)/(E_1+E_2)]\times100\%$$

式中，E 值是对映异构体的比例。

对映选择性（enantioselectivity）是指一个化学反应（包括生物反应等）产生一种对映体多于相对对映体的程度。

14. D/L、*R*/*S* 和 *d*/*l*

D/L 为分子的绝对构型，按照与参照化合物 D-或 L-甘油醛的绝对构型的实验化学关联而指定。D/L 标记法应用已久，也比较方便。但是这种标记只能表示出分子中一个手性碳原子的构型，对于含有多个手性碳原子的化合物不合适，有时甚至会产生名称上的混乱。因此，其仅常用于一些常见的和天然的氨基酸或糖，对其他一些化合物目前都采用 *R*/*S* 来表示。

R/*S* 标记法是根据手性碳原子所连接的四个基团的排列顺序来标记手性碳原子构型的一种方法。因此，在化学反应中，如果手性碳原子构型保持不变，产

物的构型与反应物的相同，但其“R”或“S”标记却不一定与反应物相同。反之，如果反应后手性碳原子的构型转化了，产物构型的“R”或“S”也不一定与反应物相同。因为经过化学反应，产物的手性碳上所连接的基团与反应物的不一样了，产物和反应物的相应基团的排列次序可能相同也可能不同。“R”或“S”的标记，决定于它本身四个基团的排列次序，而与反应时的构型是否保持不变无关。

d 或 *l* 是指物质右旋或左旋，是按照实验测定的将单色平面偏振光的平面向右或向左旋转而定，目前常用（+）表示右旋，用（−）表示左旋。

15. 拆分

拆分（resolution）是指将外消旋体分离成旋光体的过程。外消旋体是由一对对映体等量混合而成。对映体除旋光方向相反外，其他物理性质都相同，因此，虽然外消旋体为两种化合物的混合物，但用一般的物理方法，如蒸馏、重结晶等不能把一对对映体分离开来，必须用特殊的方法才能把它们拆开。目前常用的一些方法包括以下几种。

（1）化学拆分　这个方法应用最广。其原理是将对映体转变为非对映体，然后分离。外消旋体与无旋光性的物质作用并结合后，仍是外消旋体。但是若使外消旋体与旋光性物质作用并结合后，则原来的一对对映体变成了两种互不对映的衍生物。于是外消旋体变成了非对映体的化合物。非对映体具有不同的物理性质，可以用一般的分离方法把它们分开。最后再把分离所得的两种衍生物分别变回原来的旋光物质，即达到了拆分的目的。这种拆分法最适合于酸或碱的外消旋体的拆分。目前已经开发了许多光学异构体分离用的介质。

（2）生物催化拆分　生物催化拆分（biocatalytic resolutions），即为利用酶对对映异构体中的一种手性分子具有特异性的催化作用，而对对映异构体中的另一种手性分子不起作用这样的特性，将具有催化特异性的一种对映异构体转化为所希望的对映体纯的产物/中间体。至今为止，在生物催化拆分中使用最多的是水解酶。

从经济的角度看，利用水解酶进行拆分是不合算的，因为从理论上讲，其最高得率仅为50％。但还是从理论上讲，通过有效结合外消旋化可以弥补这一不足。这种通过外消旋化来得到单一对映体的方法，即为动态动力学拆分（dynamic kinetic resolution）。外消旋化可以自发进行，如乙内酰脲；也可以通过改变反应条件，如pH和温度；或者通过使用外消旋酶来进行。

（3）诱导结晶拆分法　在外消旋体的过饱和溶液中，加入一定量的一种旋光体的纯晶体作为晶种。由于溶液中这种旋光体的含量较高，且在晶种的诱导下优先结晶析出。将这种结晶滤出后，则另一种旋光体在滤液中相对较多。再加入外消旋体制成过饱和溶液，于是另一种旋光体优先结晶析出。如此反复进行结晶，就可以把一对对映体完全分开。

(4) 选择吸附拆分法　用某种旋光物质作为吸附剂，使之选择性地吸附外消旋体中的一种异构体，以达到拆分的目的。近年来开发用于分离光学异构体的拟移动床色谱就是根据这种原理设计的。

(5) 逆流萃取拆分法　在萃取液中使用合适的手性助剂，以逆流萃取的方法可以使外消旋体混合物对映体得到分离。

(6) 其他拆分法　近年来正在不断开发各种新的对映体拆分技术包括对所应用的设备的开发。

16. 外消旋体转换

外消旋体转换（racemic switch）即从已知的外消旋体药物开发单一异构体药物。这对该品种的原开发商而言可借此延长产品的专利保护期。对其他厂商而言是一条获得新产品的捷径，因为其相对风险小、投入少。

二、开发手性药物的意义

随着对自然界存在的不对称现象研究的深入，人们对两个对映的具有生物活性的物质在手性环境中常常有不同的行为有了比较深刻的理解。为此，近年来，许多药物化学家所进行的以分子内不对称诱导为基础的立体选择性合成研究已经在有机化学中起着重要的作用，并得到充分的理解。事实上，随着对药物作用机制研究的深入，发现具有生物活性的手性药物与它的受体部位是以手性的方式相互作用的。因此，药物的两个对映体以不同的方式参与作用并导致不同的效果是不足为怪的。

已经发现，目前临床使用的很多具有“手征性”的药物的不对称特性决定了该药物在体内的作用，即具有某一手征性特性的结构具有正常的药理作用，而相对应的另一手征性特性的结构导致产生严重的副作用或具有另外的药理作用而可以开发成为另外一种新的药物。为此，美国 FDA 于 1992 年公布了手性药物指导原则：制药厂商必须确定外消旋体及各立体异构体的特性、作用效果、质量、纯度，比较各异构体的体外系统和（或）人体中的药理活性，如异构体之间药物动力学特性有差异的需分别测定相关的数据。根据这一原则，在新药申报时就需要提供各种立体异构体的化学、药理、毒性和临床等所有的资料。由此可见，开发单一异构体药物相应要经济得多，因为只需提供一套数据就可。另外，鼓励开发已经上市的外消旋体药物的单一异构体，即如果发现单一异构体的疗效提高、副作用减轻或具有新的药理作用，就可以扩大适应证范围，并可望延长专利保护期。FDA 还正在考虑给此类单一异构体部分以新化学实体的待遇，享受一定期限的市场独占权。

据 20 世纪 90 年代初的统计，目前市售的 1850 种药物中有 523 种是天然或半合成的，1327 种为全合成药。天然和半合成药物的绝大多数是手征性的（517

种)，其基本是单一异构体形式。合成药物中有相当数量的药物分子中具有手性中心（528/1327)，受技术和经济方面的限制，至今只有少数是单对映体形式(61/528)，而绝大多数是以外消旋体混合物形式被批准上市的。

药物的手征性问题在制药工业界愈来愈受到重视。对单一异构体药物，即俗称为手性药物的关注有许多理由。最重要的一点是药物的作用靶点——生物体的酶和细胞表面受体是手性的。外消旋体药物的两个对映体在体内以不同的途径被吸收、活化或降解后，就与具有不同手征性特性的靶点结合，从而出现这两种对映体可能有相同的药理活性，或者是一种可能是活性的，另一种可能是无活性的甚至是有毒性的，或者是两者可能有不同程度或不同性质的活性。表10-1所示为一些药物或化合物异构体的不同药理活性或其他特性。

表10-1　一些药物或化合物异构体的不同药理活性或其他特性

药物或化合物名称	构型	生物学特性
沙利度安(thalidomide)	*R*	催眠镇静
	S	强致畸作用
氯霉素(chlonamphenicol)	*R*,*R*	广谱抗菌作用
	S,*S*	无活性
普萘洛尔(propanolol)	*R*	无活性
	S	β-阻滞剂
索他洛尔(sotalol)	D	III-型抗心律失常
	L	β-阻滞剂
乙胺丁醇(ethambutol)	*R*,*R*	致盲
	S,*R*	抗结核
他莫昔芬(tamoxifen)	*E*	雌激素
	Z	抗雌激素活性、治疗乳腺癌
萘普生(naproxen)	*R*	肝脏毒性
	S	抗炎
酮洛芬(ketoprofen)	*R*	解热镇痛
	S	镇痛抗炎
氨氯地平(amlodipine)	*S*(－)	抗心绞痛、高血压、充血性心力衰竭
	R(＋)	治疗和预防动脉粥样硬化
苯并吗啡(benzomorphia)	－	止痛，不成瘾
	＋	弱止痛，成瘾
苯并吡喃二醇(benzopyryldiol)	－	强致癌性
	＋	无致癌性
香芹酮(carvone)	*R*	留兰香香味
	S	芫妥香味

续表

药物或化合物名称	构型	生物学特性
天冬酰胺(asparagine)	*S*	苦味
	R	甜味
噻吗洛尔(timolol)	*R*	肾上腺素能阻断剂
	S	无活性
日本丽金龟性信息素	*R,Z*	捕获雄性昆虫的数量大
	S,Z	捕获雄性昆虫的能力大大降低

在生物体系中，立体异构识别是很明显的。一般就手性化合物而言，可能有如下四种不同的生物学效应。

① 只有一种异构体具有所希望的生物活性，而另一种没有显著的所希望的生物活性。

② 只有一种异构体具有所希望的生物活性，而另一种不具有所希望的生物活性。

③ 只有一种异构体具有所希望的生物活性，而另一种具有不希望的生物活性。

④ 两种异构体具有不同药理作用的生物活性。

引起对对映体可能表现有不同的药理作用或毒副作用关注的原因，可以从20世纪60年代欧洲发生的一个悲剧来说明，即外消旋的沙利度胺曾是有力的镇静剂和止吐药，尤其适合在早期妊娠反应中使用。不幸的是，有些曾服用这种药的孕妇产下了畸形的婴儿。由此而发现它是极强烈的致畸剂。进一步的研究表明，其致畸作用是由该药的（*S*)-异构体所引起的，而（*R*)-异构体被认为即使在高剂量时在动物中也不会引起畸变。

第四节　生物转化在现代制药工业中的应用

一、脂肪酶在制药工业中的应用

（一）脂肪酶的发现和定义

脂肪酶（lipase，EC 3.1.1.3）的发现源于100多年前Eijkmann的一个简单的实验。在玻璃皿的底部放上一层牛油，然后在上层覆盖混合有各种不同细菌的琼脂培养基进行培养。经过3～4天的培养，在有些培养皿中形成了Ca^{2+}、Na^{+}和NH_4^{+}的脂肪酸盐。Eijkmann认为这是由于这些细菌产生和分泌了脂肪酶的缘故。当时研究的铜绿假单胞菌、金黄色葡萄球菌、黏质沙雷氏菌、荧光假单胞菌和大肠埃希菌都不能产生脂肪酶，只有少数几种细菌具有产生脂肪酶的能力。对脂肪酶的兴趣来源于它们在有机溶剂中能够保持生物活性的特征，因为这对于有机化学家来说是一个理想的工具。脂肪酶是一类能催化长链酰基甘油水解或合成的羧基酯酶，其催化的反应较化学方法具有反应条件温和、催化效率高、底物专一性好的优势，且常具有极高的对映体选择性，因此在医药工业，特别是在手性药物中间体的制备中，脂肪酶具有十分重要的作用。

目前应用的脂肪酶大多数来源于微生物，如铜绿假单胞菌（*Pseudomonas aeruginosa*）、皱褶假丝酵母（*Candida rugosa*）、南极假丝酵母（*Candida antarctica*）等。尽管很多微生物脂肪酶的氨基酸序列相差较大，但其空间折叠结构非常接近，都具有一个相同的 α/β 水解酶折叠结构。酶的活性中心含有三个催化残基：按氨基酸序列固定为亲核残基（常常为丝氨酸）、酸性残基（天冬氨酸或谷氨酸）、组氨酸残基，形成 Ser-His-Asp/Glu 三联体。其催化机制包括亲核丝氨酸残基与底物形成过渡态的四元中间体；底物中的酸部分与丝氨酸残基形成“酰化酶”酯键；酯键断裂释放酰基化产物等过程。

（二）脂肪酶在制药工业中的应用

1. 环氧丙酸酯类手性中间体的制备

手性环氧化物及其衍生物是制药工业中十分重要的结构性前体，由它可以衍生出多种手性化合物，如 α-醇、邻二醇、邻二醇醚、羟基胺、羟基腈衍生物等。

地尔硫䓬(diltiazem) 为非二氢吡啶类钙离子通道阻滞剂，可扩张外周和冠状动脉血管，已被广泛应用于心绞痛和高血压的长期治疗。Singh 等从铜绿假单胞菌中分离到的脂肪酶能够对映体选择性地水解外消旋（±）-(2*RS*,3*SR*)-3-(4-甲氧基苯基）环氧丙酸甲酯［(±)-MPGM］中的（2*S*,3*R*)-(+)-MPGM，得到所需的（2*R*,3*S*)-(−)-MPGM（产率 49.7%，对映体过剩率为 99.9%），后者是进一步合成光学纯地尔硫䓬的关键中间体（图 10-6）。另外，（+)-MPG 的衍生物（2*S*,3*R*)-3-苯基环氧丙酸酯是合成治疗老年痴呆和改善学习记忆能力药物左旋黄皮酰胺的手性中间体，该药物是近年来从芸香科黄皮属植物黄皮中发现的活性成分，促智作用强度是吡拉西坦（脑复康）的 50～100 倍。药理实验显示左旋体具有多方面的抗老年痴呆和促智作用，而右旋体无效。

2. 羟腈类手性中间体的制备

羟腈类手性化合物是制药工业中重要的手性中间体，可以衍生出如腈基磷酸酯、邻羟基胺、羟基酮、羟基醛、羟基酸、羟基亚氨酯等手性化合物，是合成多种药物的关键手性中间体。

左旋咪唑是一种良好的广谱驱肠虫药，后来发现其具有免疫刺激和免疫调节作用，现可广泛用于慢性乙型肝炎、类风湿性关节炎等免疫功能低下的疾病，并可用于肿瘤的辅助治疗。Kamal 等利用洋葱假单胞菌脂肪酶在 pH7.2 磷酸盐缓

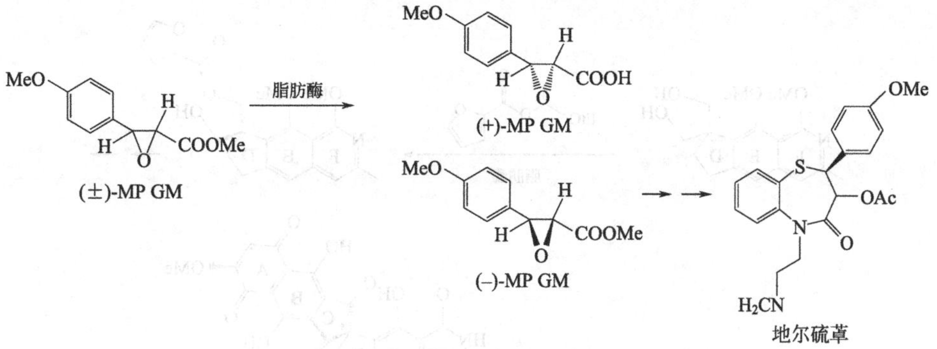

图 10-6　地尔硫䓬关键中间体的制备

冲液中催化水解 3-乙酰氧基-3-苯基丙腈，得到所需的光学纯（*R*）-3-羟基-3-苯基丙腈（产率为 40%，ee>99%），并进一步合成左旋咪唑（图 10-7）。

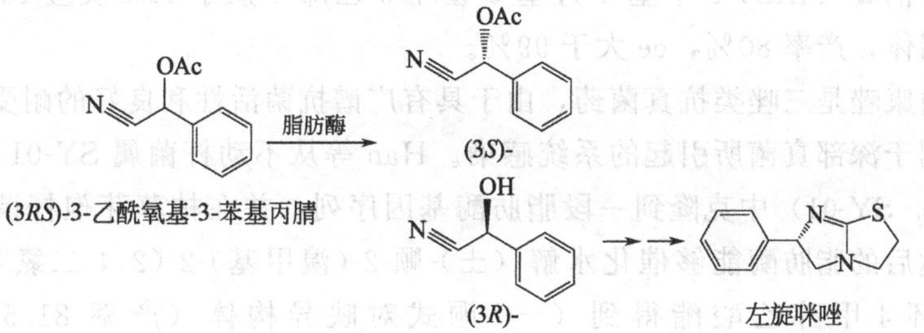

图 10-7　左旋咪唑关键中间体的制备

3. 螺环化合物手性中间体的制备

弗德利卡菌素 A（fredericamycin A）是美国 Frederick 癌症研究中心从一株灰色链霉菌中分离到的物质，其对多种体内肿瘤模型显示出强烈的抗肿瘤活性，研究表明弗德利卡菌素 A 的生物活性与其抑制 RNA 和蛋白质的合成有关，并可同时抑制 DNA 拓扑异构酶Ⅰ和Ⅱ。由于其独特的六环结构，特别是具有手性的连接 C 环和 D 环的螺原子难以引入，弗德利卡菌素 A 的不对称合成有很大难度。Akai 等先后利用了皱褶假丝酵母脂肪酶在有机溶剂中催化前手性的带有 DEF 环的 1,3-二醇与酰化剂进行对映体选择性反应（ee 为 83%）（图 10-8），并利用铜绿假单胞菌脂肪酶（Toyobo LIP）进一步酶法拆分增加对映体纯度（ee 为 97%），成功引入手性螺原子，并在此基础上合成了光学纯弗德利卡菌素 A。

4. 其他手性中间体的制备

埃坡霉素（epothilone）是近年来发现的一类新的抗肿瘤药物，其与紫杉醇具有相似的作用机制，均能稳定微管蛋白多聚体，阻碍有丝分裂，阻止肿瘤细胞增殖，而且埃坡霉素对过度表达 P-糖蛋白（引起肿瘤多重耐药性的主要蛋白之一）的肿瘤细胞具有细胞毒性，因此被认为是紫杉醇的换代产品，极具开发前景。Broadrup 等进行了埃坡霉素 D 的合成，利用假单胞菌属脂肪酶在醋酸乙烯

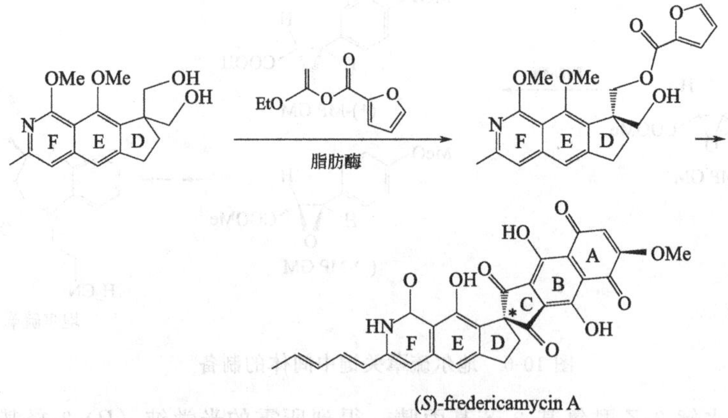

图 10-8 弗德利卡菌素 A 关键中间体的制备

酯中与外消旋（4*RS*）-5-甲基-4-羟基-6-噻唑-5-己烯-1-炔于 40℃反应 18h，得到 *S* 构型中间体，产率 80%，ee 大于 99%。

伊曲康唑是三唑类抗真菌药，由于具有广谱抗菌活性和良好的耐受性，临床主要应用于深部真菌所引起的系统感染。Han 等从不动杆菌属 SY-01（*Acinetobacter* sp. SY-01）中克隆到一段脂肪酶基因序列，并在枯草芽孢杆菌 168 中表达，表达后的脂肪酶能够催化水解（±）-顺-2-(溴甲基)-2-(2,4-二氯苯基)-1,3-二氧五环-4-甲醇乙酸酯得到（－）-顺式对映异构体（产率 81.5%，ee 为 91.9%），后者为合成伊曲康唑的重要中间体。

抗肿瘤抗生素精胍菌素（spergualin）首先从微生物发酵液中被发现，在用全合成方法制备精胍菌素时，用酸催化的缩合反应导致产生 C-11 两个对映体。用合成方法得到的外消旋体精胍菌素的抗肿瘤活性仅为微生物来源的一半，提示 C-11 位构型的重要性。免疫抑制剂 15-脱氧精胍菌素（15-deoxyspergualin）合成的关键中间体——*S*-(－)-乙酸酯，可以用来源于假单胞菌的脂肪酶对其相应的外消旋体进行对映体选择性酰化得到，该反应可在甲基乙基酮系统中进行，假单胞菌脂肪酶 AK 为生物催化剂，醋酸乙烯酯为酰化剂。目的产物 *S*-(－)-乙酸酯的转化率为 48%（理论最大值为 50%），对映体过剩率为 98%，不需要的醇转化率为 41%，对映体过剩率为 98.5%。

5. 定向进化等技术在脂肪酶中的应用

尽管近年来发表了大量应用脂肪酶催化反应的研究报道，但真正用于工业规模的还非常有限，其主要限制因素包括：①酶的对映体选择性还不够高；②酶的活性、稳定性受到限制；③利用脂肪酶进行动力学拆分制备单一对映体的最高得率为 50%。针对以上这些问题，研究人员已进行了大量工作以提高酶的性能，如利用定向进化等技术改造酶以提高对映体选择性；利用固定化技术提高酶在有机溶剂中的活性和稳定性；研究过渡金属催化剂使另一种对映体外消旋化，以提高脂肪酶动力学拆分反应得率等。

从 20 世纪 90 年代中后期开始，定向进化的方法被提出来，并被大量用于对酶的诸如稳定性，区域选择性，特别是对映体选择性等催化性能进行改造优化。该技术的快速发展得益于两个环节的成熟，一是快速大量产生随机突变的方法，包括易错 PCR、饱和突变、DNA-shuffling 等，其中以易错 PCR 使用最多。该法通过改变聚合酶链反应的反应条件，通常降低一种 dNTP 的量以及增加 Mg^{2+} 浓度使得 DNA 聚合酶出错率增高，从而产生随机突变。二是高通量筛选突变体的手段，目前有质谱、核磁共振、红外光谱、同位素标记技术、噬菌体表面呈现技术等。其中噬菌体表面呈现技术通过将外源蛋白与噬菌体衣壳蛋白融合表达而呈现在病毒颗粒的表面，选择与重组蛋白具有特异性结合作用的靶分子（酶底物、抗体、抗原、受体）就可以将目的蛋白筛选出来。定向进化流程为：①编码脂肪酶的基因用适当方法产生随机突变后转入适当宿主中表达；②经过高通量筛选后得到少数性能优化的突变体；③在性能优化的突变体基因基础上重复进行以上步骤，并最终获得具有满意性能的酶蛋白。与定点突变相比，定向进化不需要知道酶的三维结构和催化机制，因此对于尚不清楚三维结构和催化机制的脂肪酶改造更加适合，同时定向进化与定点突变也经常结合使用，使酶的改造更趋于合理设计。

1,2-*O*-异亚丙基甘油［(*S*)-(+)-IPG］是合成 *β*-肾上腺素受体拮抗剂的手性中间体，野生型枯草芽孢杆菌脂肪酶 A 仅具有水解（*RS*)-(±)-IPG 酯得到 (*R*)-(−)-IPG 的能力（ee 为 20.3%），为获得产生（*S*)-(+)-IPG 的脂肪酶，Droge 等利用噬菌体表面呈现技术，将随机突变的脂肪酶基因克隆到丝状噬菌体基因组中，与噬菌体外膜蛋白 pⅢ融合表达，再利用固定在 SIRAN 载体上的 (*S*)-(+)-IPG 磷酸酯和（*R*)-(−)-IPG 磷酸酯对不同对映体选择性脂肪酶的结合特性，进行目的酶的筛选，并最终获得了改变对映体选择性的脂肪酶［产生 (*S*)-(+)-IPG，ee 为 35.3%］，尽管对映体过剩率仍相对较低，但通过扩大突变体库极有可能筛选到性能更优的突变体。同样是来源于枯草芽孢杆菌的脂肪酶 A 也可以不对称水解内消旋 1,4-二乙酰氧基-2-环戊烯形成手性醇，野生型产生 (1*R*,4*S*)-对映异构体的 ee 值为 38%，通过定向进化，Jaeger 等从构建的 3440 个突变体中筛选到一个，其产生（1*R*,4*S*)-对映异构体的 ee 值提高为 56%，同时得到了产生（1*S*,4*R*)-对映异构体 ee 值为 65%的突变体。

另外，固定化技术在脂肪酶的应用中取得了较好的结果。左旋奥美昔芬是非甾体雌激素受体拮抗剂，可用作骨质疏松症的预防及治疗，为了利用酶法拆分得到其关键中间体，Lehmann 等将皱褶假丝酵母脂肪酶固定于 Accurel 多微孔载体上，克服了游离酶在 95%丙烯腈水溶液反应体系中稳定性差的缺点，室温反应 4h 后产率约 50%，ee 值大于 95%。Yu 等将皱褶假丝酵母脂肪酶固定在内径为 160nm 的新型载体肽纳米管内壁上，固定化酶水解对硝基苯酚丁酸酯的活性在室温下比游离酶高33%，在65℃下比游离酶高70%，结果显示固定化酶的热稳定性显著增加，而催化活性的提高可能是由于酶与纳米管内壁的疏水作用使酶形成了易于反应的"打开式"构象，暴露出与底物结合的活性位点。Shiraga等将酵母细胞表面呈现技术与酶的固定化相结合，将来源于米根霉（*Rhizopus oryzae*）的脂肪酶编码基因与酵母细胞壁外蛋白α-凝集素的C末端融合表达，使脂肪酶表面呈现在酵母细胞壁外。结果表面呈现的脂肪酶在有机溶剂中的稳定性提高，在正庚烷中其水解活性是在水中的33倍。酯合成活性较游离酶提高40倍。

再则，值得一提的是人工构建含金属原子的脂肪酶催化剂也成为了一个研究热点，由于金属均相催化剂和酶催化剂在许多方面具有互补性，比如前者对底物分子大小变化的适应性要高于后者，而后者在调节活性中心与底物的相互作用方面又优于前者，因此构建以共价或非共价方式结合的金属-酶能够同时拥有均相催化和酶促催化两方面的优势，具有良好前景。

由于天然的脂-水界面催化活性，脂肪酶被视作最适宜于在有机相中作用的生物催化剂之一。与化学反应相比，脂肪酶一般具有高度的对映体选择性和区域选择性，在光学活性药物的生产中脂肪酶已经发挥了重大作用。随着定向进化等酶工程、固定化技术的快速发展，催化活性更优的脂肪酶将不断出现，脂肪酶的应用将更加广泛。

二、醇脱氢酶在制药工业中的应用

醇脱氢酶（EC 1.1.1.1，ADH）属氧化还原酶第一亚类，以辅酶烟酰胺腺嘌呤二核苷酸（nicotinamide adenine dinucleotide，NAD^+，辅酶Ⅰ）或烟酰胺腺嘌呤二核苷酸磷酸（nicotinamide adenine dinucleotide phosphate，$NADP^+$，辅酶Ⅱ）为反应过程中氢或电子的传递体，催化氧化还原反应（见图10-9）。研究较为深入的有肝醇脱氢酶（HLADH）、面包酵母醇脱氢酶（YADH）。

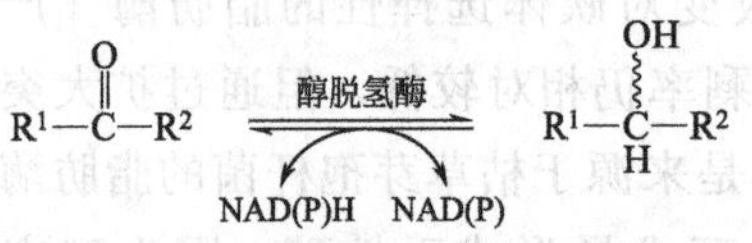

图10-9　醇脱氢酶催化的氧化还原反应

目前文献中报道较多的酵母醇脱氢酶有面包酵母醇脱氢酶（*Saccharomyces cerevisiae* ADH）、假丝酵母醇脱氢酶（*Candida bodinii* ADH）、近平滑丝酵母醇脱氢酶（*Candida parapsilosis* ADH）等；细菌中醇脱氢酶包括梭菌属（*Clostridium* sp.）、红城红球菌（*Rhodococcus erythropolis*）、短乳杆菌（*lactobacillus brevis*）、干酪乳杆菌（*lactobacillus kefir*）、醋杆菌（*Acetobacter* sp.）等，以及*Thermoanaerobium brockii*和*Bacillus stearothermophilus*等嗜热菌。

多佐胺（trusopt）是一种有效的抗青光眼药物，其合成的关键步骤可以由粗糙脉孢菌（*Neurospora crassa*）来完成，在粗糙脉孢菌的醇脱氢酶的催化下羰基砜 1 的羰基被特异性地还原为 *trans*-羟基砜 2（图 10-10）。该反应可以达到吨级水平，产物的 ee 值大于 98%。

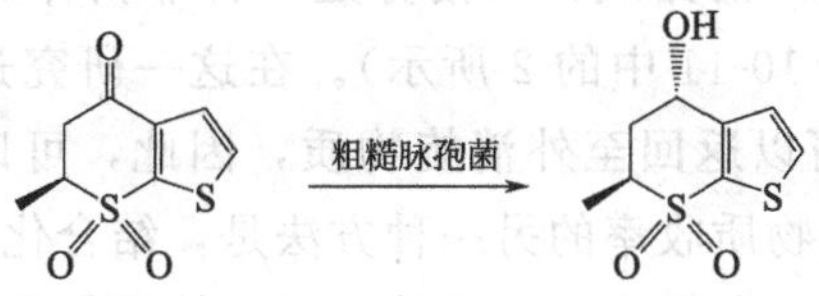

图 10-10　多佐胺关键中间体的制备

三、环氧化物水解酶在制药工业中的应用

（一）环氧化物水解酶的定义和作用

环氧化物水解酶催化一份水分子加入到环氧化物分子中的环氧乙烷部分，形成相应的 1,2-二醇。这种酶广泛地存在于自然界中，如植物、昆虫、细菌、真菌和哺乳动物等。除了这种酶在不同的生物体内具有独特的功能外，环氧化物的酶促反应代表了这一类酶具有重要的生物化学作用，因为在很多具有生物活性作用的非生物合成化合物的降解过程中，发现很多中间产物为环氧化物；另外，环氧化物结构中的环氧乙烷部分由于其具有亲电子作用，而具有很强的化学反应性，它有可能与很多生物亲核物质进行反应。生物降解这些具有潜在危害的环氧化物中间体，对于生物本身来说是非常重要的。这种酶似乎与谷胱甘肽转移酶一起，将环氧化物降解而起到去毒的作用。这里，环氧化物水解酶能够将其转化为更为普通的代谢物（二醇化合物），从而成为可溶性物质，容易被去除。由于环氧化物水解酶在哺乳动物中具有重要的去毒作用，因此，对其已经进行了比较长期的研究，如目前已经发现了 5 种这样的酶：可溶性（也称为胞质）环氧化物水解酶（soluble epoxide hydrolases，sEH）、微粒体环氧化物水解酶（microsomal epoxide hydrolases，mEH）、白三烯 A_4 环氧化物水解酶（leukotriene A_4 hydrolases，LTA_4H）、胆固醇环氧化物水解酶以及 hepoxilin 水解酶。

对非哺乳类中的有关环氧化物水解酶的研究相对来说比较少。有趣的是，最近在对植物环氧化物水解酶的研究过程中发现，该酶对形成具有对映体选择性的植物内酯芳香化合物有着重要的作用，同时，对形成植物防止感染的第一道物理性防线——角质层中角质的合成起着重要的作用。在对昆虫环氧化物水解酶的研究过程中发现，该酶降解幼态激素或含有环氧化物的信息素，这可能对昆虫发育和再生具有重要的调节作用。

（二）环氧化物水解酶在制药工业上的应用

利用环氧化物水解酶可以对一些关键的中间体进行拆分，以进一步制备一些生物活性物质。例如，利用黑曲霉对外消旋体的拆分，得到制备 4-脱氧-D-果糖-

6-磷酸的关键对映体纯中间体（*S*)-羟基-4-羟丁基-1果糖（图 10-11 中的 1 所示）。利用黑曲霉对 *α*-甲基-异丁基苯乙烯环氧化物进行拆分，可以打通合成(*S*)-布洛芬（ibuprofen）的路线，布洛芬是一种非甾体类抗炎药物，其 *S*-对映体的生物活性最强（图 10-11 中的 2 所示）。在这一研究过程中还发现一个有趣的现象，其 *R*-对映体可以返回至外消旋物质，因此，可以对这一物质进行循环拆分。提高拆分外消旋物质收率的另一种方法是，结合化学拆分和生物拆分的方法。利用结合化学和生物方法可以得到单一对映体纯物质 *R*-麦澳内酯（图 10-11 中的 3 所示）。

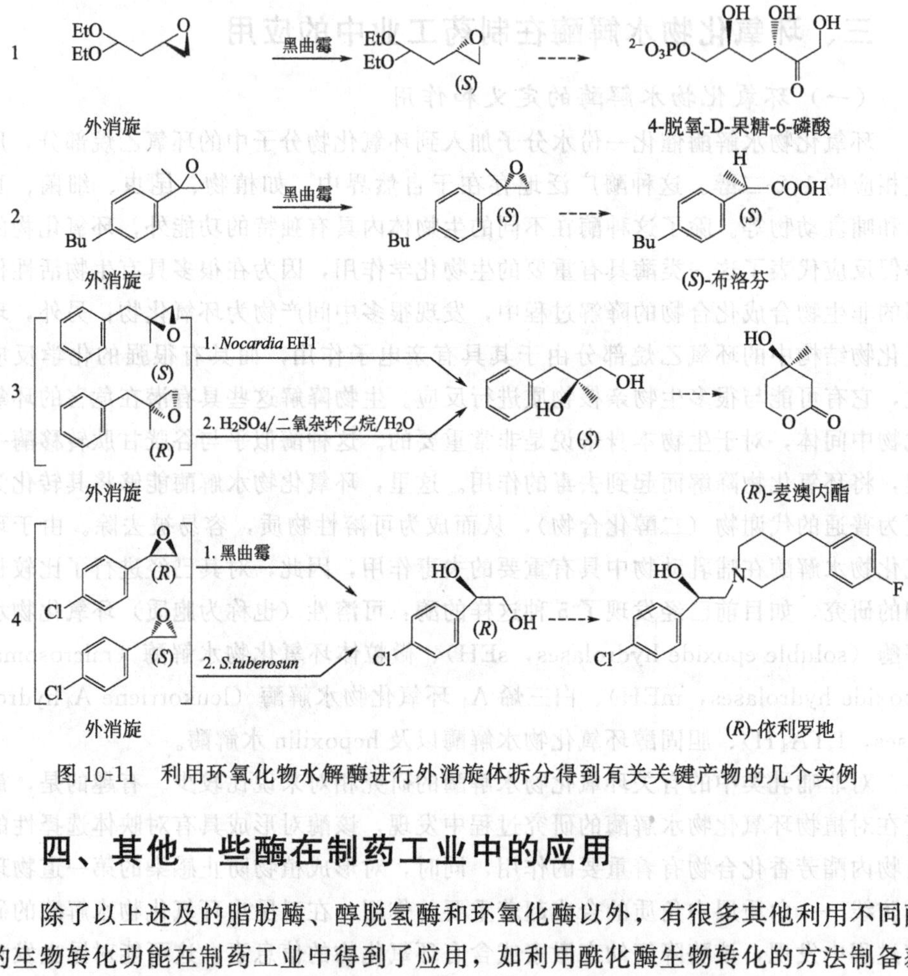

图 10-11　利用环氧化物水解酶进行外消旋体拆分得到有关关键产物的几个实例

四、其他一些酶在制药工业中的应用

除了以上述及的脂肪酶、醇脱氢酶和环氧化酶以外，有很多其他利用不同酶的生物转化功能在制药工业中得到了应用，如利用酰化酶生物转化的方法制备获得了可供各种化学修饰的 *β*-内酰胺类抗生素母核 6-氨基青霉烷酸（6-APA)、7-氨基头孢烷酸（7-ACA）和 7-氨基脱乙酰氧基头孢烷酸（7-ADCA)。图 10-12、图 10-13 所示为青霉素母核和头孢菌素 7-ADCA，以及半合成产品氨苄青霉素和头孢氨苄的制备过程。

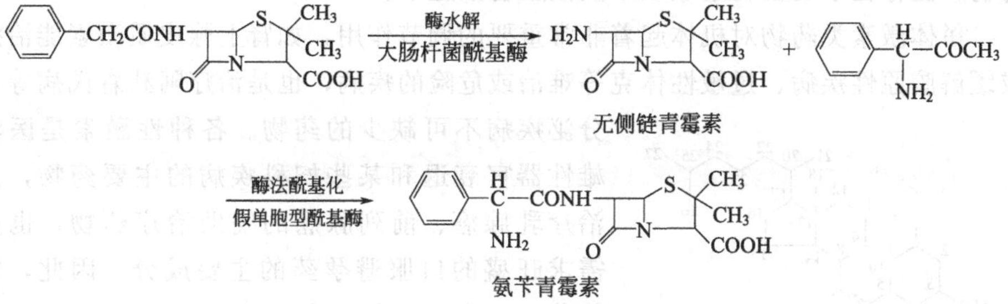

图 10-12 青霉素母核 6-APA 和半合成产品氨苄青霉素的制备过程

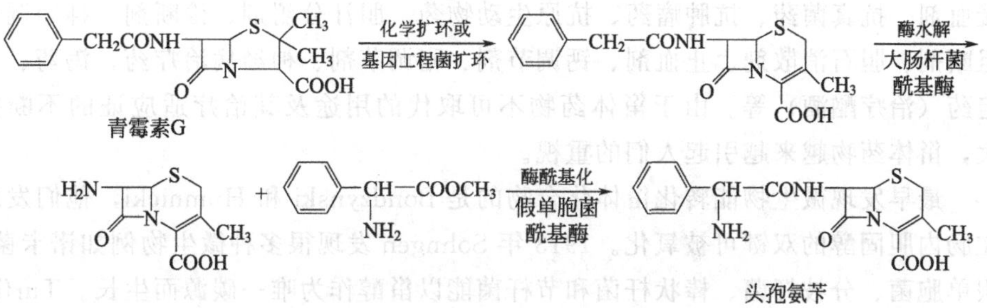

图 10-13 头孢菌素母核 7-ADCA 和半合成产品
头孢氨苄的制备过程

1976 年，日本远藤等从橘青霉（*Penicillium citrium*）的代谢产物中发现了一个具有抑制 HMG-CoA 还原酶活性的物质美伐他汀（compactin），但由于其毒性太大而不能进入临床研究。1983 年，Serizawa 等报道，通过另一种微生物 *Streptomyces carbophilus* 进行转化美伐他汀可以得到其羟基化产品即普伐他汀（pravastatin），经过研究证明羟基化后的毒性大为降低，从而开发成为一个很好的降血脂药物。目前也正在研究将羟化酶基因直接导入到美伐他汀产生菌桔青霉中，使其直接产生普伐他汀。

第五节 生物转化与甾体药物

一、生物转化与甾体类药物制备概述

甾体化合物（steroids）又称类固醇，是一类含有环戊烷多氢菲核的化合物，结构通式如图 10-14 所示。一般在核的 C-10 和 C-13 位上有甲基；在 C-3、C-11 和 C-17 上可能有羟基或酮基；A 环和 B 环可能有双键；C-17 上有侧链。这类化合物广泛存在于动植物组织或某些微生物细胞中。

甾体激素类药物对机体起着非常重要的调节作用，如肾上腺皮质激素能治疗或缓解胶原性疾病、过敏性休克等难治或危险的疾病，也是治疗阿狄森氏病等内分泌疾病不可缺少的药物。各种性激素是医治雄性器官衰退和某些妇科疾病的主要药物，是治疗乳腺癌、前列腺癌的辅助治疗药物，也是需求旺盛的口服避孕药的主要成分。因此，甾体药物在临床上占有重要地位。

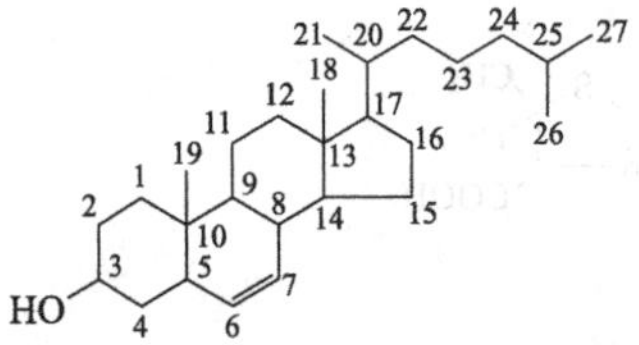

图 10-14 甾体化合物的结构通式

另外，甾体类药物还被开发成为麻醉药、抗心率失常药、抗细菌药、抗胆碱酯酶药、抗凝血剂、抗真菌药、抗肿瘤药、抗原生动物药、胆汁分泌剂、诊断剂、神经调节阻断剂、胆石消散剂、止血剂、钙调节剂、脂调节剂、神经病治疗药、泻药、安定药（治疗酗酒）等。由于甾体药物不可取代的用途及其治疗适应证的不断扩大，甾体药物越来越引起人们的重视。

最早发现微生物能转化甾体化合物的是 Bondzynski 和 Humnicki，他们发现在肠内胆固醇的双键可被氧化。1913 年 Sohngen 发现很多种微生物例如诺卡菌、假单胞菌、分枝杆菌、棒状杆菌和节杆菌能以甾醇作为唯一碳源而生长。Turfitt 发现微生物能降解胆固醇及 β-谷甾醇，产物为 C_{19} 甾体激素。但是微生物转化并没有很快应用于工业化生产，当时甾体药物的生产主要是以化学合成为主。但单一应用化学方法时，往往合成步骤多，得率低，价格昂贵。例如，可的松一类抗炎激素所以有卓越的抗炎活力，主要与甾体母核 11 位上导入了一个氧原子有关，可是化学合成上最大的困难也就是在 11 位上导入氧原子，Sarett 一共用了 576kg 脱氧酸作原料，经历了 2 年时间通过了 30 余步化学反应最终仅合成了 938mg 的醋酸可的松，经济效益几乎为零。

促使生物转化大规模应用于工业生产的是上世纪 50 年代甾体药物的临床应用。1949 年，Honch 发现可的松对风湿性关节炎具有突出疗效，而且证实可的松和氢化可的松都属于肾上腺皮质激素，这使甾体皮质激素成为具有高疗效和高经济价值的药物。甾体皮质激素开始是从动物的肾上腺提取的，这显然无实际应用意义。开始，化学家寄希望于化学合成，但由于甾体化合物中含有多个不对称中心，人工合成相当困难。后来又从半合成着手，将皮质酮灌注于肾上腺经酶的 11β-羟化生成皮质甾酮，这个方法曾短暂地应用于工业化生产。1952 年，Peterson 和 Murry 创造性地将黄体酮用霉菌进行 11α-羟化，收率很高，然后再用化学方法 10 步合成可的松。这一方法的成功，大大简化了半合成步骤并使得甾体皮质激素的工业生产向前迈进了一大步。这一方法也引起了微生物学家、有机化学家和药物学家们的极大兴趣，开展了大量甾体微生物转化的研究工作。

生物转化技术在甾体类药物和激素的制备过程中有着举足轻重的作用。在甾体类药物和激素的化学合成许多步的反应过程中，用生物转化技术来代替其中的一步或几步化学反应，能够使整个生产成本大大地降低。特别是近年来对甾体类和激素类药物的生物转化技术在以下几个方面有了进一步深入的研究并取得了可喜的成就：①应用基因工程技术来构建具有高度专一性和高转化率的基因工程菌；②增加底物在水相中的溶解性；③改良固定化酶或固定化细胞的技术；④开发连续转化和产物回收的技术；⑤在培养基中应用像环糊精类物质来提高底物转化率。

目前在工业规模进行的这类药物的微生物转化的种类主要是羟基化反应和边链裂解反应，其所用的起始原料为一些天然甾醇，如脱氧胆酸（deoxycholic acid）、海柯皂苷配基（hecogenin）、薯蓣皂苷配基（diosgenin）、茄解定（solasodine）、麦角甾醇（ergosterol）、豆甾醇（stigmasterol）、菜油甾醇（campesterol）、谷甾醇（sitosterol）和胆甾醇（cholesterol）等。

二、甾醇边链的生物降解与甾体药物制备

1. 甾醇边链的微生物裂解

自从 Sohngen 等于 1913 年第一次发现微生物可以降解胆固醇和植物甾醇以来，诸如节杆菌、棒状杆菌、诺卡菌、假单胞菌、分枝杆菌和红球菌等细菌已经在人们进行的甾体药物制备过程中作出了卓越的贡献，因为这些细菌能够利用甾醇作为唯一的碳源和能源，在其生命代谢过程中利用各自不同的代谢机理，将具有不同环状结构和带有不同边链结构的甾醇转化成许多重要的药物中间体或产物。由这些细菌进行的酶促转化反应具有较强的底物特异性，即当将正常底物的环状结构或边链结构进行适当的修饰后，这些正常的酶促转化反应就不能进行。

通过微生物转化切断甾醇边链的机理类似于脂肪酸的氧化，如图 10-15 所示。在这个反应系统中，胆甾醇边链中的 8 个碳原子分别转化为 2 个丙酸分子（C-26-27-25 和 C-21-20-22）和 1 分子乙酸（C-23-24）。其胆固醇边链裂解的步骤推测为：首先经过双键的移位得到化合物 **1**，然后对边链末端的 C 进行氧化反应分别得到化合物 **2** 和 **3**；这两个化合物在 A 环上进行脱氢反应，得到化合物 **5** 和 **6**；化合物 **6** 在脱去 8 个碳原子（2 分子丙酸和 1 分子乙酸）的过程中分别得到化合物 **7**、**8** 和 **9**（雄甾-4-烯-3,17-二酮，4AD），化合物 **7** 在脱去 1 分子乙酸的同时，在 A 环上发生了部分的加氢反应；同时，化合物 **7** 和 **8** 分别通过加氢或脱氢反应得到化合物 **10** 和 **11**；化合物 **11** 经过进一步的边链裂解得到化合物 **12**（雄甾-1,4-双烯-3,17-二酮，ADD）。其中 4AD 和 ADD 是制备许多甾体药物的重要中间体。能够产生这一转化反应获得 C_{19} 甾醇（4AD 和 ADD）产物的微生物有：节杆菌、芽孢杆菌、短杆菌、分枝杆菌、诺卡菌、假单胞菌、红球菌和链霉菌等。

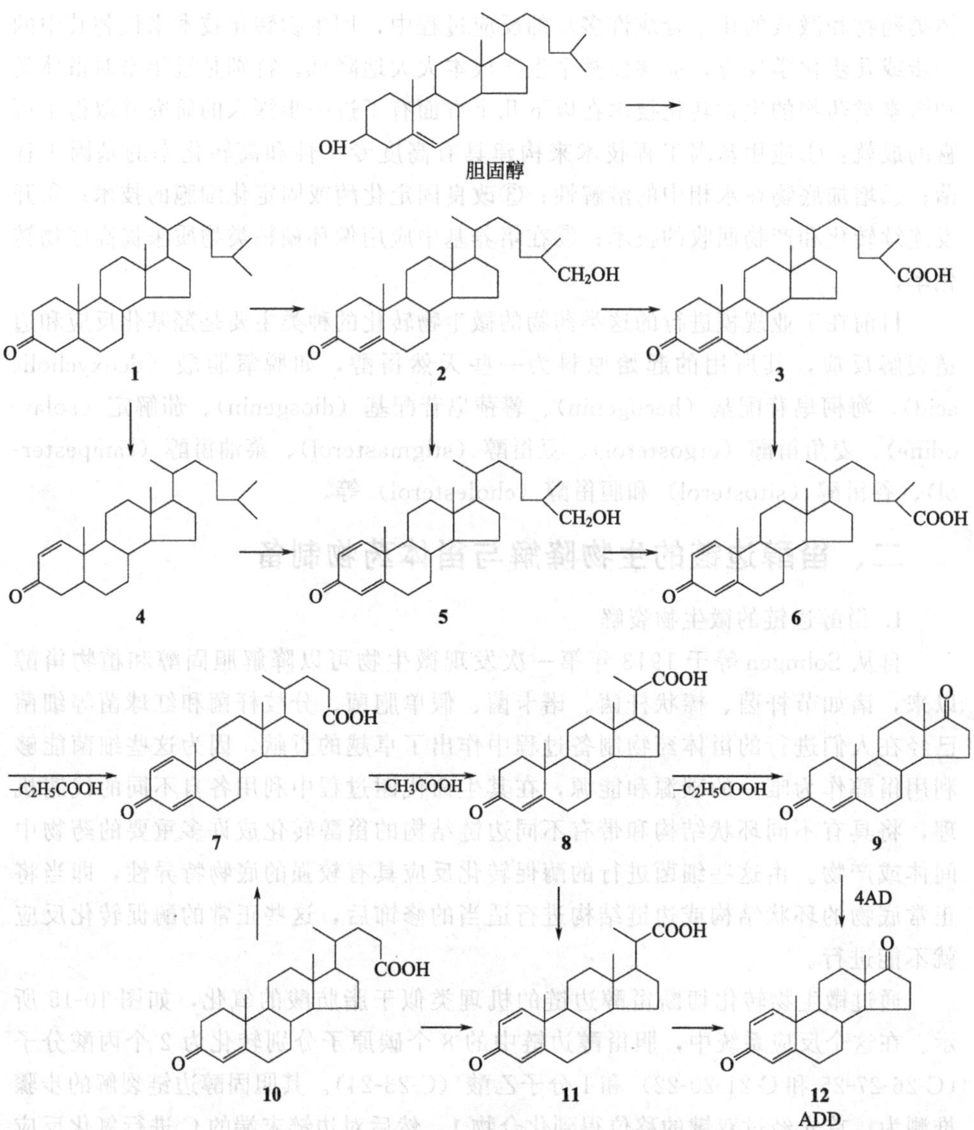

图 10-15 微生物裂解胆甾醇边链的反应

2. 甾醇边链的选择性裂解

尽管有许多细菌能够利用胆甾醇和植物甾醇作为唯一的碳源和能源，但如果将这些甾醇彻底降解则对于工业生产来说是毫无意义的。具有工业应用价值的微生物转化，是在保持甾醇环状结构没有被破坏的前提下将其边链裂解，从而得到具有价值的 C_{19} 和 C_{22} 的甾醇。长期以来，用 4AD 来制备雄激素和蛋白同化激素取得了很大的成功。最近，又能够从 4AD 或 ADD 通过对孕烷边链进行化学重建，开创了化学合成孕酮和皮质激素类药物的新领域。另外，通过热解反应，可以将 ADD 芳香化而得到雌酮，随之进行还原反应而得到 C_{19}-正-甾醇。

甾醇边链的选择性裂解需要将有关裂解甾醇环的酶阻断，如 C-1(2)-脱氢酶和/或 9-α-羟化酶。可以用三种方法来达到这一目的：一是将底物进行化学修饰，使酶不能接近或无法与之结合；二是通过化学方法抑制 9-α-羟化酶的活性；三是选育阻断突变株。

（1）被修饰底物的生物边链选择性裂解反应　表 10-2 所列举的为利用经过修饰的底物进行边链的选择性裂解。由于其转化产物也可以认为是被修饰的，因此，微生物不能进一步将其代谢。

表 10-2　利用经过修饰的底物进行边链的选择性裂解

底　　物	产物	微　生　物
19-羟基甾醇	雌酮	局限诺卡菌 ATCC 14887
19-去甲基甾醇	雌酮	诺卡菌 ATCC 19170
3-羟基-19-$\Delta^{1,3,5}$-甾醇	雌酮	草分枝杆菌 分枝杆菌 简单节杆菌 IAM 1660
19-羟基-4-胆甾烷-3-酮	雌酮	草分枝杆菌
19-羟基-胆甾醇-3-β-乙酸盐	雌酮	草分枝杆菌
19-羟基-$\Delta^{4,7}$-甾醇 3-羟基-19-去甲基-$\Delta^{1,3,5(10)}$-甾醇 3-羟基-19-去甲基-$\Delta^{1,3,5(10),7(8)}$-甾醇	马烯雌酮 马萘雌酮 雌酮	分枝杆菌
3-β-乙酸基-5-α-氯(氟)-6-β-19-氧化-甾醇	6-β-19-氧化-4AD	分枝杆菌

（2）在生物裂解转化过程中添加酶抑制剂　裂解甾醇环的关键酶是 9-α-羟化酶，其为一种单氧化酶，含有形成电子传递链的多个蛋白。在这些蛋白中，有一些以二价铁离子作为必需的金属离子。去除铁离子或用其他金属离子来替代，都能完全使这种酶的活性丧失。因此，已经研究了很多用于边链裂解反应时的酶抑制剂，以保护甾醇环不被破坏。一些最为有效的酶抑制剂如表 10-3 所示。

在微生物转化系统中调节最佳的螯合剂浓度对于得到高的转化率是极其重要的，但这也往往是非常困难的。培养基中的各种离子可能要与添加的螯合剂起作用，从而不能达到酶抑制剂的功能。因此，需要精心设计转化系统的培养基组成，特别要注意使用玉米浆或麦芽汁时的培养基组成。如果螯合剂的浓度过低，则由于 9-α-羟化酶的活性没有能够完全被抑制而造成大量的底物被完全降解，相反，如果螯合剂的浓度过高，则由于 C_{26}-羟化酶的活性被抑制而使底物转化不完全，最终所需产物 C_{19}-甾醇的转化率很低。另外，螯合剂本身对微生物有毒性作用，即使在微生物培养好后加入也会产生影响。通过在转化系统中添加某种能够捕捉已经被转化的 C_{19}-甾醇的物质，或是小心地加入适量的螯合剂，能够克服这一问题。

表 10-3　一些用于抑制环裂解的最为有效的抑制剂

抑制剂名称	抑制机理
2,2′-联吡啶 1,10-菲咯啉 8-羟基-喹啉 5-硝基-1,10-菲咯啉 铜铁灵 双硫腙 二苯基二硫缩二氨基脲 二乙基二硫氨基甲酸酯 异烟酸酰肼 黄原酸 邻苯二氨 4-异戊酸环庚三烯酚酮 硫化四乙基秋兰姆	作为 Fe^{2+} 的抑制剂
Ni^{2+}，Co^{2+}，Pb^{2+}，SeO_3^{2-}，AsO_2^-	用于取代铁离子或阻断—SH 功能
亚甲蓝 刃天青 正丙醇	氧化还原反应

另外一种克服螯合剂毒性的方法是将螯合剂吸附在像 Amberlite XAD-2 这样的苯乙烯-二乙烯苯共聚物上，然后再加到转化系统中，这样能够消除螯合剂的毒性而不影响捕捉 Fe^{2+} 的活性。再则，这些吸附树脂能够选择性地吸附在转化系统中形成的 C_{19} 和 C_{22} 甾醇，使之避免被进一步降解。据报道，使用这种方法能够提高 2～3 倍的 C_{19} 甾醇转化率。加入活性炭的原理也是如此。

在转化系统中同时加入脂肪、油和螯合剂也能够提高 C_{19} 甾醇的转化率。对于使用简单节杆菌 IAM 1660、溶脂短杆菌 IAM 1398 和草分枝杆菌 IFO 3158 作为转化菌时，豆油和亚麻油是最好的。简单节杆菌转化不同底物为 C_{19} 甾醇的转化率依次为：石胆酸 63%、胆甾醇 58%、β-谷甾醇 39%、菜油甾醇 33%、胆甾烯醇 33%、胆甾醇 29%、7-脱氢胆甾醇 16%、麦角甾醇 5%。而分枝杆菌 NRRL B-3683 转化不同底物为 C_{19} 甾醇的转化率依次为：胆甾醇 78%、谷甾醇 48%、胆甾烯酮 44%、豆甾醇 37%、1,4-豆甾二烯-3-酮 34%、4,21-豆甾二烯-3-酮 31%、大豆甾醇残渣 20%、4-豆甾烯-3-酮 4%。

(3) 用突变株进行边链的裂解反应　用于边链降解的突变株包括 9-α-羟化酶和/或 C-1(2) 脱氢酶表达受到阻断的突变株。利用这些突变株进行边链降解反应就不需要对所转化的底物进行修饰，也不需要在转化系统中加入酶抑制剂。

目前用于 C_{19} 甾醇边链降解的微生物有两种，即分枝杆菌 NRRL B-3683 和分枝杆菌 NRRL B-3805。前者是通过利用紫外线照射土壤分离的野生株获得的，其在进行边链降解过程中，无需添加抑制环裂解的抑制剂。

用 NTG（*N*-甲基-*N*-硝基-*N*-亚硝基胍）处理偶发分枝杆菌 ATCC 6842，可以得到各种不同位点阻断的突变株，这些突变株都能够转化β-谷甾醇，且其转化产物都是制备甾体药物的重要中间体。

用节杆菌、分枝杆菌和诺卡氏菌的突变株进行生物边链降解反应时，添加少量的植物油如豆油、蛋黄、卵磷脂和环糊精等将有助于从甾醇转化为 C_{19} 中间体。转化系统中添加含硼化合物，则有助于 C_{22} 中间体的形成。使用添加酶抑制剂和苯乙烯-二乙烯苯树脂类物质能够提高 C_{19} 中间体的转化率，但用突变株也能够提高其转化率。在有 Amberlite XAD 5g/L 和 Tween 207g/L 存在的系统中，用分枝杆菌 NRRL B-3683 进行生物边链降解，可以得到 80%以上的 C_{19} 中间体。环糊精似乎起着惰性甾体增溶剂、反应物载体和产物保护剂的作用，在有环糊精存在的系统中，用分枝杆菌 NRRL B-3683 进行生物边链降解，可以增加 3 倍 C_{19} 中间体的转化率。

可以用天然的甾醇混合物来替代单一的甾醇进行生物边链降解。如可以用含有包括谷甾醇和菜油甾醇在内的 17 种不同甾醇的妥尔油进行生物边链降解来获得 C_{19} 中间体。比较用黄豆甾醇和妥尔油进行转化的结果，显示基本一致。同样，用含有β-谷甾醇和菜油甾醇的残渣也能够转化得到 C_{19} 中间体。

3. 微生物转化制备睾酮

睾酮是由睾丸分泌的天然雄性激素，临床上先被用来作为替补治疗药物，以保持男性性功能及副性征；后来扩大了使用范围，可以用其治疗功能性子宫出血、子宫肌瘤、贫血、营养不良、消耗性疾病等。除了直接应用外，其庚酸酯、丙酸酯及其半合成产物甲基睾丸素、苯丙酸诺龙、去氢甲睾酮等也都是临床常用的药物。在国外，由于新剂型的应用，这类药物的使用呈现稳步上升趋势。

虽然已有分枝杆菌、乳酸杆菌等微生物转化产生睾酮的报道，但由于生产成本原因，迄今工业化的生产仍是以 4AD 为原料经三步化学合成的方法为主。作者所在的研究小组在研究分枝杆菌转化甾醇产生 4AD 过程中，发现该菌株在某些条件下会产生一些副产物。经研究，其中之一即为睾酮。通过定向选育得到了一株能够从天然维生素 E 生产的下脚料（含有豆甾醇、谷甾醇和菜油甾醇）直接转化生产睾酮的高产突变株。

三、生物羟基化反应与甾体药物制备

在工业生产规模第一个应用微生物转化技术于甾体药物制备的成功例子是黄体酮的 11α-羟基化反应。尽管甾体结构中的任何一个位点都有可能通过微生物转化进行羟基化反应，但目前在工业规模得到广泛应用的羟基化是 11α、11β 和 16α 位的羟基化反应。另外一些具有潜在工业应用价值的羟基化位点有 7α、9α 和 14α 位的羟基化反应。从雄甾-4-烯-3,17-二酮（4AD）进行微生物 9α 位的羟基化反应，打开了一条制备 9α-氟肾上腺皮质激素类 $\Delta^{9,11}$ 中间体的新途径，从而无需再进行传统的 11α 位生物羟基化反应，而可以随之进行化学转化而得到最终产物。

也已经有专利报道用分枝杆菌属（BCS-394）转化β-谷甾醇或其他含有β-谷甾醇的植物甾醇来制备新颖的 anticholesteromic 9α-羟基-3-氧代-4,24(25)-豆甾二烯-26-羧酸衍生物。另外，据报道14α-羟基甾体具有有用的生物活性，而诸如灰蓝毛霉、新月弯孢、*Curvularia lunata*、*Botryosphaerica obtusa* 等微生物都能够在这一位点进行羟基化反应。这一反应很有可能被用于工业化生产。

从4AD进行微生物羟基化制备9α-羟基-4AD的方法已经获得成功。从3α,7α-二羟基-5β-胆烷酸或其盐进行微生物转化，可以得到制备利尿剂药物的重要中间体7α-羟基雄甾-4-烯-3,17-二酮。总之，利用微生物羟基化反应，可以取代那些难以用化学方法制备或制备成本过高的羟基化反应。可以相信，随着这一研究的不断深入，愈来愈多的生物转化反应将会取代传统的化学反应。

复习思考题

1. 什么是生物转化？
2. 生物转化的类型主要有哪些？
3. 开发手性药物有何意义？
4. 应用生物催化转化技术进行不对称合成与化学合成法相比较具有哪些优越性？
5. 举例说明生物转化技术在现代制药工业中的应用。